Inhalt

Vorwort

Im Kosmos der Krankheit ist das Leiden ungleich verteilt. So
befällt zum Beispiel Krebs Raucher häufiger als Nichtraucher, und der Herztod sucht sich seine Opfer häufiger unter älteren Menschen als unter jüngeren. Solche Disparitäten überraschen uns nicht, denn wir kennen ihre sozialen Hintergründe.

Aber wie steht es mit den Leiden, deren Sitz die Seele ist? Und wie sieht es auf dem riesigen Gebiet der Psychiatrie speziell mit den psychosomatischen Krankheiten aus – dem Erleben körperlicher Symptome, deretwegen der Betroffene um ärztliche Hilfe nachsucht, für die es jedoch keine organische Ursache gibt? Wen befallen solche Leiden? Und warum? Dieses Buch faßt die Menschen ins Auge, die an Krankheitssymptomen ohne Krankheit leiden. Sind von derlei Gebrechen die Reichen in stärkerem Maß betroffen als die Armen? Frauen mehr als Männer? Die jüngeren Generationen stärker als die älteren?

Und wie groß ist, falls vorhanden, der biologische Anteil an der Prädisposition zur psychosomatischen Erkrankung? Nicht nur Streß und Schicksalsschläge können uns krank machen, sondern auch unsere Gene. Bei psychosomatischen Erkrankungen scheinen untergründig biologische oder konstitutionelle Gegebenheiten mitzuspielen, die offenbar genetischer Natur sind und die bewirken, daß manche Menschen für psychosomatische Leiden anfälliger sind als andere. Die einschlägigen Symptome zu verstehen heißt, sich sowohl mit ihren biologischen als auch mit ihren kulturellen Elementen auseinanderzusetzen.

Dieses Buch begreift den Vorgang des Erkrankens, ohne daß ein organischer Befund vorliegt, als Gemeinschaftsaktion des genetisch gesteuerten Gehirns und der gesellschaftlich konditionierten Psyche. Es ist der Idee verpflichtet, daß psychosomatische Krankheiten sowohl eine biologische als auch eine kulturelle Basis besitzen. Von den sozialen Fakten, die bei psychosomatischen Krankheiten eine Rolle spielen, sind der Wissenschaft einige seit langem bekannt. Und in meinem vorhergehenden Buch (*Moderne Leiden. Zur Geschichte der psychosomatischen Krankheiten*, Rowohlt Verlag 1994) habe ich Wandlungen im Bild psychosomatischer Erkrankungen im Lauf der Jahrhunderte vornehmlich als Ergebnis einer geänderten Auffassung der Mediziner hinsichtlich medizinwissenschaftlicher Gültigkeit von Krankheitsbildern dargestellt.

Im folgenden nun mache ich soziale Gegebenheiten wie beispielsweise geschlechts- und altersspezifische Rollenerwartungen, Klassen- und Volkszugehörigkeit sowie ferner die Frage, in welcher Weise diese Faktoren zur Ausbildung von Krankheiten beitragen, zu Gegenständen meines Interesses – und dies immer auch aus der Perspektive des Historikers. Indem man die Symptome aus diesem Blickwinkel betrachtet, ordnet man sie in einen umfassenderen Zusammenhang ein. Ein Wandel der Symptome hat stattgefunden – warum? Weil sich die Streßbelastung im Sozialleben erhöht hat? Weil sich die biologische Basis der Krankheit verändert hat? Oder weil das kulturelle Umfeld den Individuen andere Botschaften als vorher sendet? Wer sich mit diesem Thema beschäftigt, wird unter Umständen mit solchen Fragen konfrontiert, und der historische Überblick liefert Informationen über den Wandel, die ausreichen, um einen Teil von ihnen sogar zu beantworten.

Wenngleich dieses Buch einige provisorische Antworten wagt, wäre es vermessen zu glauben, daß historisches Material uns sehr weit über den Status des Provisorischen hinausführen könnte, denn viel zuviel von diesem Material ist anekdotischer Natur – aufgelesen in handschriftlichen Krankengeschichten und medizinischen Fachzeitschriften aus den

Beständen von Archiven und Bibliotheken in ganz Europa und Nordamerika. Daten wurden früher nicht unter systemlogischem Aspekt gesammelt, wie es zur Bestimmung von statistisch relevanten – und irrelevanten – Faktoren erforderlich ist. Diese Informationen sind für immer verloren. Aber
man gewinnt einen schematischen Eindruck von den Verhältnissen und ein Bild von den Unterschieden zwischen einzelnen sozialen Gruppen, wenn man die anekdotischen Quellen der Zeit gründlich studiert. Letztere sind reichlich vorhanden, und ich bin zuversichtlich, daß die historischen Rückschlüsse, die ich ziehe, auf Material basieren, das repräsentativ für seine Zeit ist.

Ich erhebe nicht den Anspruch, ein so gewaltiges Rätsel wie das der psychosomatischen Erkrankung gelöst zu haben. Doch verhilft eine historische Sicht vielleicht zu einigen neuen Erkenntnissen. Geistes- und Sozialwissenschaftler, die in der Tradition aufgewachsen sind, daß ausschließlich das Milieu und die Erziehung – und nicht die ererbte Veranlagung – das menschliche Verhalten bestimmen, werden auf den folgenden Seiten vielleicht etliche Überraschungen erleben, denn die psychiatrischen Erkrankungen – zu denen auch die psychosomatischen Symptome zählen – haben eine unbestreitbare biologische und genetische Basis. Kliniker, die es gewohnt sind, die psychosomatischen Symptome ihrer Patienten auf eine Lebensgeschichte im Zeichen von Angst und Streß zurückzuführen, dürften überrascht sein, wenn sie lesen, daß bestimmte Symptomgruppen für bestimmte Gesellschaftsklassen oder Volksgruppen charakteristisch sind, weil nämlich Symptome ebenso sozial als auch individuell geprägt sind. Die Patienten selbst werden aus diesem Buch vielleicht Mut schöpfen, denn Psychosomatiker klammern sich zu ihrem eigenen Nachteil gern an die Überzeugung von der organischen Bedingtheit ihres Leidens und betrachten ihre Symptome als Anzeichen einer genuinen körperlichen Erkrankung. Vielleicht geht ihnen ein Licht auf, wenn sie entdecken, daß sie Exponenten eines übergreifenden Verhaltensmusters sind, von dem sie zuvor keine Ahnung hatten.

Dieses Buch gründet auf der Prämisse, daß Biologie und Kultur bei der Produktion psychosomatischer Symptome zusammenwirken. Das Interessante ist jedoch, *wie* sie zusammenwirken, denn die begrifflichen Hilfsmittel zum Erfassen ihres Zusammenspiels sind Kategorien wie Klasse, Geschlecht, Volkszugehörigkeit und Alter. Die sozialen Fakten und das biologische Element sind hier beide wirksam: Die Erbanlage fällt schwer ins Gewicht, aber nicht minder die Kultur.

Dem Social Science and Humanities Research Council of Canada und dem Hannah Institute for the History of Medicine möchte ich für ihren Beitrag zu den umfangreichen Unkosten danken, die im Zusammenhang mit der Forschungsarbeit entstanden. Die Mitarbeiter der Science and Medicine Library der University of Toronto ermöglichten mir durch ihren Einsatz ein ausgedehntes Quellenstudium. Und meine Forschungsassistentinnen Kaia Toop und Erika Steffer halfen mir beim Zusammentragen der Materialien für diesen Ausblick auf Ärzte und Patienten im Wandel der Jahrhunderte. Ferner möchte ich meiner Sekretärin Andrea Clark für ihre ausgezeichnete Arbeit danken. Dr. Gary Remington hatte die Liebenswürdigkeit, einige meiner Schlußfolgerungen kritisch unter die Lupe zu nehmen, und wie schon bei meinem letzten Buch bin ich auch diesmal wieder für sorgfältige Durchsicht des Manuskripts Dr. Walter Vandereycken dankbar, der aus seiner umfassenden Kenntnis der Psychiatriegeschichte heraus zahlreiche Ergänzungen und Korrekturen anregte. Zum Schluß danke ich Susan Llewellyn für ihre hervorragende Manuskriptredaktion und Joyce Seltzer, meiner Lektorin und Freundin im Verlag The Free Press, für ein enormes Maß gesunder Vernunft.

1 Das Zusammenspiel von Biologie und Kultur

Die Vorstellung, daß wir von irgendeiner Kraft außer unserem Ich und seiner kostbaren Intelligenz gesteuert werden, geht uns sehr gegen den Strich. Dennoch ist nicht zu bestreiten, daß ein Großteil des Verhaltens gesunder wie kranker Menschen auf einer biologischen Grundlage beruht, die nicht nach den rationalen Prinzipien des menschlichen Verstandes gestaltet ist, sondern durch das Aktionspotential unserer Gene, des innersten Kerns unseres physischen Seins, beeinflußt ist. Humanwissenschaftler, die sich als Apologeten der Vernunft verstehen, laufen gewöhnlich Sturm gegen die These von der biologischen Bedingtheit des menschlichen Verhaltens, die nach ihrer Auffassung erschreckende und potentiell verheerende Konsequenzen für Politik und Sozialmoral in sich birgt. Und sie haben damit nicht unrecht. Insbesondere der Umstand, daß in der Genese psychiatrischer Erkrankungen die Kultur neben der Biologie eine bedeutende Rolle spielt, unterscheidet die Psychiatrie von vielen anderen Fachgebieten der Humanmedizin: Die Beschwerden ihrer Patienten sind durch deren Lebensgeschichte und soziale Situation, nicht einfach nur durch eine Störung in ihrer physischen Textur bedingt. Trotzdem ist die Biologie von Bedeutung.

Im Kosmos der Psychiatrie stellen die psychosomatischen Krankheiten den, der sich für das Wirken von Biologie und Kultur interessiert, vor eine besondere Herausforderung, da psychosomatische Symptome aus der Sicht der Betroffenen überzeugende Beweise für eine echte organische Erkrankung sind. Indes, psychosomatische Beschwerden sind *per definitionem* psychischen Ursprungs, «psychogen»; es gibt da keine physische Läsion (es sei denn auf genetischer Ebene). Und trotzdem: Auf der Ebene der Wahrnehmung und Empfindung – in der kognitiven Dimension unserer kulturellen Existenz – erscheint den Betroffenen der Beweis für die Erkrankung unwiderlegbar. Wie kann *das* «alles nur psychisch» sein? fragen sie sich, wobei die Antwort freilich noch schlimmer ausfallen könnte: Wenn der behandelnde Arzt ihnen reinen Wein einschenken will, braucht er ihnen nur mitzuteilen, daß ihre Beschwerden psychogen sind. Würde er alles aussprechen, was er denkt, bekämen sie zu hören, daß ihre Beschwerden nicht organischen, sondern möglicherweise genetischen Ursprungs sind. Die meisten Patienten dürften nach dieser Auskunft das Sprechzimmer verunsichert und besorgt verlassen. Es versteht sich von selbst, daß es in der Realität kaum einem Arzt jemals einfallen würde, die Patienteninformation.

Doch Sie und ich, die wir für die Dauer Ihrer Lektüre dieses Buches ein Stück des Weges gemeinsam zurücklegen, haben keine Arzt-Patienten-Beziehung. Unsere Beziehung ist vielmehr die zwischen Autor und potentiell skeptischem Leser. Ich möchte Sie davon überzeugen, daß tatsächlich wahr ist, was vielen unwahrscheinlich und unannehmbar vorkommt. Selbst die in allerpersönlichster Weise erlebten Körpererfahrungen, die in unserem innersten Selbst zu wurzeln scheinen, sind *de facto* teils durch biologische (will sagen genetische) Gegebenheiten, teils durch Kategorien wie Geschlecht, soziale Herkunft, Alter – die übergreifenden Organisationsprinzipien des sozialen Kosmos – determiniert. Im gesamten Bereich der Leib-Seele-Beziehung läßt sich kein interessanteres Problem denken als das Entflechten von Erbgut und Erleben. Wenn wir körperliche Symptome an uns erleben, die wir als Beweis für eine organische Erkrankung nehmen und derentwegen wir einen Arzt aufsuchen – welche Rolle spielen dabei unsere Gene und welche die Kultur? Und wie beeinflussen sich Gene und Kultur wechselseitig?

Der Vererbungsfaktor

Die biologische Bedingtheit vieler psychiatrischer Krankheiten ist so elementar, daß die Ärzte sich ihrer schon immer bewußt waren, wenngleich sie diesem Wissen oft nur in denkbar impressionistischer Form Ausdruck zu geben vermochten. Viele Mediziner kamen in der Vergangenheit zu der Überzeugung, daß eine psychiatrische Erkrankung teilweise erbbedingt sein müsse, weil ihnen im Laufe ihrer langjährigen Berufspraxis immer wieder psychiatrisch kranke Patienten von nahen Verwandten erzählten, die ebenfalls psychische Probleme hatten. Im Jahr 1787 blickte der englische Arzt William Perfect auf eine zwanzigjährige Praxis in der Pflege von Geisteskranken in seinem Haus in Westmalling (Grafschaft Kent) zurück. Perfect bedauerte die verbreitete Neigung, den «Irrsinn» entweder auf irgendwelche Veränderungen der zerebralen Blutgefäße oder auf den Einfluß übermächtiger Affekte zurückzuführen. «Ich bin der felsenfesten Überzeugung, daß wir unser anamnestisches Interesse nur öfter auch auf die direkten Vorfahren des Wahnsinnigen richten müßten, um allgemein dem Grundsatz zuzustimmen, daß der bei weitem überwiegende Teil der Menschen, die im Gefolge bestimmter somatischer Veränderungen wahnsinnig werden, eine ererbte Veranlagung zum Wahnsinn besitzt.» Perfect hatte «eine genaue Ahnenkartei [geführt], um die Stichhaltigkeit meiner Forschungen zu erweisen», und zitierte das Beispiel eines Kranken, der «griesgrämige und ver-

drießliche Reden führte, jedermann finsterer Absichten und schändlicher Vorhaben verdächtigte, selbst Menschen, in die er noch vor wenigen Tagen unausgesprochenes Vertrauen gesetzt hatte». Perfects Patient «schien ängstlich bestrebt, jeder
16 Unterhaltung aus dem Weg zu gehen, alle menschliche Gesellschaft zu meiden, und schon der bloße Anblick der menschlichen Spezies erfüllte ihn mit Geringschätzung und Abscheu; sprach ihn jemand an, pflegte er die Stirn zu runzeln, eine hochmütige Miene aufzusetzen und sich in stummer Verachtung oder unter gemurmelten Bosheiten und Verwünschungen abzuwenden». Als der Kranke zu Perfect in Pension kam, «aß er von nichts auch nur den kleinsten Bissen, das ihm nicht von [Perfect] aufs Zimmer gebracht worden war». «Durch diesbezügliche Fragen», erklärte Perfect zum Beweis seiner Vererbungsthese, «bekam ich heraus, daß der Großvater des Unglücklichen die letzten drei Jahre vor seinem Tod mit einer ähnlichen Art von Wahnsinn geschlagen gewesen war.»[1] Der Fall bezeugt die bei erfahrenen Ärzten verschiedener Epochen vorhandene Tendenz, den Faktor Erblichkeit in den Merkmalskatalog der Geisteskrankheit aufzunehmen.

Ähnlich zeigt sich ein diffuser Begriff von Erblichkeit auch hier und da in medizinischen Schriften der Zeit vor dem Ersten Weltkrieg. Für Ewald Hecker, in den achtziger Jahren des vorigen Jahrhunderts Chefarzt eines privaten Nervensanatoriums in Johannesberg bei Wiesbaden und einer der ersten Psychiater, der das klinische Bild der Schizophrenie beschrieb, stand außer Zweifel, daß seine Patienten vielfach an einer Familienkrankheit litten: «Schon sehr früh hatte sich der Psychiatrie die Erkenntnis aufgedrängt, dass die Psychosen in hervorragendem Maße eine Neigung zur Vererbung haben.» Mehr noch: Auch Neurosen und psychosomatische Krankheiten wurden von einer Generation an die nächste weitergegeben, so auch «Hysterie, Hypochondrie, Epilepsie,

Neuralgie, Hemikranie [Migräne]». Um einschlägig vorbelasteten Familien den Alptraum zu ersparen, wenn eine «Nervenkrankheit» in «Geisteskrankheit» umschlug, riet Hecker zur Frühbehandlung in Anstalten wie derjenigen, die er selbst leitete.[2]

Im Lauf des neunzehnten Jahrhunderts wurde aus derlei verstreuten Ansichten ein Dogmengebäude um die Konzepte der Vererbung und der Degeneration (zu deutsch: Entartung) konstruiert. Der französische Psychiater Maurice Moreau de Tours, der Anfang der fünfziger Jahre des neunzehnten Jahrhunderts in einer privaten Nervenheilanstalt vor den Toren von Paris tätig war, popularisierte den Gedanken, daß Geisteskrankheiten organischer Natur und erblichen Ursprungs seien. Sein Kollege Bénédict-Augustin Morel, Direktor einer staatlichen Anstalt für Geisteskranke in Rouen, spitzte das Erblichkeitstheorem zur Degenerationstheorie zu, nach der die psychiatrische Krankheit sich im Erbgang von Generation zu Generation verschlimmert, bis die ganze Entwicklung schließlich in einem Volk von «Entarteten» kulminiert.[3] In den achtziger Jahren verankerte das dritte Mitglied der französischen Organiker-Trias, Valentin Magnan, Chefarzt und Direktor der Anstalt für Geisteskranke Sainte-Anne in Paris, die Degenerationstheorie als Schreckgespenst des schlechten Bluts im Bewußtsein der europäischen Kulturwelt.[4]

Der «Flirt» der Psychiatrie mit der Degenerationstheorie währte nur relativ kurz. Letztere hatte sich jedoch bis zur Jahrhundertwende weit über die Grenzen der Medizinwissenschaft hinaus ausgebreitet und wurde jetzt von rassistischen und konservativen Gesellschaftstheoretikern auf Rassen- und Klassenprobleme übertragen. Zu trauriger Berühmtheit brachte es das Entartungskonzept als eine der «Rechtfertigungen» für Hitlers Judenverfolgung und als theoretische Grundlage der Eugenikbewegung.[5] Aufgrund ihrer Brauchbarkeit für diese Zwecke geriet die Degenerationstheorie bei liberalen Gesellschaftstheoretikern in Verruf und wurde als Irrlehre gebrandmarkt. In den dreißiger und vierziger Jahren dieses Jahrhunderts wurde sie vollkommen obsolet und riß die organisch orientierte Psychiatrie mit in den Untergang.

Gleichzeitig mit der Degenerationstheorie in Frankreich bildete sich in Deutschland eine sehr viel stärker wissenschaftlich orientierte Neurologie heraus. In der zweiten Hälfte des neunzehnten Jahrhunderts betrieb eine ganze Reihe von Anstaltspsychiatern und Hochschulprofessoren der Psychiatrie Grundlagenforschung zur Anatomie des Gehirns, vor allem zu dessen mikroskopischen Strukturen. Man suchte nach den Ursachen der Geisteskrankheiten, allerdings ohne sonderlich großen Erfolg, wenn man von einem einzelnen, speziell gelagerten Fall von Neurosyphilis absieht. Aber zugleich war Forschern wie Franz Nißl und Alois Alzheimer in Heidelberg (letzterer lieferte 1907 die Erstbeschreibung der nach ihm benannten Form von Demenz) und Ludwig Edinger in Frankfurt bis zum Anbruch des zwanzigsten Jahrhunderts die Kartierung der zerebralen Feinstrukturen gelungen, eine unbestreitbare wissenschaftliche Leistung. Auch diese deutschen Psychiater waren von der Erblichkeit der Geisteskrankheiten überzeugt, schenkten allerdings der Frage der Degeneration weniger Beachtung als ihre französischen Kollegen.[6] Beide Schulen – französische Degenerationstheoretiker und deutsche Neuroanatomen – könnte man zusammen als eine frühe Form der biologischen Psychiatrie bezeichnen.

Mit dem Aufstieg der Psychoanalyse in der ersten Hälfte des zwanzigsten Jahrhunderts geriet das Erblichkeitstheorem ins Abseits. Die psychoanalytische Lehre bestand entschieden auf der Psychogenie – das heißt dem psychischen Ursprung (im Unterschied zu der Neurogenie, dem nervlich bedingten Ursprung) – psychiatrischer Krankheiten. Die Psychoanalyse machte in erster Linie den Stil der mütterlichen Fürsorge und überhaupt der Eltern-Kind-Beziehung während der ersten Lebensjahre und in zweiter Linie übergreifende gesellschaftliche und kulturelle Strukturen als originäre Ursachen von Neurosen und selbst Psychosen dingfest. Während Freud die Frage der Anwendbarkeit seiner Lehre auf schwere psychiatrische Krankheiten behutsam behandelte, zeigten sich seine Epigonen in dieser Beziehung weniger zurückhaltend. Nach Auffassung der Analytiker wurden nach Freud sowohl Neurosen wie Psychosen durch Anomalien in der frühkindlichen Sozialisation verursacht. So identifizierte zum Beispiel Frieda Fromm-Reichmann, eine aus Deutschland in die USA emigrierte Nervenärztin und Analytikerin, die in Chestnut Lodge, einer privaten Nervenklinik bei Washington, arbeitete, 1948 die neurotische Mutter als Hauptursache der kindlichen Schizophrenie (Fromm-Reichmann prägte in diesem Zusammenhang den später populär gewordenen Begriff der «schizophrenogenen Mutter»).[7] Organologische Ideen in der Psychiatrie und die Vorstellung von der Erblichkeit psychiatrischer Krankheiten wurden in jenen Jahren geringschätzig als Beweise theoretischer und praktischer Rückständigkeit abgetan.[8]

Die Wiederbelebung des genetischen Denkens in der Psychiatrie, die zweite Phase der biologischen Psychiatrie, begann mit großangelegten statistischen Erhebungen, die anhand Tausender Fälle den Nachweis für das gehäufte Auftreten von Geisteskrankheiten innerhalb bestimmter Familien erbrachten. Der englische Erbforscher Lionel Penrose führte 1945 in der kanadischen Provinz Ontario eine Erhebung unter mehr als fünftausend Paaren von Verwandten durch, bei denen eine schwere Geisteskrankheit aufgetreten war. Penrose stellte fest, daß Schizophrenie und endogene Depression die Tendenz zu gehäuftem Auftreten in Familien haben und daß psychotische Erkrankungen allgemein (das heißt Schizo-

phrenie und endogene Depression zusammengenommen) sehr viel häufiger von der Mutter auf die Tochter und insbesondere vom Vater auf den Sohn vererbt werden, als es bei zufallsgesteuerter Weitervererbung der Fall wäre. Zur Erklä-
20 rung dieses geschlechtsgebundenen Erbgangs wurde angenommen, daß ein auf einem Geschlechtschromosom liegendes Gen die Krankheit verursacht.[9] Aber es sind durchaus auch soziale Interpretationen der Ergebnisse dieser und anderer Erhebungen möglich: Wenn der Eindruck entstand, daß Geisteskrankheiten in Familien von Generation zu Generation weitergegeben werden, dann hatte das vielleicht nichts mit Vererbung, sondern mit einem über die Generationen hinweg gleichbleibenden Stil der Kindererziehung zu tun. Der Befund des innerfamiliär gehäuften Auftretens an sich ist noch kein Beweis für eine genetische Ursache.

Stärkeren Auftrieb als durch die Resultate statistischer Erhebungen erhielt die biologische Psychiatrie aus dem Bereich der Pharmakologie. 1950 entdeckte ein Mitarbeiter des französischen Chemiekonzerns Rhône-Poulenc, daß die Substanz Chlorpromazin interessante sedative Eigenschaften hatte. 1952 forderten Pierre Deniker und Jean-Paul-Louis Delay in der Pariser Anstalt Sainte-Anne Chlorpromazinproben an und verabreichten von Mai bis Juli desselben Jahres den Stoff systematisch Patienten mit schweren psychotischen Erkrankungen. Die Resultate waren erstaunlich: Nie zuvor in der Geschichte der Psychiatrie hatte ein Mittel die ständige Unruhe von Psychotikern so gedämpft und ihre Wahnvorstellungen und Halluzinationen so zerstreut, wie es jetzt das Chlorpromazin tat. 1953 übernahm die Arzneimittelfirma Smith Kline & French in Philadelphia den Vertrieb von Chlorpromazin in den USA und führte das Mittel hier im Zuge einer Marketingkampagne, die unter Mitwirkung von Deniker höchstpersönlich durchgeführt wurde, in einer Nervenheilanstalt nach der anderen ein. Die Psychoanalytiker rümpften zwar die Nase über das «in den Himmel gehobene Sedativum», wie sie es nannten, aber die verzweifelten Oberärzte in den geschlossenen Abteilungen staatlicher Heil- und Pflegeanstalten stürzten sich begierig auf das Medikament.[10] An der Wirkung des Chlorpromazins war nicht zu rütteln. In der Geschichte der Psychiatrie war ein neues Kapitel aufgeschlagen worden: Wenn ein Arzneimittel imstande war, so dramatisch auf eine Geisteskrankheit einzuwirken, dann konnte der Sitz der Krankheit nur das Gehirn selbst, nicht die gepeinigte Seele sein. Die schizophrenogene Mutter war rehabilitiert.

Die Entdeckung, daß die Geisteskrankheiten ihre eigene Pharmakologie hatten, berechtigte jedoch nicht unbedingt zu dem Schluß, daß sie auch ihre eigene Genetik hatten. Einzig die Identifikation eines spezifischen Chemismus hinter einer psychiatrischen Familienkrankheit – beziehungsweise die Lokalisierung spezifischer Gene – würde ein definitiver Beweis für die wichtige Rolle der Vererbung bei Geistesgestörtheit sein. Die erste psychiatrische Erkrankung, deren genetischer Mechanismus aufgedeckt wurde, war eine seltene familiäre Kinderkrankheit, bei der die betroffenen Kinder unter anderem ein extrem aggressives Verhalten an den Tag legten und unbeherrscht auf der Unterlippe und an den Fingerspitzen kauten, die sie dabei bis aufs Blut zerfetzten. 1964 identifizierten Michael Lesch von der Johns Hopkins University und William Nyhan von der University of Miami als Ursache dieser Störung eine Hyperurikämie (Harnsäureüberschuß im Blut), die durch den Mangel an einem einzigen wichtigen Enzym bedingt war. Da die Störung erblich war, mußte der verursachende Mechanismus auf der Gen-Ebene lokalisiert sein.[11] Die Anomalie ging als Lesch-Nyhan-Syndrom in die diagnostischen Handbücher ein. Von nun an gewann die Vererbungstheorie in der Psychiatrie wieder an Gewicht: Der Nachweis für den Einfluß einer Erbkrankheit auf menschliches Verhalten lag jetzt vor.

In den siebziger und achtziger Jahren dieses Jahrhunderts gipfelte die explosionsartige Verbreitung der Molekularbiologie in der Psychiatrie in dem Versuch, mittels DNA-Sequenzanalyse in den Chromosomen krankheitsverursachende Gene zu orten. Forscher nahmen Zellproben von Familien oder abgegrenzten Bevölkerungsgruppen, in denen, um nur ein Beispiel zu nennen, die manisch-depressive Erkrankung aufgetreten war, und suchten dann mittels molekularbiologischer Analyse nach abweichenden rekurrenten Sequenzmustern im Erbmaterial der betroffenen Individuen. So begann sich um die manisch-depressive Erkrankung, einige Formen der typischen Depression *(major depression)* und die Schizophrenie eine Schlinge aus Indizien zusammenzuziehen, die diese Störungen als genetisch bedingte auswiesen.[12]

Daneben lieferte die Untersuchung von Krankheiten, die gehäuft in Familien oder parallel bei eineiigen Zwillingen auftraten, statistischen Rückhalt für die Annahme der Übertragung im Erbgang. Spätestens Ende der achtziger Jahre stand fest, daß für Verwandte ersten Grades (also Eltern, Kinder und Geschwister) von Depressiven, Schizophrenen, unter Angstattacken Leidenden und ähnlich schwer Gestörten das Erkrankungsrisiko weit höher lag als in der Bevölkerung insgesamt. Bei der manisch-depressiven Erkrankung (die 1980 in bipolare affektive Psychose umbenannt wurde; ältere gebräuchliche Synonyme sind unter anderem: Thymopathie, Zyklothymie, Zyklophrenie) wurde das Erkrankungsrisiko für Familienmitglieder von Betroffen mit «mindestens 24mal höher» als das von Angehörigen der Individuen in der Kontrollgruppe angegeben. Familienmitglieder von Schizophrenen waren 18mal stärker, Familienmitglieder von Alkoholkranken zehnmal stärker und Familienmitglieder von Menschen, die unter Angstattacken litten, neunmal stärker von Erkrankung bedroht als der Durchschnittsbürger.[13] Während das Risiko, an Schizophrenie zu erkranken, in der Bevölkerung insgesamt weniger als ein Prozent (0,86 %) beträgt, besteht für Kinder eines schizophrenen Elternteils eine zwölfprozentige und für Kinder, deren beide Eltern schizophren sind, eine 37prozentige Wahrscheinlichkeit, ihrerseits an Schizophrenie zu erkranken.[14]

Die Zwillingsforschung konnte mit noch dramatischeren Ergebnissen aufwarten. Bringt beispielsweise eine Schizophrene eineiige (monozygote) Zwillinge zur Welt, ist die Wahrscheinlichkeit, daß beide Nachkommen schizophren werden, vierzig- bis sechzigmal größer als in der Bevölkerung insgesamt. Da eineiige Zwillinge die gleiche Erbinformation besitzen, ist die Vermutung plausibel, daß die Mutter die Krankheit in ihrer DNA weitergegeben hat.[15] Andere Forscher entdeckten ausgedehnte Überschneidungen zwischen traditionell als neurologisch – also organisch bedingt – eingestuften Erkrankungen und psychiatrischen Störungen. So zum Beispiel tritt Depression in Familien, in denen ein Fall von Chorea Huntington – einem schweren Nervenleiden mit chronisch fortschreitendem Verlauf, im Spätstadium oft mit progressiver Demenz verbunden – vorkommt, weit häufiger auf als in der Bevölkerung im ganzen. Etwa weil das Schicksal des kranken Anverwandten die anderen Familienmitglieder so sehr deprimiert? Nein – in vielen Fällen ist die Affektstörung die Vorbotin neurologischer Symptome. In Familien von Kranken mit Tourette-Syndrom – einem Nervenleiden, dessen Symptome unkontrollierbare Gesichtszuckungen sind, verbunden mit zwanghaftem Schnaufen, Räuspern, Schnalzen, Ausspucken sowie Ausstoßen von Schimpfwörtern und Echolauten – sind obsessiv-kompulsive Störungen viel häufiger, als nach dem allgemeinen Standard zu erwarten wäre. Auch unter den Tourette-Kranken selbst liegt die Prävalenz obsessiv-kompulsiver Störungen über dem Standard. Das Tourette-Syndrom ist, wo es auftritt, mit an Sicherheit grenzender Wahrscheinlichkeit ererbt, und ererbt dürften in vielen Fällen auch obsessiv-kompulsive Störungen sein.[16]

Einen gewaltigen Fortschritt machte das Bemühen, die Rolle der Gene in der Ätiologie der Schizophrenie zu bestim-
24 men, als von 1988 bis 1991 mehrere am Chemismus der Schizophrenie beteiligte Gene identifiziert («kloniert») werden konnten. Schizophrenie scheint bedingt durch einen Überschuß an dem Neurotransmitter Dopamin (Dopaminmangel ist die Ursache der Parkinsonschen Krankheit). Die Dopaminmoleküle docken an den Rezeptoren in der Membran der Gehirnzellen (Neuronen) an und bewirken von dort aus Veränderungen in der Aktivität und Funktion der Neuronen, unter anderem auch der chemischen Reaktionen in der Zelle und der Zellmembran, was alles zusammen schließlich die Symptome der Schizophrenie hervorbringt. Speziell der 1991 klonierte D4-Rezeptor besitzt eine besondere Affinität zu einem Arzneistoff namens Clozapin (in Deutschland unter dem Präparatnamen Leponex® im Handel). Clozapin bindet an den Rezeptor, versperrt so den Dopaminmolekülen den Zugang und lindert damit die Symptome des Schizophrenen. Mit solchen Entdeckungen werden mögliche genetische Ursprünge der Schizophrenie immer enger eingekreist: Zunächst bestimmte man auf der DNA die Loci von Genen, die verschiedene Dopaminrezeptoren regulieren, dann konstatierte man mit Hilfe des Clozapins einen engen Zusammenhang zwischen einem bestimmten Rezeptor und der Schizophrenie. Die Zukunftsperspektiven von Forschungen dieser Art schließen die Möglichkeit ein, die genetische Grundlage der Schizophrenie selbst zu identifizieren.[17]

Die Indizien dafür, daß viele psychiatrische Störungen eine genetische Komponente besitzen, sind so deutlich, daß man sich dem Sachverhalt nicht länger aus ideologischen Gründen verschließen kann. Hier liegen solide wissenschaftliche Erkenntnisse vor, die man nicht einfach vom Tisch wischen kann, weil sie nicht ins Konzept passen. In der Tat muß jetzt eine ganze Generation von Humanwissenschaftlern, die gelernt hat, daß «nur das Milieu und die Erziehung, nicht die Veranlagung» das menschliche Verhalten bestimmen, ihre Position neu überdenken. Noch heute ist unter Humanwissenschaftlern eine Vogel-Strauß-Haltung verbreitet, für die ein englischer Historiker ein gutes Beispiel ist, der sich 1992 in seiner Buchbesprechung über die Geschichte der Vererbungstheorien über «das derzeitige Wiederaufleben von Erblichkeitsvorstellungen in der medizinischen Psychologie» beklagte – als ob solche Vorstellungen größtenteils eine Sache der subjektiven Überzeugung wären.[18] Man fühlt sich hier an den Seitenhieb erinnert, den der junge deutsche Psychiater Alfred Bethe um 1904 in einer seiner Vorlesungen über Gehirnanatomie dem anwesenden Adolf Strümpell erteilte. «Bei einer überraschenden Bemerkung schüttelte Strümpell ungläubig den Kopf», notierte ein amerikanischer Mediziner, der die Vorlesung hörte. «Woraufhin Bethe sich unterbrach, um einzuwerfen: ‹Wenn Sie auch den Kopf schütteln, Herr von Strümpell, so ist es doch wahr.›»[19]

Psychosomatische Krankheiten und ihre biologischen Grundlagen

Wie steht es mit den psychosomatischen Krankheiten? Sind sie ebenso biologisch bedingt wie die schweren psychiatrischen Erkrankungen? Hier ist die Beweislage weit weniger gesichert – teils, weil in dieser Richtung noch wenig geforscht wurde, teils, weil die Kategorie des Psychosomatischen ein breites Personenspektrum betrifft – von der Jungmanagerin, die mit Bauchgrimmen in eine wichtige Konferenz geht, bis zu der chronisch siechen Tante Leonie in

Prousts *Suche nach der verlorenen Zeit*. Allerdings scheint doch ein Unterschied zwischen kurzzeitigen Beschwerden und langwierigen Gebrechen zu bestehen, und es ist durchaus wahrscheinlich, daß psychosomatische Krankheiten des chronischen Typs in der Tat eine genetische Komponente besitzen.

Mediziner vermuteten schon immer, daß das Phänomen der Symptomatik ebenso wie die schwere psychiatrische Krankheit ohne Erkrankung im Erbgang weitergegeben wird. Die ersten einschlägigen Studien, die über das gängige Vorurteil von der Gebärmutter-Hysterie hinausgingen und quantitative Daten heranzogen, waren die des Pariser Psychiaters Pierre Briquet, der in den vierziger und fünfziger Jahren des vorigen Jahrhunderts an der Charité arbeitete. «Hysterie» war für ihn hauptsächlich ein körperliches Symptom wie Krampfanfälle oder Lähmung ohne eine ersichtliche organische Ursache. Er befragte seine Patientinnen systematisch nach solchen Phänomenen bei Verwandten ersten Grades. Dann stellte er, um die distinktiven Merkmale der Hysterikerinnen zu ermitteln, eine Vergleichsgruppe von 167 Patientinnen zusammen, die sämtlich älter als fünfundzwanzig Jahre waren und weder an Hysterie noch an einer Nervenkrankheit litten. Von den 351 Hysterikerinnen, für die Briquet eine Familien-Anamnese erheben konnte, hatten

2 Prozent einen Hysteriker zum Vater
32 Prozent eine Hysterikerin zur Mutter
30 Prozent eine oder mehrere hysterische Schwestern
3 Prozent einen oder mehrere hysterische Brüder.

Im Gegensatz dazu hatten die Mitglieder der Kontrollgruppe unter ihren Verwandten ersten Grades praktisch keine Hysteriker. Höchstenfalls vier Prozent hatten eine hysterische Mutter (in keinem einzigen Fall wurde für den Vater oder einen Bruder Hysterie bezeugt). Briquets Fazit: «Unter den Angehörigen einer Hysterikerin sind zwölfmal soviel Hysteriker wie unter den Angehörigen nicht hysterischer Personen. Diese Zahl ist ein augenfälliger Beweis für das Vorliegen von Heredität.»[20] Da Briquet die Mitglieder seiner Experimentalgruppe wahrscheinlich ebenso nach «hysterischen» Persönlichkeitsmerkmalen wie nach körperlichen Symptomen auswählte, dürfte seine Hysterie nicht vollständig in den Bereich der psychosomatischen Krankheit gehören. Tatsache bleibt dennoch, daß psychosomatische Symptome den Kern des dargestellten Zusammenhangs bildeten. Briquets Untersuchung behält ihr Verdienst als früher statistischer Nachweis von familiären Faktoren in der Produktion somatischer Symptome.

Seit damals ist weiteres historisches Datenmaterial hinzugekommen. Lennart Ljungberg ging die Krankenblätter von 381 Patienten durch, die von 1931 bis 1945 mit der Diagnose «Hysterie» in Stockholmer Krankenhäuser aufgenommen worden waren, und interviewte fast dreitausend Angehörige von Mitgliedern dieser Gruppe. Er stellte fest, daß sieben Prozent der weiblichen Angehörigen weiblicher Hysteriepatienten ebenfalls Hysterikerinnen waren, während der Vergleichswert in der Gesamtbevölkerung 0,5 Prozent betrug. Seine Schlußfolgerung lautet: «Das über mehrere Generationen gleichbleibende Erkrankungsrisiko untermauert die Hypothese, daß beim Zustandekommen einer hysterischen Reaktion genetische Faktoren mitspielen.»[21]

Auf der anekdotischen Ebene herrscht kein Mangel an ärztlichen Meinungsäußerungen, die dahin gehen, daß eine chronische psychosomatische Krankheit ererbt und nicht als Reaktion auf Belastungen oder Schicksalsschläge ausgebildet werde. Hier nur Stichproben aus dem umfangreichen Material: Im Jahr 1903 beschrieb der Psychiater Pierre Janet eine neurotische und eminent psychosomatische Störung, der er den Namen «Psychasthenie» gab; das Ausgangsproblem identifizierte er dabei als ein biologisches, nämlich als eine «Gehirninsuffizienz» *(insuffisance cérébrale)*. Diese Insuffizienz war nach Janets Ansicht eine «erbliche, ganz und gar konstitutionell bedingte».[22] Der Pariser Nervenspezialist und Modearzt Paul Hartenberg bescheinigte den – von ihm für «unheilbar» befundenen – Neurasthenikern angesichts des Umstands, daß sie von Kindheit an ununterbrochen kränkelten, einen «konstitutionellen Makel *(tare constitutionnelle)*».[23] Walter Alvarez, Internist an der Mayo-Klinik in Rochester (Minnesota), schilderte 1943 die stereotype Seite seiner Alltagserfahrung mit den Patienten so:

> Bei vielen Patienten, die ich täglich sehe, ist das Hauptproblem, daß sie immer matt und müde und von Schmerzen geplagt sind und immer kränkeln. Viele wurden mehrfach operiert, fühlen sich aber immer noch nicht gut und können sich einfach nicht aufrappeln und ihres Lebens freuen wie andere Menschen. Von den Männern sind manche nicht imstande, sich den eigenen Lebensunterhalt zu verdienen, und von den Frauen klagen viele, daß sie zuwenig Kraft und Schwung haben, um eine gute Ehefrau oder Mutter zu sein. Sie hängen durch, sie kommen mit der Hausarbeit nicht klar, sie haben nicht die Energie, mit dem Ehemann zusammen irgendwohin auszugehen.

Was war mit diesen Patienten los? Laut Alvarez waren ihre Probleme ererbt. Er beschwor seine Kollegen, sich nicht mit Diagnosen wie «chronische nervöse Erschöpfung» oder «Neurasthenie» zufriedenzugeben, sondern «eine Etikettierung – nämlich ‹konstitutionelle Unzulänglichkeit› – anzuwenden, die uns fortwährend daran erinnert, daß wir es mit einer angeborenen und im wesentlichen unaustilgbaren

Krankheit zu tun haben. Wie ich immer wieder zu diesen Patienten sage: ‹Wirkliche Heilung für Sie könnte ich mir einzig und allein davon versprechen, daß wir mit einem neuen Satz Großeltern für Sie von vorn anfangen.›»[24]

Zu dieser Zeit galten solche Ansichten nicht unbedingt als konservative Vorurteile. 1954 beschrieb Stephen Taylor, ein Londoner Arzt und prominenter Labour-Sprecher, seine Praxis als überlaufen von «multifaktoriell kränkelnden, ‹unter schwerer Bürde schmachtenden› Patienten»: «Fast hat es den Anschein, als ob diese Leute psychisch wie physisch aus minderem Material gemacht wären. Mit einer exzessiven Anfälligkeit für körperliche Beschwerden geht es bei ihnen los, und gekrönt wird das Ganze von psychischer Unfähigkeit, dem allen mit einem standhaften Lächeln zu begegnen. Am besten stellt man sich diese Leute als unsere ‹schwächeren Brüder› vor, die mit einem zweifachen Handikap durchs Leben gehen müssen.»[25] Krankheiten, die darin bestehen, daß der Kranke «aus minderem Material gemacht» ist, hat man sich als Erbkrankheiten zu denken.

Daß Ärzte über Epochen hinweg derlei Ansichten hegten – nicht selten den Vorurteilen ihrer Zeit über Geschlechterrollen und soziale Klassen verpflichtet –, sagt nichts über den Wahrheitsgehalt dieser Ansichten aus. Wir lernen hier lediglich die Quellen des Eifers kennen, mit dem man nach dem Zweiten Weltkrieg begann, die Beziehung zwischen chronischen psychosomatischen Krankheiten und Erbgut genauer unter die Lupe zu nehmen.

Im Jahr 1951 führten drei Forscher von der Tufts Medical School und der Harvard Medical School eine wegweisende Untersuchung durch. Sie verglichen fünfzig Frauen, die in Kliniken in und um Boston als Hysterikerinnen diagnostiziert worden waren, mit verschiedenen Kontrollgruppen, darunter auch mit einer Gruppe von fünfzig gesunden Arbeiterinnen. Mit Hysterie waren in diesem Zusammenhang

hauptsächlich chronische körperliche Symptome gemeint. (Von den Mitgliedern der Experimentalgruppe litten 94 Prozent an Kopfschmerzen und 78 Prozent an Appetitmangel; 74 Prozent hatten einen Kloß in der Kehle usw.) Obgleich die
30 drei Forscher keine Familien-Anamnese erhoben, konnten sie nachweisen, daß die Hysterie eine schon früh im Leben einsetzende chronische Störung ist. So zum Beispiel hatten 38 Prozent der Hysterikerinnen Schulprobleme gehabt (gegenüber null Prozent der gesunden Kontrollgruppe). 56 Prozent hatten in der Schwangerschaftsperiode nach dem dritten Monat an Erbrechen gelitten (acht Prozent der Kontrollgruppe). 72 Prozent der Hysterikerinnen hatten eine Blinddarmoperation hinter sich gegenüber 28 Prozent der Kontrollgruppe (und dies zu einer Zeit, als die Chirurgen immer zum Messer griffen, um eine «chronische Blinddarmentzündung» zu operieren, wenn es galt, diffuse Bauchschmerzen oder andere Unterleibsbeschwerden abzustellen). Bei 48 Prozent der Experimentalgruppe lag eine multiforme Symptomatik vor, die sich beispielsweise so darstellte: «Ich habe Schmerzen im ganzen Leib. Keine Ahnung, woher das kommt. Ich bin mein ganzes Leben lang immer nur krank gewesen.» Oder so: «Das ist jetzt mein sechsundsiebzigster Krankenhausaufenthalt.»[26]

Einem jungen Psychiater an der Washington University in Saint Louis gaben diese Befunde zu denken. Samuel Guze promovierte 1945 in Saint Louis zum Doktor der Medizin und war danach in der Stadt geblieben, zunächst als Assistenzarzt am Barnes Hospital, später als Dozent an der psychiatrischen Abteilung der Medizinischen Fakultät. Guzes spezielles Interesse für die Hysterie, wie er sie damals noch nannte, wurde durch einen Journalbeitrag geweckt, in dem der namhafte britische Psychiater Eliot Slater 1961 das ganze Hysteriekonzept als wertlos abtat (nachdem er bei einer Nachfolgeuntersuchung festgestellt hatte, daß zahlreiche

«Hysterikerinnen» eine Geisteskrankheit oder ein organisches Gehirnleiden hatten).[27] In einem Briefwechsel, der sich an den Artikel knüpfte, spornte Slater Guze an, seine eigenen Forschungen in dieser Richtung energisch voranzutreiben.[28] Guze und seine Kollegen in Saint Louis führten daraufhin eine Serie von Untersuchungen auf dem Gebiet der chronischen psychosomatischen Krankheiten durch.

1963 veröffentlichte Guze die erste seiner «Familienstudien» zur Hysterie. Bei der Untersuchung von 39 Frauen aus Saint Louis, die als Hysterikerinnen diagnostiziert worden waren, stellte er fest, daß die Prävalenz von Hysterie in der weiblichen Verwandtschaft der Patientinnen zehnmal so hoch war wie in der Kontrollgruppe. Und bei den männlichen Verwandten ersten Grades konstatierte er eine Häufung von Asozialität und Alkoholismus.[29] Diese Studie etablierte die von der «Schule von Saint Louis» entwickelte Interpretation der Hysterie als Familienkrankheit. Über den Mechanismus, durch den die Krankheit innerhalb der Familie übertragen wurde, war man sich noch nicht einig – Vererbung oder Sozialisation? Die Tatsache freilich, daß so viele männliche Angehörige Soziopathen waren, sprach für einen gewissen genetischen Hintergrund, der sich bei männlichen Familienmitgliedern anders als bei weiblichen ausdrückte. 1970 gab die Saint-Louis-Gruppe der Hysterie offiziell den neuen Namen «Briquet-Syndrom» (eine Reverenz an Pierre Briquet).[30] 1975 veröffentlichte sie die Ergebnisse ihrer ersten Zwei-Generationen-Studie. Erhebungen in 64 Familien von abgeurteilten Kapitalverbrechern hatten den Befund erbracht, daß «bei den Töchtern soziopathischer Väter die Hysterie-Prävalenz signifikant höher war als bei den Töchtern anderer Väter».[31] Also schien auch hier wieder irgendein genetischer Hintergrund im Spiel zu sein, der sich bei Männern als Neigung zu Schlägereien und Kriminalität, bei Frauen zu multiformer chronischer körperlicher Symptomatik manifestierte.

Nach 1975 nahm die Zahl der Studien kontinuierlich zu, die für chronische Neurosen ein Zusammenwirken von Familien- und Umwelteinflüssen dokumentierten.[32]

Bis dato ist nicht definitiv erwiesen, daß chronische psychosomatische Krankheiten eine erhebliche genetische Komponente haben, und auf jeden Fall ist noch kein verantwortliches Gen gefunden. In Anbetracht des Umstands jedoch, daß sowohl die Psychosen als auch die psychosomatischen Erkrankungen mit weitreichenden Störungen des Leib-Seele-Verhältnisses einhergehen, ist die Hereditätsvermutung durchaus sinnvoll. Wie Melancholiker über mannigfache körperliche Beschwerden klagen, so sind Psychosomatiker oft von zusätzlichen psychiatrischen Problemen – wie zum Beispiel Ängsten oder Persönlichkeitsstörungen – geplagt.[33] Wie andere psychische Krankheiten erstrecken sich auch Beeinträchtigungen der Leib-Seele-Beziehung über ein breites Spektrum von Gehirntätigkeiten. Der gesicherte Beweis, daß die generalisierte Zerrüttung genetisch bedingt sein könnte, steht bis dato noch aus.

Der kulturelle Faktor

Selbst der glühendste Somatiker würde nicht behaupten wollen, daß jeder genetisch dazu Veranlagte zwangsläufig eine psychiatrische Krankheit ausbildet. Logisch begründen kann er lediglich die Schlußfolgerung, daß niemand – einerlei, welchen Belastungen und Schicksalsschlägen er ausgesetzt ist – schizophren werden kann, wenn er das Schizophrenie verursachende Gen nicht besitzt. Wer das Gen besitzt, muß darum jedoch nicht unbedingt schizophren werden. Die soziale Situation des einzelnen und seine – unter Umständen durch die Sitten und Gepflogenheiten seiner Klasse oder seines Volks mitbedingte – persönliche Entwicklung müssen ihn irgendwie auf die Bahn zur Krankheit bringen. Das ist die andere Seite der Gleichung: der Einfluß von «Milieu und Erziehung», ohne den die «Veranlagung» nicht zur Entfaltung und Ausprägung kommt.[34]

Daß die Kultur bei der Ausbildung von Nervenleiden mitspielt, ist ebenso wie der hereditäre Anteil seit eh und je bekannt. So sprach beispielsweise der berühmte Heidelberger Neurologe Wilhelm Erb 1893 von der «wachsende[n] Nervosität unserer Zeit». Indem er den Wandel der Nervenkrankheiten im neunzehnten Jahrhundert rekapitulierte, gedachte er zunächst der «Erregung durch die grossen napoleonischen Kriege», sodann der, von einigen revolutionären Ausbrüchen abgesehen, ruhigeren Periode 1815 bis 1848, «in welcher das Nervensystem sich etwas erholen konnte». Danach aber sind es «nicht allein große kriegerische Ereignisse, große völkervernichtende, staatenumwälzende oder culturzerstörende Vorgänge gewesen, [...] sondern in der Hauptsache culturelle Fortschritte, große Entdeckungen und Erfindungen, die einen mächtigen Einfluss auf die ganze Culturwelt und damit auch auf das Nervensystem der Culturvölker haben mussten».[35] Für Erb stand also außer Zweifel, daß Nervenkrankheiten ebenso massiv durch das Kulturmilieu wie durch die Erbanlage bedingt waren.

Auf welchem Weg kann aber nun das kulturelle Umfeld den einzelnen mit einer psychosomatischen Krankheit belasten? Ein auf der kulturellen Ebene stattfindender Wandel der Vorstellungen von legitimen Krankheiten und adäquaten Verhaltensformen kann auf der individuellen Ebene veränderte Körpererfahrungen und Krankheitsbilder nach sich ziehen. Beispielsweise sind heute für Pädiater Kinder mit «Allergie»-Symptomen die leidigsten Patienten. Hat die Untersuchung ergeben, daß das Immunsystem vollkommen störungsfrei funktioniert, stellt in vielen Fällen die Allergie die Geduld des Arztes auf eine harte Probe. Nachforschungen führen dann zu Eltern, die dem Kind den Floh ins Ohr gesetzt haben, es sei «allergisch». Bei derlei Überzeugungsarbeit mittels Suggestivkraft und Autorität spielt auch der Milieufaktor eine Rolle.

Ein typischer Fall dieser Art war der kleine Maurice im englischen Manchester, der beim Hausarzt der Familie mit einer vermeintlichen Allergie auftauchte, gegen die er Medikamente einnahm. Seine Eltern glaubten sich ebenfalls von allergischen Reaktionen heimgesucht, und in Gesprächen im Familienkreis waren Allergien ein Dauerthema. Maurice hatte zwar einige wahrnehmbare körperliche Symptome an den Tag gelegt (die ein entgegenkommender Arzt in einer Privatklinik als «allergische Reaktion» diagnostizierte), aber im übrigen äußerten sich seine Beschwerden hauptsächlich in Form von «Ungezogenheiten und Grobheiten gegen seine Mutter». Zu dem erwähnten Besuch beim Hausarzt trug Maurice «eine große, ausgefallene Gesichtsmaske, deren Zweck es war, das Einatmen von Automobilabgasen, gegen die er sich offenbar seit neuestem als allergisch erwiesen hatte, zu vermindern».

Der Hausarzt wollte Maurice in eine psychiatrische Klinik einweisen. Aber die Mutter widersetzte sich dem, weil «in der Klinik mit Sicherheit alles voller Allergene wie Haarspray und Desinfektionsmitteln sei. Unter diesen Umständen könne sie ‹keine Verantwortung dafür übernehmen, was der Junge dort vielleicht anstellt›».

Also brachte man Maurice in die Universitäts-Kinderklinik. «Nachdrücklich aufgefordert, den Jungen endlich in das Gebäude zu bringen, griff die Mutter erst einmal zu den Neutralisationstropfen zu fünfundzwanzig Pfund das Fläschchen, um die mutmaßlich hier vorhandenen Allergene abzuwehren.»

Kaum hatten sie die Klinik betreten, wandte Maurice sich seiner Mutter zu und sagte: «Jetzt bin ich da, also kannst du dich ruhig verpissen.»

Daraufhin die Mutter: «Hab ich's nicht gesagt?! Ich hab doch gewußt, daß er allergisch reagieren wird.»

Die einzigen Personen in dieser Geschichte, die an Maurices Allergie glaubten, waren sein Vater und seine Mutter, wobei letztere sich ihre Furcht von Modeärzten und einer paniklüsternen Presse hatte einreden lassen. So wurde sie beispielsweise nach der Lektüre eines Zeitungsartikels mit dem Titel *Regen macht kleinen Jungen zum Monster* von der Schreckensvision geplagt, «ein einziger Regentropfen [könne] Maurice in einen gewalttätigen Unhold verwandeln». Nach Meinung der Mutter gab es hunderterlei Möglichkeiten, wie sie durch unbedachte Ernährung eine allergische Reaktion bei sich auslösen konnte, und der Vater war überzeugt, er selbst habe eine «Kartoffelallergie». Wie es schien, fehlte keinem Familienmitglied etwas in organischer Beziehung, aber alle führten sie ihre Leibgefühle auf Phantom-«Allergien» zurück.[36]

Die Geschichte von Maurice könnte damit zu Ende sein. Doch wenn Maurice in die Fußstapfen seiner Eltern tritt und selbst auf Lebenszeit zum Hypochonder wird und seine eigenen Kinder es ebenso machen – dann kann man vielleicht von einer Wechselwirkung zwischen Milieu und Veranlagung bei der Entstehung psychosomatischer Krankheiten sprechen.

Auch das nächste Beispiel, in nicht allzu ferner historischer Vergangenheit aufgelesen, zeigt, wie Kultur das Individuum auf suggestivem Weg in die Krankheit manövrieren kann. In diesem Fall handelt es sich um die Familienkultur im Haus von Charles Darwin. Zu Darwins diversen psychischen Problemen zählte auch die ständige Besorgnis um seinen Gesundheitszustand, verbunden mit chronischer Neigung

zum Somatisieren in Form von Übelkeit, Schwindelanfällen, Schlaflosigkeit, Schwächezuständen und Kopfschmerzen. Linderung von seinen Leiden suchte Darwin in periodischen Abständen bei den Heilwassern des Badekurorts Malvern.
36 Einmal schrieb er einem Freund, bevor er dorthin aufbrach: «Ich glaube, in den vergangenen drei Jahren habe ich nicht ein einziges Mal einen ganzen Tag oder vielmehr die Nacht ohne schweren Aufruhr im Magen und die meisten Tage in großer Entkräftung verbracht; danke für Ihre Freundlichkeit; ich glaube, viele meiner Bekannten halten mich für einen Hypochonder.»[37] Bei seinem ersten, vier Monate dauernden Aufenthalt in Malvern 1849 hatte Darwin das Gefühl, daß die verschiedenen Abreibungen und Einpackungen für seine Leiden, als deren Sitz er den «Kopf oder das obere Ende des Rückenmarks» betrachtete, außerordentlich gut waren. «Momentan werde ich mit einer Spirituslampe aufgewärmt, bis mir der Schweiß *in Strömen* über die Haut fließt», schrieb er einem Freund, «und dann jählings kräftig mit eiskalten, triefenden Tüchern frottiert, erhalte zwei kalte Fußbäder und trage den ganzen Tag eine kalte Kompresse über dem Magen.» Und er versicherte dem Adressaten: «Ich weiß gewiß, daß die Wasserkur keine Quacksalberei ist.» Und in der Tat verschaffte die Kur Darwin zeitweilige Erleichterung von seinen Symptomen, die mit an Sicherheit grenzender Wahrscheinlichkeit psychosomatischer Natur waren.[38]

Interessant ist, daß Darwins Tochter Henrietta ebenfalls an chronischen hypochondrischen Beschwerden litt. «Sie war ihr Leben lang Invalidin», erinnerte sich Darwins Enkelin Gwen Raverat Anfang der fünfziger Jahre an Henrietta («Tante Etty»), «ich weiß allerdings nicht, was ihr ursprünglich gefehlt hat – falls ihr überhaupt etwas gefehlt hat.» Allem Anschein nach hatte Henrietta nach einem «leichten Fieber» vom Arzt den Rat erhalten, «ihr Frühstück eine Zeitlang im Bett einzunehmen. Ihr ganzes Leben lang hat sie daraufhin nicht mehr außerhalb des Betts gefrühstückt.»

Das Problem fing damit an, daß in Darwins Haushalt «Kranksein eine Auszeichnung und ein düsterer Genuß war. Zum Teil war dies so, weil mein Großvater [Charles Darwin] immer krank war und seine Kinder ihn bewunderten und es ihm nachtun wollten, und zum Teil auch, weil es etwas so Wunderbares war, von meiner Großmutter bedauert und gepflegt zu werden.» Der Briefwechsel zwischen Mrs. Darwin und ihrer Tochter Henrietta quoll über von «in bedenklichem Grade anteilnehmenden Bemerkungen über den schlechten Gesundheitszustand einzelner oder mehrerer Familienmitglieder».

Tante Ettys psychosomatische Erkrankung war zum Teil kulturell bedingt. «Leider», meinte Miss Raverat, «hatte Tante Etty, da sie eine Dame war, keine richtige Arbeit; sie hatte nicht einmal Kinder aufzuziehen. [...] So wie die Dinge lagen, wurde ihr schlechter Gesundheitszustand zu ihrem Beruf und alles beherrschenden Interesse.»[39] Es hätte durchaus in der Konsequenz der passiven sozialen Rolle der Frau im spätviktorianischen England gelegen, wenn Tante Etty auf ein latentes Unbehagen an ihrer Lebenssituation mit Krankheitssymptomen reagiert hätte, die sie zu körperlicher Untätigkeit, dauernder Bettruhe und Unbeweglichkeit verurteilten. Überdies hatte sie die Rolle der Invalidin ohne Zweifel schon in der Kinderstube erlernt, denn ihr Vater hatte sie in diesem Sinn sozialisiert. Aber zugleich war Darwin selbst, der ja, was die Rolle der Biologie im Menschenleben angeht, nicht gerade zu den Ahnungslosen zählte, der Überzeugung, daß seine eigenen Probleme und die seiner Kinder teilweise erblich bedingt seien.[40] Im Fall der Familie Darwin ist es unmöglich, die Frage, ob Milieu oder Veranlagung, abschließend zu beantworten. Wahrscheinlich spielten beide Faktoren eine Rolle, und genau das ist ja der springende Punkt: Bei der Produktion psychosomatischer Symptome arbeiten Biologie und Kultur Hand in Hand.

Aber wie? Es sind verschiedene Möglichkeiten denkbar,
wie Gene und kulturelle Faktoren so zusammenwirken kön-
38 nen, daß sich als Ergebnis beim Individuum psychiatrische
Symptome und speziell das Phantomgefühl einer organi-
schen Erkrankung einstellen.[41]

Eine dieser Möglichkeiten ist die Summierung – man addiert schlicht die Zahl aller defekten Gene und die Zahl aller Quellen von Streß und Unglück, und die Summe nennt man dann das Bindeglied zwischen Biologie und Gesellschaft. Bei einer Gruppe von Individuen mit erbbedingtem psychiatrischen Erkrankungsrisiko werden unter streßerzeugenden Umweltbedingungen wahrscheinlich über offenkundigere psychiatrische Symptome hinaus auch Schwindelanfälle und Kopfschmerzen auftreten. Im neunzehnten Jahrhundert bestand für diese Menschen wahrscheinlich ein erhöhtes Risiko, Opfer einer hysterischen Lähmung zu werden, und im achtzehnten Jahrhundert und davor waren sie eher von Krampfanfällen bedroht. Aus dieser Perspektive betrifft der historische Wandel das Niveau der Streßbelastung und die für die konkrete Ausformung einer untergründig vorhandenen Krankheit vorgegebenen kulturellen Modelle selbst – das achtzehnte Jahrhundert legitimierte Konvulsionen, das neunzehnte Lähmungen, und so weiter. Die Erbanlage indessen ist vorhanden und wartet darauf, aktiviert zu werden. Je streßträchtiger die Umwelt, desto höher die Zahl der psychosomatischen Erkrankungen, wobei der Zeitgeist darüber entscheidet, welche Formen diese annehmen.

Ein zweiter Denkansatz rechnet statt mit Genen, die psychosomatische Krankheiten direkt kodieren, mit solchen, die eine erhöhte Streßempfindlichkeit bedingen. Dieses Erklärungsmodell betont das Moment der Sensitivität. Für die Existenz eines Gens, das manche Menschen streßempfindlicher als andere macht, sprechen gute Gründe. Der interessante Punkt ist auch hier wieder der Wandel im Niveau der Streßbelastung, denn die Höhe der Streßbelastung entscheidet darüber, ob das Gen aktiviert («angeschaltet») wird oder nicht. (In der Sprache der Genetiker: Das Streßniveau ist «der die Genexpression steuernde Umweltfaktor».) Geraten erbbedingt sensitive Personen in wachsender Zahl unter Streß (oder steigt das Niveau der allgemeinen Streßbelastung), erhöht sich die Inzidenz psychosomatischer Krankheiten. Der springende Punkt in diesem Modell ist die Existenz einer genetisch bedingten Empfindlichkeit gegen soziale Faktoren.

Die Existenz eines Gens, das uns streßempfindlich macht, ist gar nicht so abwegig. So scheint es beispielsweise auch eine Art «Salzempfindlichkeitsgen» zu geben, das dafür verantwortlich ist, daß bei gleichem Salzkonsum manche Menschen anfälliger für Bluthochdruck sind als andere. In einem Streßempfindlichkeitsgen könnte unter anderem die Erklärung dafür liegen, daß unter gleicher Streßbelastung manche Menschen anfälliger für Depressionen sind als andere.[42] So ist es denkbar, daß ein derartiges Streßempfindlichkeitsgen manche Menschen besser als andere für die Auseinandersetzung mit Umweltveränderungen wappnet. In der historischen Dimension müßte eine beschützende Umwelt die Inzidenz psychosomatischer Erkrankungen gesenkt, eine prädisponierende Umwelt sie erhöht haben. War es so, daß eine Subpopulation der viktorianischen Hausfrauen – diejenigen mit dem Streßempfindlichkeitsgen – in eine solche prädisponierende Umwelt geriet und daraufhin von psychosomatischer Erschöpfung und Entkräftung ans Bett gefesselt wurde? Und wie reagierte in der viktorianischen Männerwelt der Teil mit dem Streßempfindlichkeitsgen?

Und schließlich können Gene und Umweltfaktoren so zusammenwirken, daß Veränderungen der Streßexposition das

Ergebnis sind. Wir wissen beispielsweise, daß die menschliche Persönlichkeit eine breite Variabilität aufweist, die wahrscheinlich zum Teil genetischer Steuerung unterliegt.[43] Es könnte sein, daß bestimmte Persönlichkeitstypen eine Affini-
 tät zu Konstellationen von Faktoren besitzen, die ihrer Gesundheit abträglich sind. So dürften Individuen vom mißtrauischen Persönlichkeitstyp wahrscheinlich leichter Vertrauen zu unpersönlichen Nachrichtenmedien fassen als zum Arzt aus Fleisch und Blut, der ihnen gegenübersitzt.[44] Diese Individuen sind in den USA der medialen Panikmache um die «Krankheit des Monats» in höherem Maß als andere ausgesetzt und infolgedessen – da sie sich wahrscheinlich nicht durch einen ärztlichen Befund von ihrer Beunruhigung befreien lassen – auch in höherem Maß gefährdet, an medial erzeugten Seuchen wie der Fibrositis oder dem Erschöpfungssyndrom zu erkranken.[45] Unsere Persönlichkeit entscheidet darüber, wie weit wir uns von Umweltfaktoren beeindrucken lassen, und unsere Gene prägen unsere Persönlichkeit mit.

Dieses dritte Szenario weist eine gewisse Analogie zur depressiven Erkrankung auf. Menschen, für deren Persönlichkeit Impulsivität und niedrige Frustrationstoleranz kennzeichnend sind, wechseln unter Umständen häufiger als andere den Arbeitsplatz und verfallen dann infolge der Unstetigkeit in ihrem Berufsleben in Depression. Schuld an der Depression ist in solchen Fällen nicht ein etwaiges Depressionsgen, sondern ein Persönlichkeitsgen. Das Persönlichkeitsgen bringt seinen Träger in deprimierende Lebenslagen. Analog dazu könnte es bei den psychosomatischen Erkrankungen so sein, daß hinter ihnen nicht ein speziell psychosomatische Krankheit kodierendes Gen steckt, sondern ein Persönlichkeitsgen, welches das Geschehen im Leben seines Trägers in dem Sinn beeinflußt, daß es diesen verstärkt mit den von den Medien verbreiteten Krankheitssuggestionen in Berührung bringt.

Diese Spekulationen sollen unterstreichen, daß man sich bei der Untersuchung des seelischen und des leiblichen Anteils an der Entstehung psychosomatischer Erkrankungen vor einem Reduktionismus sowohl in der einen wie in der anderen Richtung zu hüten hat. Der biologische Reduktionismus stellt uns als Geschöpfe unserer Gene dar und beschneidet dabei den Wirkungsbereich der Kultur und der menschlichen Entschlußkraft. Der kulturelle Reduktionismus erzeugt den Eindruck, daß wir als Individuen die volle Kontrolle über unseren Körper und den Sinn der von ihm ausgesandten Signale haben. Genetische Forschungen zu psychiatrischen Erkrankungen anderen Typs haben diese Auffassung widerlegt, und es gibt wenig Grund zu der Annahme, daß sie im Fall der psychosomatischen Krankheiten richtig sein könnte. In Wirklichkeit ist eine psychosomatische Erkrankung das Ergebnis einer Wechselwirkung zwischen Genen und Umwelt, zwischen Biologie und Kultur.

2
Chronische Leiden im bürgerlichen Mittelstand

Auf welchen Wegen steuern Menschen in die psychosomatische Erkrankung? Einer der «begünstigenden Faktoren» ist die Gesellschaftsschicht, der sie angehören. Historisch gesehen benutzte der Mittelstand immer einen anderen Katalog von Krankenrollen als die Arbeiterschicht, sei es, daß er als erstes eine neue Symptomatik präsentierte, sei es, daß eine bestimmte Symptomatik nur in dieser sozialen Umgebung gedieh. Wir wissen nicht, ob mit der Zugehörigkeit zu einer bestimmten Gesellschaftsschicht eine eigene Biologie, eine distinkte genetische Situation, verbunden ist, wie ehemals die Anhänger der Eugenikbewegung glaubten. Es steht jedoch außer Zweifel, daß die Kultur in Gestalt der sozialen Klasse in der Lage ist, das subjektive Empfinden der Person zu einem spezifischen Krankheitsbild zu formen. Dieser Wirkungszusammenhang ist um so interessanter, als die Betroffenen seiner kaum je gewahr werden. Was die Kranken für ein genuines organisches Leiden halten, entspringt in vielen Fällen einem Krankheitsmodell, das ihnen auf dem Weg über das Kollektivbewußtsein ihrer Gesellschaftsschicht suggeriert wurde.

Ein kennzeichnendes Merkmal des Mittelstands ist die Muße, die er von jeher genießt. Die für das bürgerliche Leben charakteristischen Krankheitssymptome hätten sich ohne den Dispens vom unausgesetzten Arbeitszwang niemals herausbilden können – keine Symptomatik gedeiht nämlich in bürgerlichen Kreisen besser als die Invalidität. Unter den psychosomatisch Kranken der Vergangenheit erstaunt kaum jemand mehr als die Frauen des Bürgertums im neunzehnten Jahrhundert, die sich irgendwann ins Bett zurückzogen, um dort buchstäblich jahrelang, wenn nicht jahrzehntelang auszuharren. In der ersten Hälfte des zwanzigsten Jahrhunderts wurde diese Krankengeneration von einer anderen abgelöst, die wiederum zum größten Teil aus bürgerlichen Frauen bestand. Sie waren, zugegeben, zwar nicht bettlägerig, unterzogen sich dafür jedoch mit wahrer Begeisterung überflüssigen Unterleibsoperationen, bis nach zahlreichen Eingriffen ihr Bauch am Ende aussah wie ein Schlachtfeld. Sowohl die Pflegefälle wie die Operationswütigen verkörperten die klassenspezifische Ausprägung einer chronischen Neurose. Mit ihrem Auftreten vor allem in der Mittelklasse warfen diese Fälle die Frage nach der «Gestaltung» psychosomatischer Symptome durch die Kultur auf – im Unterschied von der «Gestaltung» durch einen klassenspezifischen genetischen Faktor.

Psychosomatische Erkrankung und sozialer Stand

Es wäre ein Irrtum zu glauben, daß die bürgerlichen Schichten stärker durch psychosomatische Krankheiten bedroht seien als die Arbeiterschicht. Aus historischer Sicht haben die Angehörigen der arbeitenden Schichten sich eine gleich schwere Bürde von «Hysterie» und ihren Trabanten aufgeladen, wenn auch das Bürgertum traditionell rascher bereit ist, Leibgefühle als Krankheitszeichen zu interpretieren und ihretwegen ärztliche Hilfe in Anspruch zu nehmen.[1] In der Vergangenheit waren nicht wenige Ärzte der Ansicht, daß beide Gesellschaftsschichten in gleicher Weise belastet seien. 1866 schrieb Bénédict-Augustin Morel, Direktor der staatlichen Anstalt für Geisteskranke in Saint-Yon bei Rouen, daß depressiver Wahn (*délire émotif*) anscheinend in allen Gesellschaftsschichten gleichermaßen verbreitet sei, und fügte hinzu: «Dasselbe gilt für die Hysterie und die Hypochondrie, die durchaus nicht mehr das Erbteil ausschließlich bestimmter sozialer Klassen [...] sind, wie man früher zu glauben geneigt war. Diesen Neurosen begegnet man heute bei Menschen jedweder Gesellschaftskategorie, bei Reichen wie Armen, Gebildeten wie Ungebildeten.»[2] Die Hysteriepatientinnen, die Pierre Briquet bei seiner Arbeit im Pariser Hôpital de la Pitié sah, stammten zwar hauptsächlich aus der Arbeiterschicht, aber er hörte sich unter frei praktizierenden Kollegen nach dem Verbreitungsgrad der Hysterie in der Mittelklasse um. Das Ergebnis: Im Mittelstand litt ein Siebtel, in der Arbeiterschicht ein Fünftel aller Patientinnen an hysterischen Anfällen.[3] Thomas Savill, ein Londoner Neurologe, der als Leiter des vorwiegend von Arbeitern in Anspruch genommenen Paddington Infirmary gearbeitet, aber als niedergelassener Facharzt auch einen mittelständischen Patientenstamm behandelt hatte, vermochte in bezug auf die Häufigkeit von Hysterie im Jahr 1909 praktisch keinen Unterschied zwischen arm und reich zu entdecken: In der Gruppe der Patienten, die «ein sorgenfreies Leben führen, ohne arbeiten zu müssen», betrug die Prävalenz der Hysterie 67 von tausend Untersuchten gegenüber 61 von tausend Untersuchten in der Gruppe der «Mittellosen» (in der Gruppe «derjenigen, die ihren Lebensunterhalt mit Arbeit verdienen», betrug sie 53 von Tausend, so daß hier kein Trend ersichtlich ist).[4]

Studien aus jüngster Zeit deuten darauf hin, daß psychosomatische Erkrankungen heute in den ärmeren Bevölkerungsschichten weiter verbreitet sind. Nachdem der Psychiater Harold Merskey Anfang der sechziger Jahre in den englischen Grafschaften Sunderland und Sheffield einhundert

Psychiatriepatientinnen mit Dauerschmerzen untersucht hatte, kam er zu dem Schluß, daß hysterische Schmerzen «in der Regel am häufigsten bei angelernten oder ungelernten Arbeiterinnen oder bei Ehefrauen von angelernten oder ungelernten Arbeitern auftreten», wobei er allerdings einräumte, daß auch in den gehobeneren Schichten viele Fälle von psychogenen Schmerzen vorkommen: «Patienten dieses Typs werden häufig als ‹Dicke-Mappe›-Patienten bezeichnet, weil ihre Krankenakte auf beängstigenden Umfang angeschwollen ist und im Gewicht weit über dem Durchschnitt liegt.»[5] Eine Mitte der sechziger Jahre im New Yorker Verwaltungsbezirk Washington Heights bei über 1700 Erwachsenen durchgeführte Untersuchung kam zu dem Befund: «In Teilen der sozialen Unterschicht besteht eine deutliche Tendenz, seelischen Kümmernissen in der Sprache der Physiologie Ausdruck zu geben.»[6] Und eine im Zeitraum 1960 bis 1969 im Monroe County des Staates New York durchgeführte Untersuchung gelangte zu dem Ergebnis, daß mit der Armut auch das Risiko einer psychosomatischen Erkrankung wächst. Die Prävalenz der «hysterischen Neurose» betrug lediglich 0,18 von Tausend in der obersten, gegenüber 0,44 von Tausend in der untersten Gesellschaftsschicht, und die Zunahme zwischen dem oberen und dem unteren Ende der Sozialpyramide war stetig.[7] Mir ist keine Studie bekannt, aus der hervorginge, daß die Reichen hysterischer als die Armen seien.

Was der psychosomatischen Erkrankung ihr besonderes wohlstandsbürgerliches Gepräge gibt, ist nicht die Zahl, sondern die Art der im Mittelstand auftretenden Symptome.

Chronisches Leiden

«Chronisches Leiden» war schon immer so etwas wie ein Code-Wort für eine über Jahre oder Jahrzehnte sich hinschleppende Symptomatik ohne medizinischen Befund. Der Ausdruck wurde häufig austauschbar mit *Invalidität* gebraucht. «Invalide» zu sein bedeutete einst praktisch dasselbe wie eine chronische psychosomatische Krankheit zu haben. In den Kleinstädten des amerikanischen Südens war die Gestalt des Invaliden vor dem Zweiten Weltkrieg eine vertraute Erscheinung; die weibliche Spielart «bewohnte ein zur Einliegerwohnung umgebautes Vorderzimmer des alten Hauses» (wo die Luft geschwängert war von dem charakteristischen Geruch von Salben und Einreibemitteln), spazierte im Bademantel umher und blieb in vielen Fällen unverheiratet; die männliche Spielart «saß in Schaukelstühlen vor dem örtlichen Hotel herum» und jammerte über «Verstopfung» und «reißende Schmerzen in den Eingeweiden». Gewöhnlich waren die männlichen Invaliden in den Südstaatenkleinstädten mit einer Lehrerin oder Bibliothekarin verheiratet, was sie der Notwendigkeit des Geldverdienens enthob.[8] Im amerikanischen und europäischen Leben war dieser Typ des chronischen Leidens schon immer charakteristisch für Angehörige des Mittelstands, denn nur sie hatten genügend Muße, um ihr Dasein ganz der Nabelschau widmen zu können.

Menschen, deren Leben um das Kranksein herum organisiert ist, sind für die Ärzte seit Jahrhunderten eine vertraute Erscheinung. «Nichts ist für die [Nerven-]Krankheit charakteristischer als die beständige Furcht vor dem Tode», schrieb William Buchan 1769. «Sie macht die Unglücklichen, die von ihr geplagt werden, grämlich, launisch, ungeduldig und nur allzu bereit, von einem Arzt zum anderen zu laufen, was mit ein Grund ist, warum sie von der Arzneikunst selten irgendeinen Nutzen haben. […] Desgleichen bilden sie sich gerne ein, daß sie an Krankheiten leiden, von denen sie ganz frei sind, und sind sehr erzürnt, wenn man sie eines Besseren zu belehren oder ihnen mit Verlachen ihre lächerlichen Hirngespinste auszutreiben sucht.»[9]

In einer der ersten modernen Beschreibungen der «Hypochondrie» schilderte der Ire James Sims, Arzt am Allgemeinen Armenspital in London, im Jahr 1799 Sieche, deren Gedanken «sich fast ausschließlich um ihren Gesundheitszustand drehen, der sich in ihrer Einbildung unendlich viel schlimmer darstellt, als er ist; ständig ahnen sie ihren Tod oder selbst bei den allerunbedeutendsten Wehwehchen die schrecklichsten Weiterungen voraus.» «Hypochonder», so Sims weiter, leben nicht einfach nur in der Furcht vor dem Krankwerden, sondern entwickeln eine massive Symptomatik, mit einer «Anzahl körperlicher Beschwerden, die real und ernst zu nehmen sind, wenngleich sie diese in ihrer verzagten Geistesverfassung stark übertreiben». Was sind das für Beschwerden? «Erstes und übrigens auch dauerhaftestes Symptom der Hypochondrie sind Verdauungsstörungen. Der Patient klagt über ein schmerzhaftes Brennen entlang der Speiseröhre […], das als Sodbrennen bezeichnet wird.» Hypochonder leiden an Blähungen, Aufstoßen und Verstopfung. «Häufig kommt es zu Rötungen und Hitzewallungen im Gesicht und sogar am ganzen Körper, zu anderen Zeiten wiederum ist das Gesicht blaß. Mit großer Regelmäßigkeit stellen sich Kopfschmerzen ein, gefolgt von starken Schwindelanfällen. Der Blick ist zuweilen getrübt, auch wird über Ohrgeräusche geklagt. Kurzum, es scheint keine Körperregion zu geben, die nicht an der Unpäßlichkeit teilhätte.»[10] Sims' Darstellung hat als klassische Beschreibung des chronischen Somatisierens beziehungsweise der chronischen Neurose noch heute Bestand.

In den bessergestellten sozialen Schichten bildete sich eine

Gewohnheit aus, die zu einem charakteristischen Merkmal der chronisch Kranken werden sollte: der häufige Arztwechsel. Nur Wohlhabende konnten es sich leisten, so lange von Arzt zu Arzt zu laufen, bis sie die Diagnose bekamen, die sie gern hören wollten. Charles Cowan, praktischer Arzt im englischen Reading, meinte über die chronischen Fälle, die er im Jahr 1840 gesehen hatte: «Die große Mehrzahl aller Hilfesuchenden hat zuvor schon einen anderen praktischen Arzt konsultiert. Viele haben im Lauf der Jahre schon bei einer ganzen Riege von Medizinern Erleichterung von ihrem Leiden gesucht und lassen sich dann von einem neuen Namen anlocken, und die neue Hoffnung schlägt ihnen oft eine Zeitlang zum Vorteil aus, bis die Neuheit wieder dahin ist.»[11] Und William Macartney erinnerte sich nach fünfzigjähriger Tätigkeit als Landarzt in Fort Covington im Staat New York an eine Patientin, die im Lauf irgendeiner gewöhnlichen Unterhaltung zu ihm gesagt hatte: «Ja doch, natürlich weiß ich, daß ein Doktor manchmal ganz schön fertig sein muß, aber wenn ich einen Doktor verschlissen hab, such' ich mir einfach einen neuen.»

«Nach dieser Bemerkung», kommentierte Macartney, «sorgte ich dafür, daß sie keine Gelegenheit bekam, *mich* zu verschleißen.»[12]

In Anbetracht des Umstands, daß sie es mit einer gutbetuchten Klientel zu tun hatten, wirkt es paradox, daß den Ärzten chronische Leiden gewöhnlich zuwider waren. Da sie wußten, daß sie keine organische Krankheit vor sich hatten, wurden organologisch orientierte Ärzte nervös, wenn ihnen ein chronischer Somatisierer oder eine chronische Somatisiererin unter die Augen kam. Wann immer Mediziner eine Beschreibung solcher Leiden geben, ist ihre Abneigung nicht zu übersehen. Joseph Schneider, Arzt in der Fürstbischofsresidenz Fulda, schrieb im Jahr 1806:

Ich kenne für einen Ehemann kein größeres Übel, keine härtere Geißel, als eine hysterische Frau. Das ganze Jahr ist er, und der behandelnde Arzt, mit einer solchen Elenden geplagt; und nachdem sie alle Krankheitsformen ihrer Einbildung durchgedoktert und beiden vorerzählt hat, so muß wieder von vorne angefangen werden. Wenn ich zu einer hysterischen Kranken gehen muß, so waffne ich mich vorher mit Geduld, und dann habe ich als Arzt immer noch das Glück, nur höchstens eine halbe Stunde bei ihrem Besuche geplagt zu sein. Man denke sich aber einmal den Ehemann und die Familie, welche Tag – und fast möchte ich sagen – und Nacht und immer leiden müssen [...].[13]

Geduld mit psychologischen Fällen war nicht gerade die starke Seite von Doktor Schneiders Verhalten am Krankenbett.

Je größer im neunzehnten Jahrhundert die Zahl der Mediziner – der «Nervenärzte» – wurde, die manifest psychosomatische Fälle behandelten, desto geringer wurde im ärztlichen Berufsstand die Bereitschaft, dieser Spielart von Patienten mit Empathie zu begegnen. Jules-Joseph Dejerine, der im Pariser Hôpital de la Salpêtrière eine Abteilung für Psychoneurose-Patienten unterhielt, hatte nichts übrig für diese Gesellschaft von «Pseudo-Magenkranken, Pseudo-Darmkranken, Pseudo-Herzkranken, Pseudo-Geschlechtskranken, Pseudo-Rückenmarkskranken, Pseudo-Gehirnkranken, die oft mit gravierenden Symptomen aufwarten, Symptomen ganz und gar psychischen Ursprungs freilich, und die noch immer tagein, tagaus einer rein und ausschließlich symptomatischen Behandlung unterzogen werden, die nichts weiter bewirkt, als die Vorstellung von der organischen Affektion, über die sie klagen, in ihrem Kopf noch fester zu verankern. Von derlei Kranken habe ich Tausende zu Gesicht bekommen.»[14]

Dabei war Dejerine eigentlich kein teilnahmsloser Arzt. Er
übte einen starken Einfluß auf den englischen Psychiater Tho-
mas Ross aus, den Leiter des Cassel Hospital for Functional
Nervous Disorders in Penshurst, der in dem Ruf stand, ein
50 Menschenfreund zu sein. Als Ross 1929 von Patienten schrieb,
«die über einen langen Zeitraum hinweg bald krank, bald
wieder nicht krank sind», dokumentierte er damit, wie knapp
seine Geduld mit diesem Personentyp geworden war. «Der
Neurotiker beweist ein grenzenloses Interesse für sein Leiden
und hätschelt es mit extremer Fürsorglichkeit. Verspürt er
Herzklopfen, bildet er sich unweigerlich ein, er leide an einer
schweren Herzinsuffizienz, und befolgt mit übertriebener Ge-
nauigkeit jedwede Anweisung, die er bekommen kann, wie
seinem Herzen Ruhe zu verschaffen wäre», im Gegensatz zum
echten Herzkranken, «der wahrscheinlich noch seinen Ge-
schäften nachgeht, wenn seine Ödeme schon bis auf Kniehöhe
geklettert sind». Ross schilderte eine Gilde von Siechen, die es
«mit ungewöhnlicher Häufigkeit unterließen, den normalen
Lebensproblemen in angemessener Form zu begegnen». Er
dachte dabei an Soldaten, die schon nach einem leichten Hitz-
schlag nicht mehr fronttauglich waren, und ähnliche Fälle.
«O nein, *Sie* können nichts dafür», wolle der chronisch Neu-
rotische von seinem Zuhörer hören. «Und immer, wenn es
kritisch wird, läßt ihn seine miserable Gesundheit im Stich.»
Ross lebte zwar von solchen Patienten, hatte aber eindeutig
keine Sympathien für sie, und wenn er nach seinen persön-
lichen Vorstellungen hätte verfahren können, hätte er sie
daran erinnert, was die «Pflicht» von ihnen verlangte.[15]

Medizinische Lehr- und Handbücher lassen erkennen, daß diese Geringschätzung psychogener chronischer Leiden nicht etwa lediglich das persönliche, private Ressentiment einzelner Ärzte, sondern im ärztlichen Berufsstand die Norm war. Ein 1905 in den USA erschienenes Lehrbuch der Psychiatrie geißelte das «Parasitendasein» der chronisch Kranken und «Hysterikerinnen», von denen es hieß, sie seien «eine Bürde für die Angehörigen, den Arbeitgeber und den Staat, weil sie von einer Rente leben und nichts arbeiten».[16] Stanley Sykes, der 1921 an der Universität Cambridge zum Doktor der Medizin promoviert worden war, schrieb sechs Jahre, nachdem er in einer Kleinstadt bei Leeds eine Praxis eröffnet hatte, einen Ratgeber für den praktischen Arzt: «Am schlimmsten von allen sind die Neurotiker, für die es nichts Schöneres als das Kranksein gibt, deren ganze Welt nur aus ihren Wehwehchen besteht, die vor lauter Selbstmitleid schon in Tränen ausbrechen, wenn man sich nur nach ihrem Befinden erkundigt, und es als persönliche Beleidigung auffassen, wenn man ihnen sagt, daß sie aber schon wieder viel besser aussehen. Sie haben den Willen zum Gesundwerden nicht, und was mich persönlich betrifft – mein ganzes Mitgefühl gehört ihren bedauernswerten Anverwandten.»

Sykes erinnerte sich an eine nervtötende Patientin, «eine über die Maßen gesund aussehende Vierundfünfzigjährige», die «über Schmerzen nach dem Essen klagte». Tests erbrachten keinen Befund. «Sie produzierte einen niemals abreißenden Strom von Symptomen, jeden Tag neue, und redete unaufhörlich über ihre Wehwehchen und ihr ach so schlechtes Befinden. Es war unmöglich, sie aus dem Konzept zu bringen. Sobald eine Untersuchung zu dem Befund geführt hatte, daß für einen bestimmten Schmerz keine Ursache vorlag, trat prompt ein anderer an dessen Stelle.» Schließlich wurde eine Probelaparotomie vorgenommen, die kein Ergebnis brachte. Dann kam der Patientin, so Sykes, das Glück zu Hilfe: Sie stürzte eine Treppe hinunter. «Das war für sie ein Geschenk des Himmels. Sie legte sich heftige Rückenschmerzen zu, bei deren Schilderung sie die blühende Phantasie der Neurasthenikerin bewies. Mal stand ihr Rücken unter Spannung wie ein Klappmesser, mal war sie sicher, daß er völlig entkräftet war.» Sie zog sich ins Bett zurück, «aus dem keine Macht der Welt sie hervorzuholen vermochte. Sie war nicht mehr davon abzubringen, daß sie gehunfähig sei.»[17] Ob die Patientin gelähmt war oder nicht, gehört genaugenommen schon nicht mehr zur Sache. Doktor Sykes und seine Kollegen hatten eine Abneigung gegen chronisch somatisierende Patientinnen, und die Patientinnen, die das spürten, griffen zu allen Mitteln, um den «Doktor» vom organischen Ursprung ihrer Beschwerden zu überzeugen. Tatsächlich ist dieser Wunsch, es dem «Doktor» recht zu machen, mitverantwortlich dafür, daß die chronisch Bettlägerigen auch nach der *ultima ratio* des operativen Eingriffs verlangen, um den Beweis für die «organische Bedingtheit» ihres Leidens zu erbringen.

Als letztes Charakteristikum des chronischen Leidens in den bessergestellten Schichten sei die Lebensweise erwähnt, mit der es einherging – eine Invalidenkarriere, die hauptsächlich für Wohlhabende in Frage kam. Auffallend ist, wie viele Frauen im neunzehnten Jahrhundert sich nach der Menarche nie wieder gesund und wohl fühlten. Der «Brunnenarzt» Anton Theobald Brück, der in Bad Driburg im Eggegebirge eine gutbetuchte Klientel behandelte, nannte diese Symptomatik «Pubertätschlorose» (Pubertätsbleichsucht), und nach seinem Dafürhalten konnten daraus «Catalepsie, Chorea und Somnambulismus» entstehen.

> Wer aber einmal in der Blütezeit des Lebens an so tiefen Störungen, wie die bezeichneten, gelitten hat, der hat, wenn ich so sagen darf, bereits die Unschuld der Gesundheit verloren und gewinnt nie die reine Jugendfrische wieder. Man verfolge nur das Leben einer, wenn auch scheinbar hergestellten Chlorotischen, Cataleptischen etc. durch seine verschiedenen Phasen: als Gebärende, Stillende, überhaupt in den späteren Erkrankungen und Leiden – und man wird nicht verkennen, dass man es mit einer früh geknickten Organisation zu thun hat, die eigentlich nie ganz aus der Reconvalescenz gekommen ist![18]

Der Schweizer Neurologe Paul Dubois, der um die Jahrhundertwende die psychotherapeutische Strategie der «rationalen Überzeugung» entwickelte und so zum Begründer der Persuasionstherapie wurde, berichtete, daß viele von den Patientinnen in seiner exklusiven Privatklinik in der Pubertät angefangen hatten, ihre Aufmerksamkeit auf ihre körperlichen Empfindungen zu fixieren. «In diesem Alter entstehen oft Tachykardie [Herzjagen], das Gefühl von einem Kloß im Hals [Globussyndrom], von einer Abschnürung der Kehle; die durch den Menstruationszyklus hervorgerufenen Unterleibsbeschwerden persistieren und werden zuletzt zur nicht enden wollenden Ovarialgie [Schmerzen in der Eierstockgegend].»[19] Die Patientinnen in Dubois' eleganter Privatklinik waren Menschen, die ihr Leben ihren Symptomen widmen konnten; sie schlüpften schon früh in die Krankenrolle und gaben sie für den Rest ihres Lebens nicht mehr auf.

Wir haben es hier nicht mit Kleinkinderkrankheiten wie Masern und dergleichen zu tun, sondern mit einer chronischen, rezidivierenden Störung, die sich über Jahrzehnte hinzieht. So wurden zum Beispiel von 3587 Patienten, die im Zeitraum 1932 bis 1934 in der allgemeinmedizinischen Ambulanz des New York Hospital, eines Privatkrankenhauses, in Folge untersucht wurden, 14 Prozent als «Psychoneurotiker» diagnostiziert. Von diesen Psychoneurotikern wiederum zeigten 57 Prozent nervöse Symptome wie Schwäche, Erschöpfung, Schlaflosigkeit oder Benommenheit. 41 Prozent hatten Magen-Darm-Beschwerden oder ähnliches. Wie ging es mit diesen Menschen über die Jahre weiter? 1939 begannen Constance Friess und Marjory Nelson mit einer Nachfolgeuntersuchung. Über etwas mehr als die Hälfte der Psychoneurosepatienten, genau gesagt über 269, konnten die beiden Ärztinnen sich neue Informationen beschaffen, und 177 von diesen 269 konnten sie neu untersuchen.

Die Forscherinnen stellten fest, daß die Prognose für Psychoneurotiker schlecht war: 66 Prozent hatten noch genau die gleichen Beschwerden wie fünf bis sieben Jahre zuvor, weitere 16 Prozent hatten noch die alten und zusätzliche neue Beschwerden, 12 Prozent hatten lauter neue Beschwerden, und nur 6 Prozent waren symptomfrei. Die große Zahl von Patienten, die ihre ursprünglichen Symptome behalten hatten, kommentierten die beiden Ärztinnen so: «Diese Beharrlichkeit der Beschwerden ist nur eine der Formen, in denen sich die fundamentale Wandlungsunfähigkeit des Psychoneurotikers manifestiert, und stellt wohl dessen hervorstechendstes Kennzeichen dar.»[20] (Daß die Forscherinnen in diesem Zitat vom Psychoneurotiker *masculini generis* sprechen, sollte den Leser nicht dazu verleiten, das grammatische mit dem natürlichen Geschlecht zu verwechseln: Zu 59 Prozent bestand der gemeinte Personenkreis aus Frauen.)

Leidende, die den praktischen Arzt aufsuchten, stellten wahrscheinlich weniger schwere Fälle dar als jene ambulanten Klinikpatienten. Aber selbst in der normalen Privatpraxis war das jahre- und jahrzehntelange Verharren in der Neurose ein massives Stück medizinischer Realität. John Fry führte eine Nachfolgeuntersuchung von 551 «Neurotikern» durch, die 1956 in einer Allgemeinpraxis in dem Londoner Vorort Beckenham behandelt worden waren. 39 Prozent von ihnen (27 Prozent der männlichen, 43 Prozent der weiblichen Patienten) befanden sich drei Jahre später noch immer in Behandlung.[21] Bei einer anderen, die Jahre 1957 bis 1963 umfassenden Untersuchung im selben Raum ergab sich, daß ein Fünftel der Männer und ein Drittel der Frauen, die wegen psychiatrischer Probleme behandelt wurden, keine Anzeichen von Besserung zeigten (und daß psychiatrische Fälle über ein Drittel aller in der fraglichen Allgemeinpraxis behandelten Erkrankungen ausmachten).[22]

Aber die Festlegung der Symptome könnte von der Mode beeinflußt sein. Seit langer Zeit herrscht im gehobenen Mittelstand die Tendenz, aus der Mode gekommene Krankenrollen aufzugeben und sich im Krankheitsverhalten den modischen Diagnosen der neuesten Zeit anzupassen. Wohlstandsbürger sind wahrscheinlich stärker medienorientiert als die Arbeiterschicht und werden daher intensiver mit Nachrichten über die jeweils neuesten modischen Diagnosen berieselt. In den sechziger Jahren initiierte man an der Psychiatrischen Universitätsklinik Lausanne ein Forschungsprojekt, das die Krankengeschichte von 159 Patienten der Geburtsjahrgänge 1872 bis 1894 weiter verfolgen sollte, die in der Klinik vor Jahren wegen Hysterie behandelt worden waren. Diese Studie ist insofern besonders gelagert, als von den Mitgliedern der ins Auge gefaßten Experimentalgruppe zwei Drittel zum Zeitpunkt der Nachfolgeuntersuchung bereits verstorben und die Überlebenden möglicherweise nicht repräsentativ für die anderen seinerzeitigen Hysteriker waren. Das Durchschnittsalter betrug bei der Erstuntersuchung 39 Jahre und bei der Nachfolgeuntersuchung 73 Jahre.

Die Studie förderte erhebliche Veränderungen zutage, die im Lauf dieser langen Zeit bei den Hysterikern eingetreten waren. Von den 38 ehemaligen Klinikpatienten, die man ausfindig machen konnte, hatten sich 60 Prozent eine neue psychiatrische Pathologie zugelegt, die Hälfte eine Depression, andere – in manchen Fällen neben einer Depression – diverse psychosomatische Beschwerden, aber auch ein Sortiment von Ängsten, Phobien, Alpdrücken und «Hypochondrie». Mithin waren die meisten der ursprünglichen Hysteriepatienten nicht eigentlich gesundet. Sie hatten lediglich alles, was sie in den ausgehenden dreißiger Jahren an Symptomen hatten sehen lassen, gegen neue Symptome ausgetauscht, Symptome wie beispielsweise «Depression», die nach dem Zweiten Weltkrieg besser wirkten.[23]

Die hier zitierten Studien sind nicht ohne weiteres miteinander vergleichbar, dafür unterscheiden sie sich zu stark in ihrer Definition von Neurose, Hysterie und anderen Schlüsselbegriffen. Aber sie lassen auf jeden Fall den Schluß zu, daß es unter Menschen mit der Anfangsdiagnose «Neurose» beziehungsweise «psychosomatische Erkrankung» einen Kernbestand von chronisch Leidenden gab, die ihr Leben lang krank blieben.

Ob dieser Krankheitskern kulturellen Ursprungs war oder erblicher Belastung entsprang, ist ungewiß. Die Menschen geben ihren Gesichtsschnitt und die Neigung zum Haarausfall in ihren Genen weiter, warum also nicht auch die Bereitschaft zu chronischer Erkrankung? Freilich, dieses Krankheitsbild – «Siechtum», wie es in der Sprache der Zeit hieß – war nicht etwa nur in vereinzelten hypochondrischen Familien anzutreffen, sondern zog sich durch die gesamte verweichlichte Kultur des bürgerlichen Lebens. So gesehen hatte hier sicherlich das soziale Umfeld die Oberhand über die Erbanlage.

Großbürgerliche Invalidität

Wohlhabende Invaliden bewegten sich in einer Sonderwelt; dank ihres Geldes waren sie in den privaten Nervenkliniken der mondänen Bade- und Kurorte wie in einen Kokon eingesponnen, in einen luxuriösen Lebensstil mit silbernen Serviettenringen auf dem Frühstückstisch und einem separaten Quartier für ihre Dienerschaft. Es war die Welt der «horizontalen Fälle» – von Leuten, die die Winter in Meran und Nizza, die Sommer in Baden-Baden und Semmering bei Wien verbrachten, in Wolldecken eingepackt auf ihrem Lager Tag für Tag sehnsüchtig auf «Leibesöffnung» (Stuhlgang) warteten und ihrer Gesundheit Beine zu machen suchten, als sei sie ein bockiges Kind. In dieser Welt war Krankheit eine Lebensform.

Meran in Südtirol, ein Edelstein unter den Alpenkurorten, war einst das Hauptquartier der internationalen Hypochonderschickeria. Ursprünglich durch seine Lungensanatorien bekannt geworden, hatte der Ort mit seinen zahlreichen privaten Heilanstalten sich bis spätestens 1900 zum Refugium für Nervenleidende gewandelt. Hier wurden unter der Bezeichnung «physikalisch-diätetische Kur» eine an heutige Lernen-Sie-Ihr-Leben-selbst-in-die-Hand-zu-nehmen-Therapien erinnernde Hilfe bei «Stoffwechselstörungen», «Rekonvaleszenz» und wie die euphemistischen Chiffren für den Sachverhalt der psychosomatischen Erkrankung damals sonst noch lauteten, angeboten. Im März 1900 zum Beispiel begrüßte das Städtchen in seinen Mauern die Erzherzöge Otto und Ferdinand von Österreich sowie Herzog Philipp von Württemberg und seine Gemahlin, Herzogin Maria Theresia, letztere in Begleitung einer Gesellschafterin, eines kaiserlichen Majors und einer siebenköpfigen Dienerschar. Geringere Sterbliche wie beispielsweise der Breslauer Kaufmann Emanuel B. oder Gräfin B. aus München kurten im Sanatorium Stefanie oder im Sanatorium Martinsbrunn.[24] Meran hatte eine wunderschöne Promenade entlang dem Passer, einem stürmischen Gebirgsbach, und hier erwiesen die reichen Kaufleute und die Blaublütigen mit Kopfnicken und Verbeugungen einander die geschuldete Reverenz, während sie sich beim morgendlichen Gesundheitsspaziergang «Motion machten». Was fehlte diesen Menschen? Ihr Hauptleiden war die Darmträgheit; zu ihr gesellte sich ein Troß von blasseren körperlichen Empfindungen, die von überachtsamen Invaliden schnell als Krankheitszeichen interpretiert waren.[25]

Reiche Nervenleidende pflegten auf der Suche nach Rat und Hilfe von einem Kurort zum anderen, von einem Nervenarzt zum anderen zu wallfahrten. Zum Teil waren diese Pilgerreisen eine Kette von Lächerlichkeiten und Bizarrerien (zum Teil waren es aber auch tragische Unternehmungen, denn zu den «Nervenleiden», für die Frauen dergestalt beharrlich nach Heilung suchten, gehörte auch die multiple Sklerose, und männliche Bädertouristen versuchten auf diesem Weg nicht selten eine Neurosyphilis loszuwerden). Lesen wir beispielsweise nur den Brief, mit dem sich der Stockholmer Nervenarzt Otto A. Wetterstrand im Januar 1898 bei dem Zürcher Psychiatrieprofessor August Forel für die Empfehlung an einen offenbar wohlhabenden «Herrn K.» bedankt, der in Zarskoje Selo, der Sommerresidenz der russischen Zaren bei Sankt Petersburg (heute Puschkin), lebte. Wetterstrand war im November des vorangegangenen Jahres von Stockholm in die russische Kleinstadt gereist, um Herrn K. zu untersuchen.

> Nie in meinem Leben habe ich einen so sonderbaren Kranken gesehen. Es war ein Mann von 49 Jahren, konnte fast nicht gehen, nur mit einem Rohre flüssige Nahrung zu sich nehmen, konnte nicht kauen aus Furcht Schmerzanfälle im Gesichte hervorzurufen, daneben wurde ihm Morphium täglich eingespritzt, der Schlaf war schlecht. [...]
>
> Er hatte einen wirklichen Furor [consultandi], hatte über 40 hervorragende Ärzte in ganz Europa konsultiert; die Diagnosen waren natürlich verschieden: Charcot nahm *Sclérose en plaques* [multiple Sklerose] an, ebenso [Wilhelm] Erb; [Karl] Westphal und [Ernst von] Leyden *Syringomyelie*; [Friedrich Albrecht] Erlenmeyer einen *Tumor cerebri*; verschiedene russische Ärzte wie [Michajl] Lachtin glaubten ihn an *Syphilis* zu leiden etc. [Richard von] Krafft-Ebing, Tomaschensky und ich waren der Meinung, daß er an *Hystero-Neurasthenie* leide. Wie gesagt, einen schwereren Fall habe ich nie behandelt, er verstand alles, hatte alles über seine Krankheit gelesen (er hielt 8 medizinische Zeitschriften) und glaubte noch immer ein Pulver zu finden, das ihn von seinem Leiden befreien könnte.[26]

Das war chronische Neurose großen Stils, im gesamteuropäischen Rahmen: Herr K. war über Paris (Charcot) nach Heidelberg und Berlin gepilgert (Erb, Westphal, Leyden), ferner nach Bendorf am Rhein, wo Erlenmeyers exklusive Privatklinik lag, nach Moskau, wo Lachtin eine Privatklinik betrieb, und nach Wien, wo Krafft-Ebing als Psychiatrieprofessor wirkte.

Der New Yorker Nervenarzt Charles Dana hatte die Herren K.s dieser Welt im Auge, als er 1904 seinen Kollegen den scherzhaften Rat gab, sich die geplante Abschaffung des diagnostischen Etiketts *Neurasthenie* lieber zweimal zu überlegen: «Die Streichung des Begriffs Neurasthenie von der Liste der bequemen Diagnosen wird sich am tragischsten für die europäischen Professoren auswirken, bei denen unsere nomadisierende Plutokratie als Klientel ein- und ausgeht und die in dem Augenblick, in dem ihnen der Besucher gemeldet wird, auch schon die Diagnose ‹amerikanische Krankheit› [wie die Neurasthenie auch genannt wurde] fertig haben.»[27] Mit zunehmender Bequemlichkeit der Schiffsreisen war diese umherziehende Somatisiererschickeria um 1900 bei den europäischen Ärzten zu einer bekannten Erscheinung geworden; die Zugvögel wurden von einem Spezialisten zum anderen, von einer Klinik zur anderen weitergelenkt, und überall hofften sie die Befreiung von Symptomen zu finden, die sich niemals wirklich zu einer organischen Erkrankung auswuchsen, sich aber auch niemals wirklich besserten.

Noch in den zwanziger und dreißiger Jahren waren solche Patienten eine charakteristische Zeiterscheinung. Der Schweizer Psychiater Max Müller, Chefarzt der Psychiatrischen Anstalt zu Münsingen im Berner Mittelland, schrieb in seinen Lebenserinnerungen:

> Bei manchen Leuten, die mich in Münsingen selbst aufsuchten, erlebte ich etwas, was mir bisher unbekannt war. Es gab tat-

> sächlich Menschen, mit sehr viel Geld natürlich, die seit Jahren nichts anderes taten, als für sich selbst oder einen der Angehörigen in der ganzen Welt herumzureisen, von einer *Kapazität* zur andern, zu keinem andern Zweck, als um sich das diagnostische und prognostische Urteil eines jeden genau zu notieren, es mit den bereits eingeholten zu vergleichen und mit Befriedigung zu konstatieren, daß keine Übereinstimmung bestand. So kam etwa einer von Freud in Wien zu mir, um an dem nächsten Tag nach Paris zu [Henri] Claude weiterzureisen. Immer handelte es sich dabei entweder um aussichtslose, schon unzählige Male vorbehandelte Schwerkranke oder dann inveterierte Hypochonder. Mit der Zeit lernte ich diese Sorte Klienten bald einmal zu durchschauen und sie entsprechend kurz abzufertigen.[28]

Und indem er so verfuhr, bewies Müller eine ausnehmend noble Denkart, denn für viele Ärzte war die internationale Hypochonderschickeria die Milchkuh, der sie ihren Lebensunterhalt abzapften. In dem 1911 geschriebenen Vorwort zu seinem Stück *Der Arzt am Scheideweg* (*The Doctor's Dilemma*, 1906) bemerkte George Bernhard Shaw: «Jede hypochondrische reiche Dame und jeder hypochondrische reiche Herr, die beziehungsweise der sich überzeugen läßt, daß sie beziehungsweise er lebenslang invalide bleiben wird, bedeutet für den Arzt eine Jahreseinnahme, die irgendwo zwischen fünfzig und fünfhundert Pfund liegt.»[29]

Die Hypochondrie der Reichen roch mehr nach sozialer Herkunft als nach Erbanlage. Sie war eine vom kulturellen Umfeld abhängige Attitüde, die – als separate Dimension des «demonstrativen Konsums» – ebenso bedenkenlos angenommen und wieder abgelegt wurde, als wie in den zwanziger Jahren in den bürgerlichen Wohnzimmern immer öfter der Ruf «Wer kommt mit Tennis spielen?» zu hören war. Die karikatureske Erscheinung der würdevoll-steifen Matrone wurde nun von der nicht minder karikaturesken «kleinen alten Dame in Tennisschuhen» abgelöst. Im Namen derselben Ausprägungen hatte das wohlstandsbürgerliche Invalidentum noch eine weitere kulturbedingte Eigenheit zu bieten: Aus seinen Reihen rekrutierten sich die Frauen, die im Bett eine dauerhafte Zuflucht fanden.

Die «horizontalen Fälle»

Anders als die Gruppe der chronisch Neurotischen im Ganzen bestand die der «horizontalen Fälle» – der Bettlägerigen – fast ausschließlich aus Frauen. Auf der langen Strecke zwischen Biologie und Kultur gibt es wenige Zwischenstationen, die interessanter wären als diese. Warum blieb es nur Sache des einen Geschlechts, sich für einen großen Teil des Erwachsenenalters ins Bett zu legen? Und warum trat der Trend just in *diesem* historischen Zeitraum auf, der zweiten Hälfte des neunzehnten Jahrhunderts?

Die frühesten mir bekannt gewordenen Erwähnungen des Phänomens – zweifellos existieren in der enorm umfangreichen Falliteratur noch frühere – datieren aus den sechziger Jahren des neunzehnten Jahrhunderts. Der Arzt Charles Taylor eröffnete im Jahr 1866 in New York eine «Orthopädische Behandlungsanstalt», in der er sich auf Nervenleidende spezialisierte, die durch Rückenschmerzen oder ähnliche Beschwerden zur Unbeweglichkeit verurteilt waren. Als Spezialist für darniederliegende Frauen wurde er bekannt. 1864 hatte Taylor über eine Gruppe von Frauen, die von ihrem «überstrapazierten Nervensystem» ans Bett gefesselt wurden, geschrieben: «Ich habe welche gesehen, die weder sehen noch hören, noch berührt werden, geschweige denn die verschiedenen aktiven Körperfunktionen ausführen konnten, ohne ausgesuchte Qualen zu verspüren.» Es war «eine Kate-

gorie von Kranken, umfassend den intelligentesten und achtbarsten Teil unserer weiblichen Jugend, der in den Bildungsanstalten zugrunde gerichtet wird – jawohl, buchstäblich zugrunde gerichtet wird, und aus einleuchtenden Gründen
62 zählt Neuengland wohl die meisten Opfer. Nahezu sämtliche Bettlägerigen und die meisten Patientinnen mit schweren Rückenschmerzen [...] bekennen, daß sie zu irgendeinem Zeitpunkt exzessiv für die Schule oder das Studium gearbeitet haben, und im allgemeinen datieren sie die ersten Symptome ihrer Erkrankung in diese Zeit.»

Im Juni 1857 sah Taylor Miss C., eine Patientin des Gynäkologen James Marion Sims. Im College «hatten ihre Röcke im Neuschnee auf dem Boden geschleift, sie hatte nasse Füße bekommen und sich eine Erkältung zugezogen, die die Katamenien [Menstruation] zum Aussetzen brachte und sie in einen Zustand völliger Entkräftung versetzte». Nach etlichen Monaten suchte sie Sims auf, der zu der Überzeugung kam, daß «es ihr völlig unmöglich war, aus dem Bett aufzustehen. Jeder Versuch endete mit einem Ohnmachtsanfall, gefolgt von großer Kraftlosigkeit.» Als Miss C. in Taylors Hände überging, «sah sie glänzend aus und war bester Laune, jedoch absolut außerstande, sich aus der Ruhelage zu erheben.» Taylor gelang es, sie mit einer placeboartigen Physiotherapie wiederherzustellen.

Im Juni 1860 wurde Taylor zu einer anderen jungen Frau gerufen, einer Farmerstochter, die im Landschullehrerinnenexamen gestanden hatte. «Am letzten Semestertag hatte sie einen Ohnmachtsanfall und zeigte weitere Anzeichen von Erschöpfung, riß sich jedoch zusammen, brachte die schriftliche Prüfung zu Ende [...] ging nach Hause und legte sich ins Bett, das sie dann in der Zeit bis zu meinem Besuch kein einziges Mal verlassen hatte.» Sie hatte zu diesem Zeitpunkt bereits ein Jahr darniedergelegen, unfähig, Licht und Geräusche zu ertragen, «und selbst in den entfernteren Teilen des

Hauses durften die Mitbewohner sich nur mit äußerster Behutsamkeit unterhalten und bewegen». In einem der Kranken benachbarten Zimmer hatte eine ältere Schwester zwölf Jahre lang das Bett gehütet.[30]

In den folgenden Jahrzehnten sollten derlei prototypische Anfänge sich zur grassierenden Invaliditätsepidemie steigern und Invalidität als Antwort auf Streß schon fast zur Manier werden. Daß Frauen sich ins Bett flüchteten, wurde zu einer solchen Selbstverständlichkeit, daß Mary Putnam Jacobi, eine New Yorker praktische Ärztin und frühe Feministin, 1895 schreiben konnte: «Ruhe und Gelassenheit ist in der Erziehung heute kein Thema mehr, genausowenig wie die Askese in der Glaubenslehre. Es gilt als natürlich und fast schon lobenswert, unter jeder nur denkbaren Form von Anspannung gleich zusammenzubrechen – sei es ein winterlicher Zeitvertreib oder ein Haus voller Domestiken oder ein Streit mit einer Freundin, von legitimeren Gründen gar nicht erst zu reden. Frauen, die denken, sie müßten sich allmonatlich für die Dauer ihrer Periode ins Bett legen, denken auch, sie müßten zusammenbrechen, wenn sie sich während der Krise zufällig dabei ertappen, daß sie ja auf den Beinen sind.»[31] Bei Mary Putnam Jacobis Patientinnen war der Rückzug ins Bett – genau wie bestimmte Formen von hysterischer Lähmung – zu einem klassenspezifischen Phänomen geworden.

Diese Reaktionsweise war nicht etwa eine lediglich auf das Amerika des ausgehenden neunzehnten Jahrhunderts beschränkte Verhaltensabnormität, sondern in allen Ländern der westlichen Hemisphäre anzutreffen. 1869 beschrieb Samuel Wilks, zu diesem Zeitpunkt Oberarzt am Guy's Hospital in London, eine urtypische Patientin: «Sie hat sich ins Bett gelegt, als ob es für den Rest ihrer Tage wäre, und sich dementsprechend dort eingerichtet – die Näharbeit, die Stickarbeit und das Andachtsbuch liegen in bequemer Reichweite, und von dem Geistlichen und den Besucherinnen wird sie im allgemeinen mit mehr Anteilnahme bedacht als die wirklich Kranken.»[32] Zwar lautete Wilks' Diagnose für diese Patientinnen auf hysterische Querlähmung, in Wirklichkeit jedoch beschrieb er junge Frauen, die in eine Invalidenkarriere starteten.

In Frankreich charakterisierte Julia Daudet, die Frau des Schriftstellers Alphonse Daudet – die selbst ein «Leben in der Horizontalen» *(vie horizontale)* führte –, bei einer bestimmten Gelegenheit einen zeitgenössischen Essay über die Liebe als «ein Buch für darniederliegende Frauen» *(un livre pour femmes à chaise longue)*.[33] Jules Chéron, Chef der gynäkologischen Abteilung des Hôpital Saint-Lazare in Paris, schilderte in den achtziger Jahren Frauen, die sich ins Bett zurückgezogen hatten und ohne eine Injektion seines «synthetischen Serums» gar nicht ansprechbar waren. Eine Zweiunddreißigjährige litt seit zwei Jahren an fortschreitendem Kräfteschwund:

> Ständig betäubt, wie sie war, wollte sie nichts weiter, als ihr Leben im Bett zu verbringen. Schon die geringfügigste Beschäftigung hinterließ eine große Erschöpfung. In den Monaten vor meinem Besuch hatte sie auf jedwede Tätigkeit verzichtet und die meiste Zeit das Bett nicht mehr verlassen. Sie erzählt, daß ihr Leiden mit einer großen Schwäche im Kopf begonnen habe, der fast auf der Stelle eine große Muskelschwäche gefolgt sei. Von da an sei sie reizbar geworden, und ihr Magen habe angefangen Probleme zu machen. «Das alles ist nur meine Bleichsucht, die jetzt wiederkommt», sagt sie. «Ich habe das allen Ärzten gesagt, aber keiner will es mir glauben.»[34]

Chérons Schüler Jules Batuaud erwählte sich diese Fälle zu seinem Spezialgebiet, dem er den Namen *la clinomanie neurasthénique*, «neurasthenische Bettsucht», gab. Klinoman oder bettsüchtig waren die Frauen, die «einen mehr oder we-

niger großen Teil ihres Lebens im Bett oder auf dem Sofa liegend verbringen», ohne unbedingt gelähmt zu sein. Wenn es sein mußte, konnten sie sogar einige Minuten lang gehen oder wenigstens ein paar unsichere Schritte machen. Da hatte etwa eine von Batuauds Patientinnen ein handbetriebe-
nes lenkbares Wägelchen, in dem sie liegend von Zimmer zu Zimmer rollen konnte. Eine andere blieb zwar ans Bett gefesselt, erledigte dort jedoch ihre gesamte Korrespondenz, beschäftigte sich mit allen möglichen Handarbeiten und schaffte es sogar, von ihrem Lager aus «die Klavierübungen ihrer Tochter zu überwachen», indem sie das Instrument in ihr Zimmer rollen ließ.[35] An diesen Kranken überrascht immer wieder die Aura von Sorgenfreiheit und Bequemlichkeit, die sie umgibt – die «Bettsucht» grassierte eben, wenn auch nicht ausschließlich, so doch in erster Linie unter den Frauen des Großbürgertums.

«Nicht ausschließlich» heißt: Es gibt Anhaltspunkte dafür, daß die «Bettsucht» auf erheblich tiefer gelegene Stufen der Sozialpyramide hinabsickerte und auch Frauen erfaßte, deren Platz im sozialen Spektrum so exakt in der Mitte zwischen Oben und Unten lag, wie dies bei Pierre Janets Patientinnen in der Salpêtrière der Fall war. Bei seinen psychologischen Demonstrationen für Medizinstudenten, die alle nur denkbaren Psychoneurosen umfaßten, führte Janet auch «horizontale Fälle» vor. Madame F., einundvierzig Jahre alt, war von Kindheit an hypochondrisch gewesen. Körperfunktionen wie Ausscheidung, Menstruation, Essen usw. versetzten sie in Aufregung. «Sie kann sich kein Klistier setzen, ohne sich dabei zu verletzen.» Als Siebenundzwanzigjährige hatte sie eine postpartale Infektion und entwickelte in der Folge eine Reihe von Tics in allen möglichen Muskeln und Muskelgruppen, insbesondere an der Nase und am Bauch. Um die Mitte der Dreißiger wuchs sich ihre Hypochondrie zur handfesten, von schweren Angstzuständen be-

gleiteten Furcht vor einem plötzlichen Tod aus, die anfangs diffus war, sich mit der Zeit jedoch zu der Furcht präzisierte, beim Essen mitten im Schluckakt zu ersticken. Die Nahrungsaufnahme wurde daraufhin zu einem komplizierten
66 Ritual ausgeformt, das garantieren sollte, daß auch während des Schluckens die Atmung nicht einen Augenblick unterbrochen würde. So standen die Dinge seit sechs Jahren, als Janet die Kranke zum erstenmal sah: «Auf dem Sofa ausgestreckt, das sie infolge ihrer extremen Entkräftung kaum mehr verlassen kann, verbringt sie ihre Tage mit dem Bemühen, sich ein wenig Nahrung zuzuführen. Mit einem winzigen Löffel nimmt sie tröpfchenweise mit etwas Bouillon verdünntes Eigelb zu sich. Um zwei oder drei Eigelb zu schlucken, braucht sie fünf bis sechs Stunden.»[36] Man darf davon ausgehen, daß Janets Erfahrung keinen Ausnahmefall betraf und daß in nicht wenigen Schlafzimmern der großbürgerlichen Mittelschicht eine *femme à chaise longue* dahinsiechte.

Manches ist rätselhaft an diesen bettlägerigen Fällen. Obschon sie am stärksten in der Blütezeit der hysterischen Lähmung grassierten, handelte es sich bei ihnen nicht unbedingt um Lähmungen dieses Typs.[37] Die meisten Betroffenen waren nicht «gelähmt», sondern klagten über Mattheit oder ein pauschales Unvermögen, mit dem Leben jenseits des Bettrands fertig zu werden. Auch waren ihre Symptome nicht von ärztlicher Seite suggeriert, denn die wenigsten Mediziner glaubten bei ihnen an eine organische Erkrankung oder auch nur an eine «funktionale» Störung im Nervensystem. Merkwürdig ist auch, daß ihr Auftreten weitgehend auf die oberen Ränge der Gesellschaft beschränkt blieb – oder vielleicht doch nicht so merkwürdig, wenn man bedenkt, daß zu den Voraussetzungen für das dauerhafte Kultivieren der Symptome ein Trupp von Domestiken, Spezialwägelchen und genügend Muße gehörten, um sich sechs Stunden lang mit dem Verzehr von zwei Eigelb beschäftigen zu können. Wie dem auch sei, die vertikale Diffusion war gering – ganz anders als im Fall der hysterischen Lähmung, die auch Frauen in den unteren Gesellschaftsschichten befiel, die eigentlich kaum Zeit hatten, «gelähmt» zu sein.

Im Gegensatz zu manchen ziemlich kurzlebigen hysterischen Lähmungen sind Frauen, die sich in «horizontale Fälle» verwandelt haben, oft schwer in ihrer Befindlichkeit gestört und durchleben subjektiv enorme Qualen. Miss X., eine fünfundvierzigjährige Junggesellin, seit acht Jahren bettlägerig, schrieb um das Jahr 1881 an den Londoner Modearzt William Playfair: «Ich kann Ihnen kaum schildern, wie schwer ich leide und wie entkräftet ich bin. Seit Jahren führe ich ein vollkommen seßhaftes Leben, immer im Liegen. Das ist die Haltung, die mir am bequemsten ist. Im Rücken habe ich heftige Schmerzen. Gegen Schmerzen bin ich besonders empfindlich. Nachts schlafe ich sehr schlecht. Dann sind die Schmerzen oft besonders schlimm. Ich fühle mich immerzu sehr schwach und müde.» Als Playfair sie untersuchen kam, fand er die Patientin blaß, appetitlos und «ganz ausgezehrt» vor. Sie hatte ein kleines Uterusfibrom, das für sich allein nicht Ursache solcher Qualen sein konnte. Sie nahm fast 400 Milligramm (sechs Gran) Morphin täglich, die sie sich von ihrem Mädchen injizieren ließ.[38] Genau dieser Art Patientinnen, deren Leiden zwar quälend waren, jedoch keine organische Ursache zu haben schienen, sollte zwanzig Jahre später das Messer des Chirurgen die ersehnte Hilfe bringen.

Andere hatten nicht einmal ein Uterusfibrom, sondern lediglich einen Schock, einen Kummer oder eine im Jugendalter erlebte Verstörung als Rechtfertigung für das Sofa. Von Virginia Woolfs Tante Caroline Emelia wird berichtet, sie sei «eine intelligente Frau» gewesen, «die gleichwohl Züge viktorianischen weiblichen Schwachsinns entwickelte. Sie verliebte sich in einen Studenten und glaubte annehmen zu dürfen, daß ihre Liebe erwidert werde; aber der junge Mann sprach sich nie über seine Gefühle aus. Er ging nach Indien und ließ nichts mehr von sich hören. Ihr Herz war gebrochen, ihre Gesundheit ruiniert; erst dreiundzwanzig Jahre alt, fand sie sich damit ab, invalid und eine alte Jungfer zu werden.»[39] Vierunddreißigjährig und bereits seit einem Jahr bettlägerig wurde die englische Lyrikerin Elizabeth Barrett (spätere Barrett Browning) im Jahr 1840 durch einen Nervenzusammenbruch noch tiefer in ihr Leiden getrieben – nervöse Invalidität, wie es scheint (allerdings ist auch eine Lungenaffektion nicht auszuschließen) –, als sie im Seebad Torquay in Cornwall die Nachricht erhielt, daß ihr Lieblingsbruder Sam ertrunken war. (Eine Wende trat in ihrem Leben ein, als sie 1846 den Dichter Robert Browning heiratete, dem sie nach Italien folgte, wo sie von ihrem Nervenleiden völlig gesundete. Sie starb 1861 in Florenz, wie es scheint, an Lungentuberkulose.[40]) 1866 zeigten sich bei der achtzehnjährigen Alice James, der Schwester des Romanciers Henry James und des Philosophen William James, Anzeichen eines beginnenden Nervenleidens. Sie reiste von Boston nach New York, um Charles Taylor zu konsultieren, der dort erst kürzlich seine «Behandlungsanstalt» eröffnet hatte (Miss James logierte in Taylors Wohnung im Nachbarhaus). Zwei Jahre später streckte sie abermals ein Anfall von nervöser Erschöpfung nieder, und von da an verbrachte «die liebenswerteste und geduldigste aller Kranken» die meiste Zeit ihres Lebens im Bett. Niemand kam je ihrem Leiden auf den Grund, und 1884 übersiedelte sie nach England, das dem Vernehmen nach «für eine Invalidenkarriere eine geeignetere Kulisse zu bieten hatte als Boston».[41]

War die englische Gesellschaft reich bestückt mit «horizontalen Fällen», so stand ihr die amerikanische Mittelschicht in den letzten zwei Jahrzehnten des neunzehnten Jahrhunderts in nichts nach. Tatsächlich wurde der Ausdruck «horizontale Fälle» popularisiert von dem in Philadel-

phia praktizierenden Neurologen Silas Weir Mitchell, der
1881 schrieb: «Dies sind die ‹horizontalen Fälle›, kaputte
und erschöpfte Weiber, die Plage vieler Haushalte, die das
Kreuz aller Ärzte sind und jene lästigen Fälle von tyranni-
schem Egoismus darstellen, welche die Gesundheit von Pfle- 69
gerinnen und hingebungsvoll für sie sorgenden Angehörigen
zugrunde richten und in ihrer unbewußten oder halb bewuß-
ten Selbstbesessenheit allen Menschen in ihrer Umgebung
das Leben sauer machen.» Und weiter: «In jedem Land muß
es Tausende von diesen Unglücklichen geben», deren Bild er
folgendermaßen zeichnete: «matt, bleich, schlaff, von Akne
verunstaltet oder zumindest mit rauher, spröder Haut;
schlechte Esser; schlechte Verdauer; unfähig zu körperlicher
Betätigung. […] Sie liegen hoffnungslos und hilflos im Bett
oder auf dem Sofa und warten mit allen erdenklichen Spiel-
arten von Hysterie auf.»[42] Mitchells Sympathien gehörten in
dieser Sache eher den Pflegerinnen als den Patientinnen, denn
die begüterte Familie einer solchen Kranken pflegte eine
sachverständige Kraft zu engagieren – und mit der Durch-
führung der von Mitchell entwickelten Ruhekur («Weir-Mit-
chell-Kur») zu beauftragen. «Ich sollte erwähnen, daß die
Pflege dieser Invaliden selbst für die gutgeschulte und beson-
nene Krankenschwester eine der härtesten psychischen und
physischen Belastungsproben ist und daß ich schon erlebt
habe, wie erstklassige Schwestern bei ihrem Bemühen, allen
Wünschen und Bedürfnissen dieser Kranken nachzukom-
men, gesundheitlich immer mehr abbauten und schließlich
zermürbt und entmutigt das Handtuch warfen.»[43] Mitchells
– nicht gerade von großem Mitgefühl für die Kranken zeu-
gende – Darstellung läßt darauf schließen, daß ihm solche
Fälle in seiner Klientel, die sich aus der bürgerlichen Ober-
schicht Philadelphias rekrutierte, häufiger begegnet sein
müssen.

Das üppige Vorkommen von Kranken dieser Kategorie in

den USA dokumentierte sich nicht zuletzt auch im Anschwellen der diagnostischen Nomenklatur für deren spezielles Leiden. Der in Riga geborene und in Sankt Petersburg ausgebildete William Basil Neftel ließ sich 1865, als Fünfunddreißigjähriger, in New York nieder, wo er eine auf Elektrotherapie spezialisierte Modepraxis betrieb. Wenn Neftel auf eine chronisch bettlägerige Patientin traf, diagnostizierte er «Atremie», was aus seinem Mund so viel bedeutete wie die Unfähigkeit zu stehen und zu gehen im Verein mit der Unfähigkeit, Aufregungen zu ertragen, sowie mit absonderlichen Hautempfindungen. Wie der Modearzt Charles Taylor behandelte auch Neftel Patientinnen, die vom Gynäkologen James Marion Sims überwiesen wurden. Es ist interessant, Neftel bei der Arbeit zu beobachten, denn wie Sims, Taylor und die New Yorker Elektrotherapeuten Alphonso Rockwell und George Beard bezog er seinen Lebensunterhalt von den chronisch kranken Frauen des gehobenen Mittelstands der Eastern Seaboard.

Die dreißigjährige Mrs. J. zum Beispiel war seit ihrer ersten Niederkunft vor acht Jahren Invalidin. Auch ihre Mutter war Invalidin gewesen. Neftel protokollierte: «Sie klagt über alle möglichen sonderbaren Empfindungen in Kopf, Rücken, Brust, Hals, Bauch, hier besonders in der Region des linken Eierstocks, aber auch in den Genitalien und im Rektum. Eigentlich gibt es keinen Körperteil, in dem sie nicht gelegentlich allerlei Parästhesien verspürt.» Nachdem Neftel sie am 1. Oktober 1881 gesehen hatte, schrieb er auf: «Die Patientin liegt fast die ganze Zeit im Bett, weil schon die kleinste Anstrengung, besonders das Gehen, ihren Zustand arg verschlimmert, dergestalt daß sie von Durchfall, Appetitlosigkeit und Schlaflosigkeit geplagt wird.» Unter dem Einfluß seiner Elektrotherapie zeigte sich bei der Patientin in New York eine kurzfristige Besserung, indes kaum wieder zu Hause, erlitt sie sofort einen Rückfall.

Eine andere von Neftels Patientinnen, vierundfünfzig Jahre alt, hatte einen großen Teil ihres Erwachsenenlebens damit zugebracht, zwischen «Lähmung» und Symptomfreiheit hin- und herzupendeln, bis sie sich mit achtundvierzig Jahren endgültig ins Bett zurückzog. «Sie ist seit sechs Jahren bettlägerig, kann weder gehen noch stehen, noch sitzen, wenngleich von einer motorischen Paralyse nicht die Rede sein kann.» Jeder Versuch zu sprechen rief Ohnmacht, Erbrechen, Durchfall usw. hervor. «Ich habe das Gefühl, daß mein Kopf es einfach nicht länger aushalten konnte und ich mich hinlegen mußte», gab die Patientin an. Sie war jetzt vollkommen vereinsamt und verbrachte ihre Tage damit, mit geschlossenen Augen im abgedunkelten Zimmer zu liegen. Jedes Kontakts mit Freunden und Bekannten verlustig, beschäftigte sie sich in Gedanken unentwegt mit ihrer Krankheit. Jedesmal, wenn Neftel nach ihr sah, gab sie ihm eine minuziöse Schilderung ihrer Symptome. Wurde sie am Ende ihres Vortrags aufgefordert, sich aufzusetzen, war ihre stereotype Antwort: «Aber das geht nicht, beim besten Willen nicht, das müssen Sie doch begreifen ...»[44] Wenn Neftels Erfahrungen mit diesen Frauen, die in abgedunkelten Zimmern auf dem Rücken lagen und keines Menschen Gesellschaft bis auf die einer Bediensteten und ihres Ehemanns ertragen konnten, auch nur im mindesten zeittypisch ist, dann muß die Zahl derartiger Kranker stattlich gewesen sein.

Für Robert Edes, Assistenzarzt am Adams Nervine Asylum, einem Privatsanatorium für Nervenkrankheiten in dem Bostoner Vorort Jamaica Plains, verkörperten diese Fälle eine Unterform – «die schlaffe Neurasthenikerin» – einer umfassenderen Erscheinung auf dem Gebiet der Nervenleiden, der er den Namen «die Neu-England-Invalidin» gegeben hatte. Die Kranke «spricht von ihrer Müdigkeit» und «liegt regungslos da, [um] keinen Muskel anzustrengen. Sie bringt es fertig zu sagen, daß sie sich nichts sehnlicher als

«Ruhe» wünscht, und dabei tut sie vielleicht seit Jahren nichts anderes, als sich auszuruhen.» Man hätte die chronische Somatisiererin kaum mit weniger Sympathie porträtieren können, als Edes es tat:

> Die Neu-England-Invalidin bleibt keinem von uns erspart. Der alte Hausarzt hat sie sein ganzes Berufsleben lang betreut, und dennoch hat sie keine Hemmungen, die Sorge für ihr Wohlergehen in die Hände des jungen Mannes zu legen, der sich gerade die ersten Sporen verdient und stolz darauf ist, daß ihm eine Aufgabe anvertraut wird, an der so viele andere gescheitert sind. [...] Du besuchst sie von Zeit zu Zeit. Du mußt selbstverständlich auch hingehen, wenn du weißt, daß da gar nichts zu machen ist, und du gar keine Zeit dafür hast. Du mußt dir, auch wenn du sie schon dreimal und öfter gehört hast, wieder die Geschichte von Symptomen anhören, von denen du innerlich so fest überzeugt bist, daß sie nichts mit einer realen Läsion zu tun haben, wie wenn du die Patientin auf dem Seziertisch vor dir hättest.[45]

So wuchs die Zahl der diagnostischen Termini für die chronische Invalidität; jeder Spezialist erfand sich sein eigenes Etikett für das Phänomen, dessen klinisches Bild, von der Hilflosigkeit und Gebrechlichkeit der darniederliegenden Patientinnen abgesehen, blaß blieb. John Foster, ein Tuberkulosespezialist an der Yale University, der auch eine Anzahl chronischer Neurotikerinnen behandelte, brachte das wesentliche Element im Leben dieser Frauen auf den Punkt, als er sie «Mitglieder der Gesellschaft der ‹Eingesperrten›» nannte. Eine seiner Patientinnen hatte mit vierundfünfzig Jahren eine lange Krankengeschichte voll «Rheumatismus» und «hochgradiger Überempfindlichkeit der Nerven» hinter sich, die sie auf eine Odyssee durch die Privatkliniken der USA geführt hatte. «Als die Patientin unter meine Aufsicht kam, war sie so weit, daß sie die Hoffnung auf Linderung ihres Rheumatismus aufgegeben hatte und ein absolutes Gefangenendasein in ihrem Zimmer führte, wobei sie die meiste Zeit heftige Schmerzen litt.» Foster kam zu der Überzeugung,

> daß der Rheumatismus der Vergangenheit angehörte und daß sämtliche Symptome von einer Neurasthenie herrührten, die sich im Anschluß an eine lange Krankheit eingestellt hatte. Zu dem Zeitpunkt, auf den sich mein Bericht bezieht, hatte die Patientin seit drei Jahren nicht mehr das Haus verlassen und war seit sechzehn Monaten nicht mehr im Erdgeschoß ihres Hauses gewesen. Ich versuchte sie mit gutem Zureden zu überzeugen, daß sie durchaus in der Lage wäre, die Treppe hinunterzugehen, und sie nahm auch mehrere Anläufe, es zu probieren, aber nachdem sie auf der Treppe den ersten Schritt abwärts gemacht hatte, schrie sie vor Schmerzen und mußte in den Oberstock zurückgehievt werden.

Foster kurierte sie, indem er ihr mehrere Male eindringlich klarmachte, daß sie seiner Ansicht nach bald wieder auf den Beinen sein werde.[46]

Vom Beginn des Ersten Weltkriegs an geht in der medizinwissenschaftlichen Literatur die Zahl der Erwähnungen von Eingesperrten, ans Bett Gefesselten, «horizontalen Fällen» und dergleichen stark zurück. 1947 waren Patientinnen, die «sich ins Bett retirierten», für Richard Asher, einen Arzt in Essex, so etwas wie eine ausgestorbene Spezies. Er beschrieb einen Fall, den er zu irgendeinem Zeitpunkt Ende der dreißiger Jahre zu Gesicht bekommen hatte, «eine Dame, die seit siebzehn Jahren mit der Diagnose ‹Nervenschwäche und Panaritium› [ein subkutaner Abszeß] im Bett lag. Sie hatte diesen ungewöhnlichen Winterschlaf ohne größere Schäden überstanden und geriet zwar außer Fassung, als ich sie aufstehen hieß, wurde aber ein neuer

Mensch, nachdem sie wieder ihre volle Geh- und Bewegungsfähigkeit erlangt hatte.» «Man sehe sich den ausgestreckt im Bett liegenden Patienten an», ereiferte sich Asher. «Welch ein Bild des Jammers! In seinen Adern klumpt das

Blut, aus seinen Knochen verflüchtigt sich der Kalk, in seinem Dickdarm stauen sich die Skybala [«Kotballen»], an seinem Gesäß verfault das Fleisch, aus seiner geschwollenen Blase leckt der Urin, und aus seiner Seele schwindet der Lebensmut.»[47]

Was aber hatte die Zahl solcher «horizontalen Fälle» im zwanzigsten Jahrhundert so drastisch gesenkt?

Das *Battlefield*-Abdomen

Daß die Frauen sich vom Invalidenlager erhoben, hatte nach meinem Dafürhalten seinen Grund darin, daß sie im Messer des Chirurgen das Mittel entdeckten, das ihnen Erleichterung verschaffte. Den Chirurgen einzuschalten war eine aktive Strategie, mittels derer man der Passivität des Siechbetts zu entrinnen vermochte. Hervorzuheben ist, daß es, ob Frauen oder Männer, größtenteils Mitglieder der mittleren Gesellschaftsschichten waren, die im späten neunzehnten Jahrhundert die Dienste des Chirurgen in Anspruch nahmen. Denn in jener Zeit vor der Einführung der privaten und der gesetzlichen Krankenversicherung stand nur Gutbetuchten der Weg zu einer Chirurgie offen, die (im Unterschied zu der Notfallchirurgie bei Entzündungen und Perforationen) im wesentlichen eine Dienstleistung nach Wahl des Patienten war: basierend auf dessen eigenem freiem, von der Hoffnung, so seinen Seelenfrieden zu erlangen, getragenem Entschluß, sich dieses oder jenes Unterleibsorgan ganz oder teilweise herausoperieren zu lassen. Bevorzugte Ziele des chirurgischen Eingriffs waren die Appendix und der Dickdarm.

Als Eierstockexstirpation hatte die Unterleibsoperation in den sechziger Jahren des neunzehnten Jahrhunderts in den begüterten Kreisen erstmals Furore gemacht. Erst in den achtziger Jahren nahmen sich die Chirurgen auch andere Organe vor, die den Operateur vor größere technische Probleme stellten; bis zu dieser Zeit hatten auch die antiseptischen und aseptischen Maßnahmen Verbreitung gefunden, die das Operieren zu einem sehr viel geringeren Risiko machten.[48] Um 1900 waren Unterleibsoperationen schon zur Banalität geworden. Während der Orgie des Operierens, die damals ausbrach, kam der drastische Ausdruck «Battlefield-Abdomen» auf, mit dem Allgemeinchirurgen und Gastroenterologen in Kantinengesprächen das Aussehen eines viele Male operierten Abdomens charakterisierten.[49]

Das «Battlefield-Abdomen» symbolisierte ein Stück Demokratisierung der Therapien nervöser Leiden. Behandlungsverfahren wie die Weir-Mitchell-Ruhekur lernte nur der kleine Kreis der Reichen kennen, die sich den Aufenthalt in einer Privatklinik leisten konnten. Und im Bett liegen zu bleiben, war ein Luxus, den nur genießen konnte, wer Dienstboten im Haus hatte. Der Aufschwung der Chirurgie bedeutete jetzt, daß auch Gebrechliche, die ihren Platz ein gutes Stück tiefer auf der sozialen Stufenleiter hatten, obwohl sie längst nicht zu den Armen zählten, in der Lage waren, sich die eingebildeten vorteilhaften Auswirkungen zu sichern, die eine Operation auf ihre Symptome haben mußte. Bessergestellte Privatpatienten konnten nun vom Arzt eine Versorgung fordern, die zwar verfehlt, aber eine elitäre Angelegenheit war. Das geheime Einverständnis zwischen Arzt und Patient hätte nicht vollkommener sein können: Von Unsinn im Gewand der Wissenschaft und der eigenen Profitgier benebelt, waren Chirurgen bereit, auf Verlangen zu operieren; erpicht, sich von der Allgemeinheit zu unterscheiden, die sich eine Operation auf Privatkosten nicht leisten konnte, waren die Patienten bereit, sich aufgrund einer modischen Diagnose verstümmeln zu lassen.

76 Die Schwemme überflüssiger Operationen enthielt die Appendektomie (*vulgo* «Blinddarmoperation») bei «chronischer Appendizitis» und die Kolektomie («Dickdarmentfernung») bei Patienten, deren Hauptproblem in chronischer Stuhlverstopfung bestand. Selbst Chirurgen, denen es niemals eingefallen wäre, aufgrund einer Hysteriediagnose eine Eierstock- oder Gebärmutteroperation vorzunehmen, hatten keine Skrupel, gegen Symptome wie Mattigkeit und Erschöpfung mit überflüssigen Appendektomien und Kolektomien vorzugehen.

Wie die «Spinalirritation» und die «ovariale Reflexneurose» ist die «chronische Appendizitis» eine Pretiose aus dem Schatzkästlein der obsoleten Diagnosen. Sie wurde erstmals im Jahr 1827 beschrieben und hatte von den achtziger Jahren, als die Appendektomie aufkam, bis in die dreißiger Jahre des zwanzigsten Jahrhunderts, als die «chronische Appendizitis» von medizinwissenschaftlichen Autoritäten zum nosologischen Unding erklärt wurde, eine starke Anhängerschaft in der Ärztegemeinde. Ein neuenglischer Chirurg meinte 1932:

> Vor gar nicht langer Zeit wurde jedem Patienten mit anhaltenden oder periodisch wiederkehrenden Beschwerden im rechten Bauch [wo die Appendix sitzt] oder lästiger Gasbildung im Darm, zumal bei Verstopfung, oder mit dem diffusen abdominalen Syndrom «Verdauungsstörung», ja jedem Patienten mit irgendwelchen abdominalen Symptomen, für die nicht gleich eine andere Erklärung bei der Hand war, die Diagnose chronische Appendizitis gestellt und die Appendix entfernt.[50]

Dem stimmte auf derselben Tagung ein anderer Chirurg zu: «Noch heute sehe ich fast jede Woche einen Patienten mit ein, zwei oder drei Operationsnarben am Bauch. Die älteste verdankt er beinah unfehlbar einer sogenannten chronischen Appendizitis.»[51]

Der Hintergrund dieser nutzlosen Operationen, bei denen fast immer eine Appendix ohne Befund zutage kam, war die Bereitschaft der Chirurgen, für Beschwerden im Bauch prinzipiell eine organische Erkrankung verantwortlich zu machen, und die Versessenheit der Patienten auf eine organologische Erklärung ihrer subjektiven Empfindungen. So zum Beispiel untersuchte Clarence McWilliams, Chirurg am Presbyterian Hospital in New York, 1913 einen dreißigjährigen Friseur, der seit vier Jahren «an seinem Friseurstuhl immer wieder von akuter Diarrhö überkommen wurde». Die Untersuchung erbrachte keinen körperlichen Befund, der Mann hatte keine Schmerzen über der Appendix und überdies keine Krankengeschichte, in der Schmerzen oder Obstruktionen vorgekommen wären – er bekam lediglich dann und wann Durchfall, während er seinen Kunden die Haare schnitt. «Die *diagnosis per exclusionem* führte zu dem Ergebnis, daß wahrscheinlich die Appendix die Quelle des Übels war, und so entfernte ich dieses Organ im November 1913.» Die entfernte Appendix war im wesentlichen ohne Befund. McWilliams beseitigte auch gleich ein «Knie» im Darm. «Elf Monate nach der Operation haben wir Nachrichten von diesem Patienten, die zeigen, daß er durch die Appendektomie geheilt wurde. Er hat seither keinen Durchfall mehr gehabt und geht seinem Beruf, bei dem er den ganzen Tag stehen muß, ohne Beschwerden nach.»[52] Zwischen Chirurg und Patient bestand stillschweigendes Einvernehmen darüber, daß Ohnmachtsanfälle und nervöse Aufgeregtheit durch eine chronische Appendizitis bedingt seien. Tatsache ist, daß die Entfernung eines gesunden Organs, das einer Affektion verdächtigt wurde, die ein nosologisches Unding war, psychosomatische Symptome kuriert hatte.

Noch ungenierter griff McWilliams zum Messer, wenn er
78 eine Frau vor sich hatte, so etwa im folgenden Fall. «H. S., 21. Begann mit 14 Kopfschmerzen zu haben. Sie wacht mit einem heftigen Schmerz über dem rechten Auge auf. Ihr wird übel, und sie erbricht das Essen vom Vorabend. Danach fühlt sie sich den ganzen Tag lang entkräftet. Vor drei Jahren wurde sie auf Milchdiät gesetzt und war drei Monate frei von Kopfschmerzen, bis sie zu fester Nahrung zurückkehrte. Darm sehr verstopft.» Da die Patientin Schmerzen im Unterbauch hatte, entfernte McWilliams die Appendix. «Zweieinhalb Jahre nach der Operation betrachtet die Patientin sich als gesund. Dann und wann hat sie bei Ermüdung leichte Kopfschmerzen.»[53] Wieder hatte ein Arzt ein vollkommen alltägliches Sortiment von psychosomatischen Symptomen mit einer Appendektomie behandelt, und wieder war die behandelte Person sich in der Diagnose mit ihm einig und hielt sich nach der Operation für geheilt.

Nicht nur amerikanische Chirurgen mit ihrer geschichtsnotorischen Saumseligkeit in Wissenschaftsdingen[54], sondern auch europäische Autoritäten von internationalem Ruf machten sich die Chronische-Appendizitis-Diagnose zu eigen. Der namhafte Wiener Medizinprofessor Julius Mannaberg empfahl 1923 seinen Fachgenossen «die operative Entfernung des Wurmfortsatzes» als Remedur gegen *Appendicopathia chronica* mit der Bemerkung: «Der Erfolg der Operation ist oft ein vollkommener: Die Unregelmäßigkeiten der Darmtätigkeit, Appetitlosigkeit können mit einem Schlag in geradezu zauberhafter Weise endigen und vollem Wohlbefinden Platz machen.»[55]

Im Aufwind der objektiven Erfolgsmeldungen von ärztlicher Seite und der subjektiven von Patientenseite wurde die

Appendektomie zur Behebung der chronischen Appendizitis in den zwanziger Jahren zur weitverbreiteten Praxis. Robert Hutchison, Arzt am London Hospital, meinte 1923, die Appendix sei zum «Sündenbock des Abdomens» geworden. Oft hatten die «abdominalen» Patienten schon eine Appendektomie hinter sich, wenn Hutchison sie zum erstenmal untersuchte:

> Der Patient mit chronischem Abdomen ist gewöhnlich eine Frau, im allgemeinen eine alte Jungfer oder, falls verheiratet, kinderlos und den – sei's heute auch nicht ohne ironischen Beiklang – gemeinhin als die «sorgenfreien» bezeichneten Klassen zuzählend. Zudem sind Leben und Persönlichkeit der Patientin in solchem Grad von ihren Abdominalproblemen gefärbt, daß wir von ihr mit Fug als einer «abdominalen Frau» sprechen können. Demgegenüber ist ein abdominaler Mann ein vergleichsweise seltener Vogel, der es irgendwie immer schafft, sich als Jude oder Arzt zu entpuppen, wenn man einmal einen zu fassen bekommt.[56]

Die Bemerkung über Juden und Ärzte enthält in dem Hinweis auf Volks- und Klassen- oder, besser gesagt, Standeszugehörigkeit eine exquisite Beobachtung. In Hutchisons Augen waren Juden große Hypochonder, und die Angehörigen von Ärzten konnten sich solche Behandlungsverfahren leisten – beziehungsweise sie aufgrund der Standesregeln unentgeltlich in Anspruch nehmen.

Die Faktoren Klassenzugehörigkeit und Volksgruppe helfen die Nachfrage zu erklären – den Willen zur Operation auf seiten des Patienten. Die Habgier der Chirurgen hilft die Angebotsseite erklären – den Willen, dem Patienten eine Operation aufzudrängen. Das pekuniäre Element spielte bei dieser wuchernden Ausbreitung der Appendektomie mit verschwommener, unspezifischer Indikation keine geringe

Rolle. Edward Young, ein Chirurg am Massachusetts General Hospital in Boston, zitierte im Jahr 1932 einen ungenannten Fachmann, der gesagt haben sollte, es gebe «zwei Typen von Appendizitis: ‹die akute Appendizitis und die ausschließlich einnahmesteigernde Appendizitis›».[57] Kein Zweifel, Chirurgen verstanden es, die einnahmesteigernde Appendizitisdiagnose zu ihrem eigenen Vorteil einzusetzen. Walter Alvarez erinnerte sich, wie die Patientenakten bei Appendix- und Gallenblasenoperationen frisiert wurden. «In einem Krankenhaus, an dem ich in jungen Jahren arbeitete, wurde manche Appendix vorgeblich zu dem Zweck entfernt, die *Vapeurs* einer Neurotikerin zu kurieren. Wenn der untersuchende Pathologe beim Blick durch sein Mikroskop keinen Befund feststellen konnte, schrieb er: ‹Chronische Appendizitis ersten Grades›. Das tat er zum einen, um sich juristisch abzusichern, zum anderen, damit nicht ein verärgerter Chirurg dafür sorgte, daß er gefeuert wurde.»[58]

Im Rahmen einer Erhebung zu den Kosten der medizinischen Versorgung in New York interviewte Gladys Swackheimer Ende der dreißiger Jahre eine Zweiundfünfzigjährige, die seit dreiundzwanzig Jahren eine «Gastritis» hatte:

> Sie suchte unentwegt Hife in Ambulatorien und Polikliniken, und als in ihrer Nachbarschaft eine private Poliklinik neu aufmachte, wurde sie dort umgehend vorstellig. Einer der Ärzte überredete sie, «einen Professor zu konsultieren», der an einer Privatklinik tätig war, an die die Poliklinik Patienten überwies. Der «Professor» heizte ihre Angst an, indem er ihr eröffnete, sie habe eine «chronische Appendizitis», die sofort operiert werden müsse. Er erkundigte sich, wie hoch ihr Bankguthaben sei, und als er hörte, daß sie zweihundert Dollar auf ihrem Konto hatte, schickte er sie in Begleitung seines Assistenten per Taxi zur Bank das Geld holen.

Die Frau erklärte später, sie habe sich «wie hypnotisiert gefühlt». Der Chirurg operierte sie noch am selben Tag. «Die Operation brachte keine Linderung ihrer Magenschmerzen.»[59] Triebkraft des Handelns von Ärzten und Chirurgen waren also nicht immer hochfliegende, wenn auch falsche medizinwissenschaftliche Ideen wie beispielsweise die Reflextheorie. Hinter der Orgie von chirurgischen Eingriffen stand auch das Profitmotiv, und der Geldgier im weißen Kittel waren die Patienten um so hilfloser ausgeliefert, je größer ihr Respekt vor der «medizinischen Wissenschaft» war.

Mitte der zwanziger Jahre begann dann die chronische Appendizitis aus dem Diagnosenkatalog des medizinischen Mainstream zu verschwinden. Mochte sie sich auch in den Kleinstadt- und Gemeindekrankenhäusern der Peripherie noch so lange halten, im Zentrum brach sie zusammen. Frank Hathaway, Chirurg am King Edward VII Hospital in Windsor, (König Edward VII. wäre zwei Tage vor dem Krönungstermin beinahe einer echten Appendizitis zum Opfer gefallen) schrieb 1926 im Hinblick auf rechtsseitige Unterbauchschmerzen:

> Bis wir unsere Lektion gelernt hatten, haben wir alle dieselbe Erfahrung gemacht. Der Patient wird zur «chronischen Appendix» erklärt, die Appendix wird operativ entfernt und als normal befunden oder höchstenfalls als in Mitleidenschaft gezogen von einer leichten Entzündung des Blinddarms. Unsere Patienten, in der Regel – wenn auch nicht immer und in jedem Fall – weiblichen Geschlechts, zählen zum nervösen Typ. Ein halbes Jahr lang geht es ihnen besser, dann kommen sämtliche Symptome wieder und werden jetzt als «Adhäsionen» [Verwachsungen] deklariert. Unter Umständen wird eine zweite Operation vorgenommen, mit dem Ergebnis, daß «der neueste Zustand schlimmer ist als der Anfangszustand».[60]

Auch in den USA gingen am Wissenschaftsgeschehen teilnehmende Ärzte auf Distanz zur chronischen Appendix (aus Gründen, die mit seiner Immunologie zusammenhängen, sieht der Wurmfortsatz unterm Mikroskop *immer* ein wenig entzündet aus). John Carnett, Professor der Chirurgie am Jefferson Medical College in Philadelphia, erklärte 1934: «In Übereinstimmung mit vielen anderen Chirurgen führe ich keine Operationen aufgrund von chronischer Appendizitis mehr aus.»[61]

In der Zwischenkriegszeit wurde eine ganze Generation amerikanischer Internisten für das Bekenntnis zu der Lehre vom «Patienten als Person» gewonnen. Diese Strömung in der klinischen Medizin machte es sich im wesentlichen zum Anliegen, die Krankheit des Patienten im Kontext seines ganzen Lebens zu situieren, und teilnehmende Ärzte erinnerten sich an William Oslers Ausspruch: «Der gute Arzt behandelt die Krankheit, der große Arzt behandelt den Patienten, der die Krankheit hat.»[62] Diese Generation trug die Reflextheoreme des neunzehnten Jahrhunderts, denen zufolge etwa von den Eierstöcken oder der Gebärmutter ausgehende Reizungen das Gehirn affizierten, als der Menschenwürde des Patienten unangemessen zu Grabe. Unter den teilnehmenden Ärzten dieses Schlages in der Generation nach Osler (der 1905 seine Professur an der Johns Hopkins University aufgab, um einem Ruf an die Oxford University zu folgen) zählte Walter Alvarez zu den einflußreichsten.

Alvarez konnte mit der Diagnose «chronische Appendizitis» nicht viel anfangen. 1940 prüfte er die Fallgeschichten von 385 Patienten, die einer Appendektomie unterzogen worden waren, und kam zu dem Ergebnis, daß mit dieser Operation schrecklicher Mißbrauch getrieben worden war. In 255 Fällen wies die Krankengeschichte für keinen Zeitpunkt eine akute Appendizitis aus; bei 15 Prozent dieser Patienten lautete der Ausgangsbefund «Neurose und Nervosität», bei 13 Prozent «konstitutionelle Mängel», bei 10 Prozent «Pseudo-Appendizitis» (was bedeutete, daß die Operation die Schmerzen nicht beheben konnte), bei 9 Prozent «psychopathische Probleme» usw. Drei Patienten waren «auf eigenes Verlangen» operiert worden.

Die Hast, mit der diese Chirurgen zum Messer griffen, bestätigte alle Befürchtungen in bezug auf den Zustand der amerikanischen Medizin. Dazu Alvarez:

> Eine Collegestudentin wurde so überstürzt auf den Operationstisch befördert, daß sie überhaupt keine Chance hatte, den Chirurgen auf den Umstand hinzuweisen, daß sie gerade von der Art «wüster Nußkaramel-Schlacht» kam, die bei ihr jedesmal heftiges Bauchgrimmen zur Folge hatte. Eine andere junge Frau vermochte den Chirurgen nicht davon zu überzeugen, daß sie jedesmal, wenn sie Zwiebeln aß, erschreckende Magenschmerzen bekam. Ein Patient hatte ein akutes Zwölffingerdarmgeschwür, gegen das mit der Appendektomie nichts auszurichten war. [...] Ein anderer hatte gerade einen heftigen Streit mit seiner Ehefrau gehabt, etliche Lehrerinnen hatten am Ende des Schuljahres an Erschöpfung gelitten, und ein junges Mädchen hatte sich lediglich nach dem Essen übergeben müssen.[63]

Die überflüssige Appendektomie, die zu Beginn des zwanzigsten Jahrhunderts als Motor zur Ausbreitung des «Battlefield-Abdomens» wirkte, stammte in direkter Linie von jenen chirurgischen Verstümmelungen junger Frauen wie beispielsweise Klitoridektomie oder Ovarektomie ab, die im neunzehnten Jahrhundert Hochkonjunktur gehabt hatten. Alle Kranken, die sich in die Hände eines Arztes begaben, riskierten eine überflüssige Appendektomie, doch für chronische Fälle war die Sache wohl insofern besonders gefahrenträchtig, als sie das Risiko einschloß, unbedeutender Verwachsungen wegen zum Objekt weiterer chirurgischer Tollkühnheiten gemacht zu werden. Hervorgehoben sei, daß das Sammelbekken all dieser chronischen Symptome – die Zielgruppe der Chirurgen – der Mittelstand war, denn nur in den gehobeneren Gesellschaftsschichten konnte man sich Operationen leisten, denen die gepfefferte Rechnung des Operateurs auf dem Fuß zu folgen pflegte. Die Appendektomie war so gesehen die erste Welle des willkürlichen Sturmangriffs der Chirurgen auf den Bauch.

Die zweite Welle kam mit Operationen aufgrund der Diagnose «Autointoxikation» (Selbstvergiftung) in Bewegung. Hinter dieser Diagnose stand die Theorie, daß aus dem Kolon (Grimmdarm bzw. Dickdarm) eines an Darmträgheit Leidenden Giftstoffe austreten, die sich dann im Körper ausbreiten. Mit derartigen Befürchtungen schloß die Medizin der Jahrhundertwende bruchlos an die Tradition der Humoralpathologie an, deren Sorge es stets gewesen war, die bösen Säfte aus dem Körper abzuleiten. Dies wurde nun in einer aktualisierten Version in gravitätisch wissenschaftlichem Ton vorgetragen: Auf einer 1911 abgehaltenen Fachtagung von Ärzten erklärte Charles Bonifield, ein Geburtshelfer aus Cincinnati/Ohio, daß er Patientinnen mit «gestauten Beckenorganen» Abführmittel gebe. Seiner Ansicht nach «ist es für die Mehrzahl der Menschen unerläßlich, daß sie einmal alle vierundzwanzig Stunden Stuhlgang haben, und für die meisten wäre es besser, wenn sie öfter Stuhlgang hätten».[64] Nach vierzigjähriger Geburtshelfertätigkeit in New Castle/Delaware zählte John Janvier Black 1900 die Beschwerden auf, die «Autointoxikationen, deren Ursprung im Darmkanal liegt, verursachen können [...] darunter Schwindel, Benommenheit, Kopfschmerzen, Sehstörungen usw. Viele sind hypochondrischer Natur. Häufig sind sie bei Geistesgestörten zu finden.» Ferner «kommt es unter Umständen zu reflektorischen Symptomen; sie zeigen sich in Form von Bronchialattacken, lokalen und generalisierten Krämpfen, Laryngospasmen, Kreislaufstörungen sowie allerlei Hautproblemen und Exanthemen».[65] Genau wie für die Anhänger der Humoralpathologie war es für die Mediziner der Jahrhundertwende oberstes Gebot, die Gifte aus dem Körper zu schaffen. Der Unterschied bestand darin, daß um 1900 den Ärzten die Möglichkeit des chirurgischen Eingriffs zur Verfügung stand. Verstopfung und Selbstvergiftung konnten jetzt mit dem Skalpell behoben werden.

Die Kolektomie – die Resektion (operative Teilentfernung) des Dickdarms – als Abhilfe gegen Stuhlverstopfung wurde von dem Schotten William («Willie») Arbuthnot Lane eingeführt.[66] Seit Beginn seines Medizinstudiums im Jahr 1873 in dieser oder jener Funktion am Guy's Hospital in London beschäftigt, entdeckte er um die Jahrhundertwende die Gefährlichkeit des trägen Darms. Lane stand zur fraglichen Zeit unter dem Einfluß des russischen Zoologen und Bakteriologen Ilja Metschnikow, der 1883 einen der elementaren Mechanismen der Entzündung entdeckt hatte, nämlich daß in den Körper eingedrungene Bakterien von weißen Blutkörperchen aufgenommen und vernichtet werden. Später beschäftigte sich Metschnikow mit den Darmbakterien und kam dabei zu dem irrigen Ergebnis, daß der Dickdarm «nutzlos» sei. Daß er diese und ähnliche Hirngespinste 1903 in einem Buch ausbreitete, sollte sich recht verhängnisvoll auswirken, denn die englische Übersetzung des Werks fiel Lane in die Hände.[67]

Im Jahr 1903 kam Lane zu der Überzeugung, daß ein verstopfter Dickdarm – für ihn eine «Senkgrube» – durch Abgabe von «Ptomain» (Leichengift) seinen Besitzer systematisch vergiften könne. An Patienten mit Darmträgheit konstatierte er eine charakteristische «Schmutzfarbe».[68] Seine Schriften zu diesem Thema haben etwas Besessenes; durch alle zieht sich der wahnhafte Glaube, daß aus dem verstopften Dickdarm Kot austrete und in andere Körpergewebe gelange. (Tatsächlich tritt Kot nur aus einem perforierten

Darm aus. Dies war bei Lanes jungen, bis auf ihre sichtbaren Symptome ganz gesunden Patientinnen nicht gegeben.)

Bei Lane mußte man damit rechnen, daß er sich über den dunklen Teint einer Patientin ausließ oder an jemandem Fäkalgeruch wahrzunehmen glaubte. Von der Überzeugung durchdrungen, daß «wir an Schwächen leiden und sterben, die von unserem Kanal- und Abwassersystem ausgehen», ging Lane 1903 dazu über, verstopfte Dickdärme mit chirurgischen Mitteln wieder passierbar zu machen, indem er vermeintliche «Verwachsungen» herausschnitt.[69] Im selben Jahr begann er auch allen Ernstes die Leitungsführung im Darmkanal neu zu ordnen, eine Prozedur, die er in einem 1904 veröffentlichten Buch beschrieb.[70] Bei der Operation wurde der Endabschnitt des Dünndarms (der Krummdarm, lat. Ileum) zerteilt und ein Teil direkt an das Rektum angeschlossen oder aber der größte Teil des Dickdarms entfernt und die verbliebenen Stücke miteinander verbunden. Bis zum Jahr 1908 führte Lane neununddreißig derartige Operationen aus.[71]

Manche Fallgeschichten lesen sich haarsträubend: «Fall 7. P. S., Alter: 20, weiblich. Extreme Obstipation und Autointoxikation. War nie kopfschmerzfrei. Litt an heftigen Bauchschmerzen. Mußte sich regelmäßig jeden zweiten Tag übergeben. Trotz Abführmitteln und Einläufen bis zu zehn Tage lang keine Darmöffnung. Seit zwei Jahren arbeitsunfähig, praktisch Invalidin.» Im September 1906 nahm Lane einen ersten Eingriff vor, bei dem er das Dünndarmende teilte und einen Teil direkt mit dem Rektum verband. Da der erhoffte Erfolg ausblieb, entfernte er fünf Monate später nahezu den ganzen Dickdarm. Drei Monate danach konnte über den Zustand der Patientin notiert werden, sie sei «viel kräftiger und auch dicker geworden. Hat keine Bauchschmerzen mehr, hat sich seit der Kolektomie nicht übergeben. Zur Stuhlregulierung bekommt sie ein wenig Cascara [Faulbaumrinde, ein Abführmittel]. Kann schon ein wenig Hausarbeit machen.»

Andere Fälle nahmen einen weniger glücklichen Ausgang. 1905 operierte Lane eine Neununddreißigjährige, deren «Gesundheitszustand durch die Folgen chronischer Verstopfung vollkommen zerrüttet» war. Die Patientin wurde über das Operationsrisiko belehrt, war aber trotzdem «höchst begierig, operiert zu werden, denn ihr Elend war groß». Nach der Operation hatte sie einen Schock, und drei Tage später starb sie. Die einundzwanzigjährige «E. C.» wurde im Oktober 1907 in das Guy's Hospital aufgenommen; ihre Verfassung war zu diesem Zeitpunkt «ein extremer Grad von Erschöpfung, bedingt durch chronische Obstipation. Ihr Zustand war so kritisch, daß ich zögerte, operative Maßnahmen zu ergreifen.» Lane sorgte sich mit Recht. Die Patientin starb sechs Tage, nachdem er ihr den Dickdarm entfernt hatte. Tatsächlich endete in acht – das sind 20 Prozent – der neununddreißig 1908 von Lane berichteten Fälle von Kolektomie aufgrund Autointoxikation der Eingriff tödlich. Von den neununddreißig operierten Patienten waren vierunddreißig Frauen, die meisten unter vierzig. Mit anderen Worten: Aufgrund so unscharfer Befunde wie «Erschöpfung» und «Verstopfung» fügte Lane jungen Frauen eine barbarische Verstümmelung zu, die in einem von fünf Fällen den Tod zur Folge hatte.

Lanes Operationspraxis war nicht unumstritten.[72] Indes, das Ansehen, das er als Chirurg genoß, war so groß – und was das technische Können betraf, war er wohl tatsächlich der fähigste Chirurg seiner Generation –, daß die «Lane-Operation» weiterhin Schule machte. So wurden Appendektomie und Kolektomie zu den Feldzeichen, unter denen die Chirurgie vor dem Zweiten Weltkrieg in Tausenden von zumal weiblichen Bäuchen – die hinterher dann auch danach aussahen – ihre Schlacht gegen die «chronische Appendizitis» und die «Autointoxikation» schlug.

In England wurde der durch aberwitzige und überflüssige Laparotomien gynäkologischen oder internistischen Typs entstellte Frauenbauch in den Jahren nach 1910 für praktizierende Gastroenterologen zum vertrauten Anblick. Nach Erörterung von fünf derartigen Fällen kam Robert Hutchison zu dem Ergebnis:

> Man wird bemerkt haben, daß der Weg zu chronischen Abdominalproblemen mit Operationen gepflastert ist. Der übliche Gang der Dinge scheint der zu sein: Die Patientin klagt über Schmerzen in der rechten Fossa iliaca [im rechten unteren Quadranten], woraufhin ihr die Appendix entfernt wird. Ein paar Monate lang geht es ihr besser. (Es ist charakteristisch für dieses Leiden, daß fast jede neue Behandlung, und erst recht eine Operation, eine *zeitweilige* Besserung bringt.) Aber bald stellen sich die Symptome wieder ein. Man schreibt das «Adhäsionen» zu und geht mit einer neuen Operation gegen diese vor, die das gleiche Ergebnis zeitigt wie die vorige. Nachdem er jetzt Blut geleckt hat, wird das Vorgehen des Chirurgen kühner und kühner: Mag sein, daß er eine totale Hysterektomie oder eine Darmausschaltung vornimmt, mag sein, daß er das Kolon fixiert oder sogar teilweise entfernt – aber trotzdem ist die Patientin hinterher nicht von ihren Schmerzen geheilt, während der Zustand ihres Nervensystems sich fortwährend verschlechtert hat.[73]

Solchen Patientinnen begegnete man auch in Deutschland. Exemplarischer Fall ist eine neunundzwanzigjährige Insassin der Landesanstalt für Geisteskranke Düsseldorf-Grafenberg, die dort Patientin von Else Neustadt-Steinfeld war. Frau «A. B.» war aufgrund einer hysterischen Erblindung eingewiesen worden, von der sie nach eineinhalbjähriger Psychotherapie genesen war. Interessant ist ihre Vorgeschichte:

> Es ist außerordentlich schwer zu beurteilen, was alles im Verlauf der Krankheit hysterisch war. Allein die Tatsache, daß die Patientin innerhalb von fünf Jahren bei etwa 15 verschiedenen

Ärzten in Behandlung war, die teilweise ohne Fühlungnahme miteinander gearbeitet haben, und daß innerhalb dieser Jahre 15 Operationen an ihr vorgenommen wurden – von der Blinddarmoperation über die Sympathektomie bis zur Schädeltrepanation –, spricht dafür, daß die vorhandenen organischen Symptome zum mindesten überbewertet worden sind. Die hysterische *Operationssucht* der Patientin ist unverkennbar. Sie spricht mit Stolz von ihren vielen Operationen, sagt, als ihr einmal Heilunwilligkeit vorgeworfen wird, das könne man doch wirklich nicht sagen, die vielen Operationen seien ja auch keine Kleinigkeit gewesen.[74]

Der springende Punkt: Wie offenkundig ihre Operationssucht auch gewesen sein mochte, sie hatte niemals Mühe, Chirurgen zu finden, die sie bereitwillig zufriedenstellten.

Die Bereitschaft der Ärzte, unnötige Operationen vorzunehmen, und das Verlangen der Patienten nach dem chirurgischen Eingriff waren wohl nirgends größer als in den USA – was nicht überraschen kann, wenn man bedenkt, daß die amerikanische Medizin bis zum Zweiten Weltkrieg im «Wilden Westen» verharrte.[75] Kaum zu glauben, welches Vertrauen amerikanische Patienten in das Allheilmittel Chirurgie setzten. Joseph Mathews, ein namhafter Chirurg in Louisville/Kentucky, sagte 1911: «Seit vielen Jahren sehe ich in meinem Ordinationszimmer nahezu Tag für Tag Menschen, die absolut bereit sind, sich unters Messer zu begeben. Und wegen was? Wegen Verstopfung. Soweit wir erkennen können, haben sie keinerlei akute Krankheit. Sie sind nicht in ausgeprägt pathologischer Verfassung. Trotzdem sind sie bereit, sich in alles zu fügen, was man ihnen als Arzt vorschreibt.»[76] Nachdem er siebzehn Jahre lang praktiziert hatte, bilanzierte William Schauffler aus Lakewood/New Jersey: «Ich kenne nichts Elenderes als den Mann oder die Frau, die einem chronischen Nervenleiden verfallen sind.

[...] Handelt es sich um eine Frau, so hat sie schon, mit wechselndem Erfolg, alle Frauenärzte abgeklappert und erkannt, daß sie von ihnen nichts mehr zu erwarten hat. Handelt es sich um einen Mann, dann hat wahrscheinlich die Chirurgie schon längst ihr Äußerstes für ihn getan, indem sie ihn von einer verdächtigen Appendix befreite.»[77] Viele dieser Patienten hatten lediglich ein- oder zweimal ihr Heil unter dem Messer gesucht.

Es war jedoch die Inanspruchnahme der Chirurgie auf Lebensdauer, die im zwanzigsten Jahrhundert zum Los vieler Patienten des gehobenen Bürgertums mit chronischer Neurose werden sollte. Dabei kamen lebenslange Krankengeschichten wahrhaft erstaunlichen Zuschnitts zustande. Francis Dercum, ein prominenter Neurologe und Professor am Jefferson Medical College in Philadelphia, beschrieb auf einer Tagung der Philadelphia Neurological Society eine Patientin mit «einer Anzahl hysterischer Konversionen, die häufig mit somatischen Erkrankungen verwechselt wurden. Folglich wurde sie von vielen Ärzten und Chirurgen malträtiert. 1908 Entfernung der Appendix, 1910 Entfernung der Ovarien, zwei Jahre später Entfernung der Gallenblase, etliche Jahre danach Korrektur einer Nierensenkung, 1917 erneute Nierenoperation.» Auch Dercums Kollegen konnten auf jener Tagung mit solchen Geschichten aufwarten. Alfred Gordon erinnerte sich an einen Patienten, «der alle möglichen Internisten und Chirurgen abklapperte, alle möglichen Krankheiten attestiert bekam und vielleicht sämtliche inneren Organe auf dem Operationstisch eingebüßt hätte, wenn er es nicht glücklicherweise mit der Angst zu tun bekommen hätte und in letzter Minute davongelaufen wäre. Dieses Erlebnis hat ihn offenbar von seinen mannigfaltigen psychogenen Schmerzen restlos kuriert.» Charles Burr setzte hinzu: «Viele Chirurgen waren offenbar vollkommen gewissenlos.»[78]

«Mehrfachoperierte» sollten in den USA auf Jahrzehnte hinaus ein Dauerthema der medizinischen Fachliteratur bleiben.[79] Überall, wo chronisch Nervenleidende ins Zentrum professioneller Aufmerksamkeit rückten, kam eine lange Vorgeschichte von Operationen ans Licht. 1934 veröffentlichten zwei an der Mayo Klinik beschäftigte Internisten, John Macy und Edgar Allen, ein Resümee der Behandlungsgeschichten von zweihundert Patienten mit chronischer nervöser Erschöpfung: «Diese 200 Patienten waren zusammengerechnet 289 separaten Operationen unterzogen worden; in 74 Fällen hatte es sich dabei um eine Mandeloperation gehandelt [vorgenommen aufgrund einer von den Gaumenmandeln ausgehenden «Herdinfektion»]. Die übrigen Operationen wurden offenbar meistenteils zur Linderung der [Symptome der chronischen nervösen Erschöpfung] ausgeführt.» Von den 152 Frauen der Gruppe hatten 52 Prozent eine Beckenoperation hinter sich. «In den übrigen Fällen handelte es sich um Blinddarm-, Gallenblasen-, Schilddrüsen-, Hämorrhoiden- und Polypenoperationen.» Die meisten Operationen brachten nach Feststellung der Autoren nicht die angestrebte Linderung der Symptome.[80]

Die mehrfachoperierten Patienten signalisierten ein Zusammenbrechen der inneren Logik der Bettlägerigkeit. War der «horizontale Fall» noch passiver Gegenüber des Nervenarztes, so übernahmen diese Kranken, mochten sie noch so schmerzgeplagt und erschöpft sein, jetzt eine aktive Rolle im Psychodrama zwischen Arzt und Patient. Jetzt, wo sich das Skalpell in ihrer Reichweite befand, gaben sie es auf, ihr Kranksein in neurasthenischer Hinfälligkeit auszudrücken, und nahmen ihr Schicksal selbst in die Hand. Leuchtendes Beispiel für diese neue Autonomie war Mrs. Carswell, eine Hausfrau in Georgia, die «fünf Kinder großgezogen hatte und sich um einen großen Haushalt kümmerte». «Ihre Geschichte», so wie William Houston, Internist am Medical

College des Bundesstaats Georgia in Augusta, sie aufgezeichnet hat, «war ein ausuferndes Heldenepos. Seit zwanzig Jahren oder länger litt sie gewaltig an Kopfschmerzen, Rükkenschmerzen, hartnäckiger Stuhlverstopfung, an starken Beschwerden nach den Mahlzeiten. […] Drastischstes Symptom war ein mächtiger Rülpser. Das Gas fuhr explosionsartig aus ihr heraus; das Geräusch war im ganzen Haus zu hören, ein Knall, wie wenn man mit einem Faustschlag eine aufgeblasene Papiertüte zum Platzen bringt.» Außerdem kam es vor, daß sie wochenlang alles, was sie aß, wieder erbrach, und dementsprechend dünn war sie auch. Ihr Hausarzt behandelte sie auf Malaria und «Leberstörung», und als die verordneten Abführmittel und das Chinin nichts ausrichteten, suchte sie einen Chirurgen auf. «Zähne und Mandeln waren den schmerzenden Knien zum Opfer gebracht worden [gemäß der Theorie von der Herdinfektion]. Ihr Dickdarm war auf ganzer Länge empfindlich und im transversalen [Querkolon in Nabelhöhe] und absteigenden Abschnitt [links von der Körpermitte] sehr reizanfällig. Diese Sachlage hatte zu einer Blinddarmoperation geführt. Bei einer zweiten Operation hatte man dann einen Eierstock entfernt und eine vermeintliche Verwachsung beseitigt. Bei einer dritten Operation hatte die Gallenblase dran glauben müssen.» Beim nächsten Mal traf es den Uterus. «Nach jeder Operation war es ihr eine Zeitlang besser gegangen.» Aber «ihre Umtriebigkeit beziehungsweise, wie sie selbst es gesehen hätte, ein gehöriges Pflichtgefühl veranlaßten sie dann, sobald es nur irgend ging, wieder aus dem Bett zu springen und sich an die Arbeit zu machen».[81] Mrs. Carswell exemplifizierte den in jenen Jahren stattfindenden Paradigmenwechsel von den tragisch umflorten Asthenikerinnen des viktorianischen Zeitalters zu den entschlossen mit ihren neuen Freiheiten experimentierenden Amazonen des Jazz-Zeitalters, vom passiven Erdulden zur aktiven Suche nach radikaler Besserung.

Die New Yorker Psychoanalytikerin Helen Flanders Dunbar, die an der Columbia University als psychiatrische Konsultantin und Koordinatorin tätig war, sah in der internistischen Ambulanz viele somatisierende Patienten. Sie war entsetzt darüber, wie die Chirurgen die psychosomatischen Erkrankungen der Patienten ausgeschlachtet hatten:

> Es gibt viel zu viele Frauen mit zahlreichen Spuren der Behandlung durch Spezialisten am Körper, die ihre Beschwerden selbst dann behalten, wenn man ihnen wieder und wieder sagt, daß in anatomischer Hinsicht bei ihnen alles in Ordnung ist. Operationen wurden serienweise vorgenommen: Kürettage, Zervixdiszision [Spaltung des Gebärmutterhalses], Amputation der Portio [des äußeren Muttermunds], plastische Eingriffe, Entfernung der Adnexe [der Ovarien und Tuben mitsamt dem Bindegewebe der Gefäß-Nerven-Leitplatten], Appendektomie, Nephropexie [Fixation einer vermeintlich abgesackten Niere an der Thoraxwand], Gastroenterostomie [Verbindung der Magen- und Dünndarmlichtung zur Ableitung des Mageninhalts unter Umgehung des Zwölffingerdarms] und schließlich Uterusexstirpation – alle vergeblich.

Bedauerlich, so Helen Dunbar, daß die Mediziner sich dagegen sperrten, «die wahre Quelle der Beschwerden» zu erkennen, die «in der Persönlichkeit der Patientin» beziehungsweise «in den Geheimnissen ihres Ehelebens oder ihrer ganzen Lebenssituation» zu finden sei: «Manchmal würde man zum Beispiel besser den Ehemann behandeln.»[82] Aus zeitgenössischen Zeugnissen wie diesem geht unmißverständlich hervor, daß zahllose Frauen diese blinde Raserei der Chirurgie mit Verstümmelung oder dem Tod bezahlten.

Die bettlägerigen wie die mehrfachoperierten Patienten stellen Extremformen kulturell determinierten Verhaltens dar. Die «horizontalen Fälle» – Patienten, die sich von ihren

Symptomen zu totaler Hilflosigkeit verurteilen ließen – waren am äußersten Rand des Spektrums der Somatisierungen angesiedelt. Ihre Hilflosigkeit war gleichbedeutend mit Passivität: Im abgedunkelten Zimmer lagen sie regungslos im
94 Bett. Demgegenüber verkörperten die «operationssüchtigen» Kranken die aktive Form der extremen Somatisierung. Sie fanden ihre Symptome so unerträglich, daß sie, um sie loszuwerden, bereit waren, Verunstaltung und Todesrisiko auf sich zu nehmen. Der Rückzug ins Bett und die Inanspruchnahme des Chirurgen sind beide übersteigerter Ausdruck desselben Phänomens: daß man dem eigenen subjektiven Empfinden nach von seinen inneren Organen chronisch Krankheitssignale empfängt. Und beide Reaktionen waren, als sie aufkamen, Eigentümlichkeiten des gehobenen Mittelstands.

Der Wechsel von passiv zu aktiv hat sowohl einen präzisen technischen als auch einen diffuseren kulturellen Hintergrund. Seine technischen Voraussetzungen lagen im Aufstieg der modernen Chirurgie. Vor den achtziger Jahren des neunzehnten Jahrhunderts blieb den «horizontalen Fällen» gar nichts anderes übrig, als im Bett liegenzubleiben. Sobald die Möglichkeit bestand, sich an einen Chirurgen zu wenden, konnten die Hinfälligen – um den Preis etlicher innerer Organe – ins aktive Leben zurückkehren.

Aber zugleich wirkte hier auch eine «atmosphärische Komponente» mit, etwas, das «in der Luft lag». In den zwanziger Jahren unseres Jahrhunderts veranlaßte ein neues Verständnis der weiblichen Geschlechtsrolle die Frauen, der hysterischen Lähmung den Abschied zu geben und sich an andere Symptome, etwa Schmerz und Erschöpfung, zu halten. Über die neue Frau – genaugenommen die neue psychisch Kranke – der zwanziger Jahre liest man bei Elisabeth Roudinesco: «[Sie war] eine Frau, die sich auflehnte, eine Kriminelle, eine Paranoikerin oder Homosexuelle, nicht mehr die armselige Dienstmagd von früher, nicht mehr die Sklavin ihrer Symptome, sondern die Vorkämpferin einer neuen Modernität.»[83] Nicht ausgeschlossen, daß die neuen Rollen dieser neuen Frau auch den Nährboden der Bettlägerigkeit zerstörten, daß sie es unzeitgemäß machten, jahrelang isoliert und abgeschottet im Bett zu liegen, wo man doch unter Menschen und aktiv sein konnte, und sei's auch in seiner Rolle als Lesbierin oder Paranoikerin.

So dehnten die Entwicklung der Chirurgie und die Strategie der Chirurgen den Einzugsbereich der chronischen Erkrankung vom Großbürgertum in die bürgerliche Breitenschicht aus, denn viele von deren Mitgliedern konnten sich eine Operation leisten. Chirurgen gab es überall, und zwischen zwei Operationen lief das Leben des Patienten in normalen Bahnen – diese zwei Umstände ermöglichten es jetzt auch kleinen Geschäftsleuten, ja selbst Bauersfrauen, sich auf die lebenslange Beschäftigung mit körperlichen Symptomen zu verlegen, die früher ein Vorrecht der Gutbetuchten war.

Die vorliegende Chronik spiegelt wider, wie die gesellschaftliche Gruppenzugehörigkeit an der Formung des Krankheitsverhaltens mitwirkt. Die gutsituierten Kranken verfügten über die Zeit und das Geld, sich in neurotischer Weise mit ihrem Körper zu beschäftigen, sich aus dem Alltag in private Nervenkliniken oder Luxusbäder zu retirieren und sich Symptome nach der neuesten diagnostischen Mode zuzulegen, während man auf den untergeordneten Rängen der Gesellschaft noch über so volkstümliche Molesten wie «reißende Schmerzen in den Eingeweiden» klagte. Selbstverständlich war diesen bürgerlichen Märtyrern nicht bewußt, daß sie Modekrankheiten hatten. Für sie selbst waren ihre Leiden so real wie eine Tuberkulose oder eine Krebserkrankung, nur daß die Ärzte «niemals etwas feststellen konnten» außer «chronischer Erschöpfung». Wir wissen nicht, in welchem

Umfang ihre Beschwerden erbbedingt waren, denn die
Fallgeschichten dieses Kapitels enthalten so gut wie keine
Angaben zu den familiengeschichtlichen Hintergründen.
Indes, soziale Schichten wechseln so rapide in der Zusam-
96 mensetzung, daß es wohl unrealistisch wäre, von der «Klas-
sengenetik» irgendwelche definitiven Auskünfte zu erwarten.
Was der Blick auf die chronischen Leiden des Mittelstands uns
zeigt, ist das autoritative Mandat, das die soziale Zugehörig-
keit über die Gebrechen der Kranken ausübte.

Aber die beiden Geschlechter waren von diesen Erfahrungen nicht in gleichem Maß betroffen. Die Frauen waren schwerer belastet. Die bettlägerigen Großbürgerinnen waren die Besetzung in einer speziellen Inszenierung des übergreifenden kulturellen Dramas der weiblichen Passivität. Die Patientinnen mit zernarbtem Bauch zeigten an, welche Macht die «wissenschaftliche Medizin» speziell über das weibliche Geschlecht gewonnen hatte. Auf deprimierende Weise veranschaulicht die Saga des chronischen Nervenleidens das Spannungsfeld zwischen Biologie und Kultur, in dem diese Frauen sich bewegten – deprimierend, weil die Geschichte mit dem direkten chirurgischen Eingriff in die Leibeshöhle endet, einer sehr somatischen Folge psychosomatischer Erkrankung. Warum war für Frauen das Erkrankungsrisiko so hoch?

3 Risikogruppe Frauen

Der Eindruck drängt sich auf, daß psychosomatische Erkrankungen im weiblichen Teil der Menschheit erheblich stärker als im männlichen verbreitet sind. Das liegt nicht etwa nur daran, daß Frauen bereitwilliger zum Arzt gehen oder daß Ärzte Symptome, die sie bei Männern für organisch bedingt halten, bei Frauen gern als psychosomatisch diagnostizieren – wenngleich beide Faktoren Fehlerquellen darstellen und das statistische Bild verzerren. Frauen neigen *de facto* stärker als Männer dazu, normale Leibgefühle als Krankheitszeichen zu interpretieren und ihretwegen ärztliche Hilfe in Anspruch zu nehmen. Ob diese Neigung erblich oder kulturell oder durch beides bedingt ist, ist die entscheidende Frage – zu umfassend, als daß sie hier erschöpfend beantwortet werden könnte. Mit Blick auf die Geschichte scheint allerdings die vorläufige Annahme gerechtfertigt, daß ein höheres Maß an psychischem Leid, das Frauen aufgebürdet war, Schuld daran trug, wenn sie in der Vergangenheit stärker von psychosomatischen Erkrankungen betroffen waren. Aus einschlägigen Forschungen wissen wir heute, daß Frauen die Sprache anders gebrauchen als Männer, und manches spricht dafür, daß sie in der Vergangenheit die Sprache der Organstörung häufiger als Männer dazu benutzten, mit seelischem Kummer fertig zu werden – wie sie es noch heute tun. Mit anderen Worten: Psychosomatische Symptome sind möglicherweise Erweiterungen anderer spezifisch weiblicher Kommunikationsformen.

Kein Mythos: Frauen tragen ein erhöhtes Risiko

Es herrscht kein Mangel an statistischem Material, das darauf hindeutet, daß die Prävalenz psychosomatischer Krankheiten unter Frauen höher ist als unter Männern. So zum Beispiel befanden sich in den USA 1967 von 100 000 Einwohnern 70 Männer und 137 Frauen – fast doppelt so viele – in allgemeinen Krankenhäusern wegen «psychophysiologischer und psychosomatischer Störungen» in Behandlung. Psychiatrische Polikliniken betreuten pro 100 000 Untersuchten 20 männliche und 27 weibliche Patienten mit demselben Befund.[1] Auch Hausärzte verzeichnen bei ihrer weiblichen Klientel mehr psychosomatische Fälle als bei ihrer männlichen. Laut einer 1961/62 in 147 Arztpraxen in England und Wales durchgeführten Erhebung wurde die Hysteriediagnose für 7 Prozent der Patientinnen und 4 Prozent der Patienten gestellt.[2]

Für die meisten Ärzte ist es heute selbstverständlich, daß sie Somatisierungen zwar nicht ausschließlich, aber doch überwiegend an weiblichen Patienten zu sehen bekommen. Über Kranke, die den Arzt wegen «so populärer nichtwissenschaftlich dokumentierter Störungen» wie Panallergiesyndrom, Überanfälligkeit für Pilzkrankheiten und Erschöpfungssyndrom aufsuchen, schreibt die Psychiaterin Donna Stewart: «Bei diesen Patienten handelt es sich häufig um psychisch gestörte überdurchschnittlich gebildete alleinstehende Frauen zwischen 30 und 50 Jahren in unglücklichen Lebensumständen.»[3] Welche Schlüsse sind aus diesen Fakten zu ziehen?

Bevor überhaupt der Schluß erlaubt ist, daß Frauen tatsächlich häufiger somatisieren als Männer, müssen mehrere Fragen geklärt werden. Hat Voreingenommenheit auf seiten der – in der Regel männlichen – Forscher auf irgendeine Weise die Ergebnisse zuungunsten der Frauen verfälscht?

Eine solche unbewußte Voreingenommenheit wäre durch vergleichende Beobachtung schwer nachzuweisen, sollte sie jedoch tatsächlich existieren, müßte sie auch den weiblichen Gelehrten angelastet werden, die in diesem Bereich forschten. In puncto psychosomatische Beckenleiden beschränken sich die Probleme der Männer, so die Psychologin Judith Barwick, auf Impotenz und Ejaculatio praecox, während «Frauen ein Spektrum von Funktionsstörungen an sich erleben, deren Mannigfaltigkeit und Häufigkeit staunen machen – jede einzelne Funktion des weiblichen Geschlechtsapparats kann zur Quelle von Symptomen werden».[4] Die Historikerin Carroll Smith-Rosenberg unterstellt den Überhang bei den Frauen umstandslos als gegeben, wenn sie fragt: «Warum haben Scharen von Frauen das Charakterbild der Hysterikerin zu ihrer speziellen Ausdrucksform für Unwohlsein, Mißbehagen, Zorn oder Schmerzen ‹erwählt›?»[5] Für viele feministische Wissenschaftlerinnen ist der ganze Problemkreis «Frauen und psychiatrische Krankheit» ein heikles Thema. Denn wie Hilary Allen, eine Soziologin an der englischen Brunel University, zur Frage eines pauschalen Überhangs an psychiatrischer Morbidität auf seiten der Frauen schreibt: «Für einen polemischen Feminismus [...], dessen Interesse an dem Gegenstand eher politisch als klinisch motiviert ist, ist diese augenscheinliche weibliche Morbidität Quelle einer Gefühlsmixtur aus Unbehagen und Sorge. Insofern die Zahlen ein ungeliebtes Klischeebild von der Frau zu bestätigen scheinen, bringen sie den Feminismus in Verlegenheit, und man hat hier allen Grund ihre Stichhaltigkeit zu bestreiten.»[6] Hilary Allen selbst hingegen akzeptiert den augenscheinlichen Überhang als Gegebenheit – als ein Faktum, das nicht geleugnet, sondern erklärt sein will.

Aber zurück zu der Frage der ärztlichen Voreingenommenheit. Waren die Mediziner bei Frauen schneller bereit, Hysterie oder Spinalirritation zu diagnostizieren, während sie

ähnliche Symptome bei Männern als Zeichen einer organischen Erkrankung werteten? Man kann in der Tat bei der Interpretation von Befunden wie dem folgenden gar nicht vorsichtig genug vorgehen: 1977 führte eine landesweite Erhe-
100 bung in einer Zufallsauswahl von US-Bürgern, die den Arzt aufsuchten, in der Altersgruppe der 25–34jährigen zu dem Ergebnis, daß pro 1000 Bevölkerungsmitglieder 160 Frauen, aber lediglich 85 Männer im Sprechzimmer auf «Neurose» behandelt wurden. Beweist das, daß Frauen neurotischer als Männer sind? Absolut nicht. «Neurose» ist eine Etikettierung, die der Arzt, nicht der Patient vorgenommen hat. Die gleichen Symptome könnten bei Männern sehr wohl mit anderen Diagnosen bedacht worden sein.[7] Es wäre verhängnisvoll, wollte man sich als Historiker allein an die Diagnosen der Mediziner halten. Man muß die unter Umständen durch Vorurteile beeinflußte ärztliche Diagnose durchdringen, um zu dem zu gelangen, was dahintersteckt, dem Symptomenbild und dem Krankheitsverlauf. Daraufhin – auf der Grundlage von Beweismaterial wie etwa Nachrichten von langwierigen Beschwerden in allen möglichen Organsystemen oder dem Ansprechen auf eine Placebotherapie – kann man dann Rückschlüsse darauf ziehen, ob die Erkrankung vielleicht eine psychosomatische war. Auf diese Weise lassen sich eventuelle Vorurteile der Mediziner zumindest teilweise neutralisieren.

Doch selbst wenn ärztliche Voreingenommenheit eine Realität war, lag der psychosomatische Charakter mancher Symptome so klar auf der Hand, daß er schwerlich zu verkennen war. Daß hysterische Lähmungen oder jahrelange Bettlägerigkeit den Ärzten bei ihrer männlichen Klientel entgangen wären, ist wenig wahrscheinlich. Wird ein junger Mensch am Anfang seines Erwachsenenlebens von einer Lähmung ereilt, von der er drei Jahre später nach der operativen Entfernung seiner inneren Geschlechtsorgane genesen ist, dann ist dies, je nach Standpunkt des Betrachters, entweder ein Kuriosum oder ein Triumph der Heilkunst, aber so oder so der öffentlichen Beachtung wert. In keinem Fall hätte der Arzt die Symptome, wären sie an einem männlichen Patienten aufgetreten, etwa einer Poliomyelitis zugeschrieben. Mögliche Vorurteile der Mediziner gegen die Frauen sind keine ausreichende Erklärung für die gemeldete höhere Prävalenz psychosomatischer Erkrankungen in der weiblichen Bevölkerung.

Liegt die Erklärung vielleicht in einer Eigentümlichkeit des weiblichen Verhaltens? Gehen Frauen prompter und öfter zum Arzt als Männer und schaffen dadurch den Eindruck von gesteigerter Morbidität? Nach dem Zufallsprinzip vorgenommene Erhebungen zur Symptomverteilung in der Bevölkerung bezeugen die Auswirkungen unterschiedlicher geschlechtsspezifischer Intensität bei der Konsultation von Ärzten. Die Interviewer befragen von Haustür zu Haustür die Leute nach ihren Krankheitssymptomen. Aus diesen Untersuchungen geht hervor, daß Frauen im allgemeinen subjektiv sensibler gegenüber Empfindungen sind, die aus dem Körperinneren kommen, als Männer. Nicht auszuschließen, daß sie derlei Empfindungen auch häufiger aufbauschen und zu Anzeichen von Krankheit hochstilisieren. Bei vier im Zeitraum von 1950 bis 1960 durchgeführten Panel-Befragungen, bei denen die Interviewer sich nach Krankheitssymptomen erkundigten, gaben Frauen 60 Prozent häufiger als Männer psychosomatische Erkrankungen an.[8] Bei einer 1989 in den USA landesweit in einer Zufallsauswahl von Bürgern durchgeführten Erhebung gaben junge Frauen aus dem zur Auswahl stehenden breiten Spektrum «chronischer Leiden» mehr Erkrankungen an als junge Männer. Beispielsweise bezeichneten sich 37 von tausend Frauen, aber nur 25 von tausend Männern als «arthritisch». 25 von tausend Frauen und 20 von tausend Männern gaben «Probleme mit Akne» an. 33 Prozent mehr Frauen als Männer sahen sich mit «Dermatitis» behaftet. 24 von tausend Männern, aber 59 von tausend Frauen gaben an, an Migräne zu leiden. Die Prävalenz von Blasenleiden war bei den Frauen dreizehnmal so hoch wie bei den Männern. Und obwohl die Männer die stärkeren Raucher waren, lag die Quote der mit «chronischer Bronchitis» Behafteten im weiblichen Bevölkerungsteil 67 Prozent höher als im männlichen. Mit Ausnahme von Asthma und Bandscheibensyndrom gab es in der Altersgruppe unter 45 Jahren bei keinem nennenswerten chronischen Leiden einen Morbiditätsvorsprung der Männer gegenüber den Frauen. Nochmals gesagt: Dies sind Angaben der Betroffenen selbst – hier notiert nicht ein Arzt nach den Zunftregeln im Krankenblatt, was seine Bestimmung des Leidens ergeben hat, sondern der Kranke selbst erklärt einem Interviewer, daß er dieses Leiden hat. Kein Zweifel, in den Vereinigten Staaten schätzen sich Frauen am Ende des zwanzigsten Jahrhunderts kränker ein als Männer.[9]

Das große Paradox: Frauen produzieren zwar häufiger Symptome als Männer, aber durchaus nicht etwa deshalb, weil sie stärker an organischen Krankheiten litten. In allen Altersgruppen ist die Sterberate der Männer höher als die der Frauen. Was die Lebenserwartung zum Zeitpunkt der Geburt angeht, so betrug sie im Jahr 1990 in den USA für männliche Neugeborene lediglich 72 Jahre, für weibliche dagegen 78,8 Jahre.[10] Wenn man unter «Krankheit» «organische Krankheit» versteht, sind Männer kränker als Frauen, aber Frauen erleben sich in überwiegender Zahl häufiger als krank.

Somatostile

Manche Beobachter sind der Meinung, daß Männer und Frauen die Signale, die sie aus ihrem Körperinneren erhalten, in unterschiedlicher Weise verarbeiten und interpretieren – daß jeder von beiden einen anderen «Somatostil» hat. Diese Unterschiedlichkeit wurde in der Vergangenheit immer wieder bemerkt und kommentiert. Eine Erklärung dafür, warum die Hysterie eher bei Frauen anzutreffen war, sah Pierre Briquet 1859 unter anderem auch darin, «daß bei der Frau im Geistigen wie im Physischen ein lebhafteres Empfindungsvermögen als beim Mann gegeben ist». Und im Einklang mit der zeitgenössischen herrschenden Meinung fügte er hinzu: «Für die Frau ist alles Anlaß zum Empfinden, und all ihre Empfindungen üben einen Einfluß auf ihre inneren Organe aus.» Briquet hatte de facto schon so etwas wie eine vergleichende empirische Untersuchung angestellt, indem er nacheinander erst sämtliche Patienten einer Männerstation, dann sämtliche Patientinnen einer Frauenstation nach den körperlichen Empfindungen befragte, die bei ihnen die Gemütsbewegungen begleiteten.

> Nun, das Ergebnis dieser Befragung war immer dasselbe. Während einer lebhaften Gemütsbewegung stockt der Frau der Atem, sie weint und schluchzt, spürt ein Würgen in der Kehle, einen Druck im Oberbauch, Schmerzen, Zittern oder motorische Unruhe in den Gliedern – eine Art passagerer Hysterie. Die Männer geraten in Erregung, Wallung und Hitze, sie erröten, fühlen Blutandrang im Kopf, führen unwillkürlich bedrohlich impulsive lokomotorische Bewegungen aus; ihr Herz pocht; die Atmung beschleunigt sich; sie scheinen kurz vor einem apoplektischen oder epileptischen Anfall zu stehen. Mit einem Wort, die Frau leidet bei einer peinlichen Gemütsbewegung, der Mann hingegen gerät in Aufregung.[11]

In Briquets Resümee spiegelt sich die Wertordnung seiner Zeit, doch die angegebenen Unterschiede haben damals zweifellos bestanden.

Im großen und ganzen haben die Ärzte schon seit langem
104 ein Gespür für die unterschiedliche Körpererfahrung männlicher und weiblicher Patienten. Der Genfer Arzt Charles Odier, ein früher Anhänger der Psychoanalyse, bemerkte 1926, daß die neurotischen Episoden von Männern und Frauen sich nach Maßgabe der Tageszeit unterschieden. An Männern aus der Mittelschicht beobachtete er das «Fünf-Uhr-Zeichen» *(le signe de cinq heures)*: Am Ende des Arbeitstages stellte sich bei ihnen eine vorübergehende Linderung der neurotischen Symptomatik ein. Wenn die somatischen Beschwerden eines berufstätigen Mannes sich um die Stunde des Apéritifs legten, dann waren die Symptome wahrscheinlich neurotisch bedingt. Dagegen setzten die Symptome neurotischer Frauen häufig am späten Nachmittag ein, wenn nach der Schule die Kinder ins Haus gestürmt kamen. So kam Odier zu dem Schluß, daß das körperliche Erleben der Neurose bei Mann und Frau sich im Tageslauf in unterschiedlicher Weise änderte. Die männlichen Patienten, die des «Fünf-Uhr-Zeichens» an sich gewahr wurden, waren gleichfalls dieser Meinung, ebenso die weiblichen Patienten mit dem «inversen Zeichen».[12] Zwar hat man es hier lediglich mit anekdotischem Material ohne die zwingende Beweiskraft quantitativer Daten zu tun, doch berechtigen solche Anekdoten immerhin zu dem Schluß, daß Männer und Frauen in der Vergangenheit aus welchen Gründen auch immer – sei es aus kulturellen, sozialen oder genetischen – sich in ihrem somatischen Stil unterschieden.

Heutiges Datenmaterial deutet ebenfalls auf Unterschiede zwischen männlichem und weiblichem somatischen Stil hin. Drei Forscher an der Yale University, die der Frage nachgegangen sind, warum die chronische Neurose (das «Briquet-

Syndrom») viel häufiger bei Frauen als bei Männern zu beobachten ist, vertreten die Ansicht, daß Männer sich schwerer damit tun, «deviante» Symptome zu produzieren. «Bei Männern besteht möglicherweise eine geringere Tendenz als bei Frauen, Symptome in theatralischer Manier zu präsentieren, und infolgedessen ist bei ihnen vielleicht auch die Wahrscheinlichkeit geringer, daß sie Verdacht erregen, ihre Symptome könnten psychogenen Ursprungs sein.»[13] Der Psychologe James Pennebaker, der 1982 eine bedeutende Untersuchung der unterschiedlichen Symptombildung der Geschlechter publizierte, stellte fest, daß Frauen «stärker auf innere Zustände achten». Ihm zufolge interpretieren sie diese Zustände häufiger als Anzeichen von Krankheit und gehen häufiger zum Arzt. Für Pennebaker ist diese erhöhte Wachsamkeit nach innen ein Reflex der prekären sozialen Situation von Frauen, die sich mit dem Gefühl der Ohnmacht einschneidenden Veränderungen ihrer Lebensumstände gegenübersehen. «Der statistische Modus der in gesteigertem Maß über Symptome Klagenden ist eine Frau aus konfliktreichem Elternhaus, die ängstlich und unsicher ist und ein schwaches Selbstwertgefühl besitzt.» Pennebaker nannte eine ganz spezifische soziale Adresse, wo die somatische Hypervigilanz zu finden ist: bei der Kleinstadtbewohnerin von niedrigem sozialen Status, deren Gedanken zwanghaft um ihr Körpergewicht kreisen und die das Gefühl hat, daß sie über alles andere im Leben keine Kontrolle hat.[14]

Bei chronischer psychosomatischer Erkrankung ufert ein bestimmter Typ des somatischen Stils ins Pathologische aus, das heißt, er richtet den Menschen zugrunde, der ihn sich angeeignet hat. Ein Beispiel: Anfang der zwanziger Jahre sah Charles Symonds, ein Arzt am Londoner Guy's Hospital, eine junge Frau aus guter Familie, die Insassin eines «Heims für unheilbar Kranke» war, gelähmt infolge einer organischen Krankheit, wie ihre bisherigen Ärzte glaubten. Als sie

etwa fünfundzwanzig Jahre alt war, hatten ihre Eltern ihr gesamtes Vermögen verloren, und sie hatte sich gezwungen gesehen, eine Stelle als Hauslehrerin anzunehmen, «eine Arbeit, gegen die sie den denkbar größten Widerwillen hatte».
106 Nach vier Jahren übersiedelte sie mit der Offiziersfamilie, bei der sie beschäftigt war, in eine der Kolonien. Dort lernte sie einen zwanzigjährigen einfachen Soldaten kennen, der als Offiziersbursche diente. Daß die beiden auf lange Sicht nicht zueinander paßten, war nicht zu übersehen, doch «sie mochte den Mann, und jede Gelegenheit, der ungeliebten Arbeit zu entrinnen, war ihr recht». Man verlobte sich. Sie kehrte nach England zurück, um hier den Hochzeitstermin abzuwarten; in England zog sie sich irgendeinen Infekt zu, der ihr eine leichte Arthritis bescherte. Als ihr Verlobter eintraf, hütete sie noch das Bett, war also ersichtlich nicht in der richtigen Verfassung zum Heiraten.

«Man überlege sich nun», so Symonds, «die Position, in der sie sich zu diesem Zeitpunkt befand. Solange sie krank war, würden ihre Verwandten bereitwillig für ihren Lebensunterhalt sorgen. Sie war also bestens versorgt und brauchte für ihren Lebensunterhalt nicht zu arbeiten, und das alles, ohne dafür den Preis einer Ehe entrichten zu müssen, die, wie sie im Hinterkopf wußte, nur in einem Desaster enden konnte.» Wie die Dinge standen, konnte sie mit Fug und Recht im Bett liegenbleiben und unterdessen ihren Verlobten getrost hinhalten.

Bis hierhin demonstriert der Fall einen bestimmten somatischen Stil (man legt sich bei jeder kleinsten Unpäßlichkeit ins Bett), der charakteristisch war für eine bestimmte Gesellschaftsschicht eines bestimmten Zeitalters: im England Edwards VII. Doch den weiteren Verlauf der Ereignisse hatte die junge Frau nicht mehr so recht unter Kontrolle. Der somatische Stil, den sie sich erwählt hatte, wurde jetzt zum Gift für sie. Ihr Verlobter löste die Verlobung auf, und ihr Arzt vermehrte ihr Unglück mit der Eröffnung, daß sie an einer unheilbaren Krankheit leide. Ihre Verwandten gaben sie schließlich in ein Pflegeheim für unheilbare Fälle, wo Symonds sie zum ersten Mal sah. Zu diesem Zeitpunkt hatte sie bereits die Verwandlung von der aktiven jungen Frau in die chronische Invalidin vollzogen und sträubte sich gegen die Einschätzung der Ärzte am Guy's Hospital, daß ihr Problem ähnlich gelagert sei wie «Fälle von Funktionsstörung, die während des Krieges beobachtet wurden». Symonds und sein Assistenzarzt konnten sie mit einer Kombination aus Dubois' Strategie der «rationalen Überzeugung» und Freud/Breuers «kathartischer Methode» für kurze Zeit wiederherstellen. Sie hatte einen Rückfall. Die endgültige Heilung gelang vor allem deshalb, weil es ihr peinlich war, daß die anderen Patienten in dem Pflegeheim hinter ihrem Rükken tuschelten, sie sei bloß eine Drückebergerin.[15] Der springende Punkt bei der Sache ist, daß Frauen zur fraglichen Zeit einen somatischen Stil praktizierten, der die Tendenz in sich trug, sie zum Pflegefall zu machen. Es galt als sozial unanstößig, wenn sie sich durch die Flucht ins Bett eine Atempause verschafften. Aber dabei bestand die Möglichkeit, daß die Situation aus dem Ruder lief. Eine Feineinstellung des Unbewußten ist nicht möglich, und wer den Weg der Invalidität erst einmal beschritten hat, gerät auf ihm unter Umständen ins Elend.

Ökonomisches und physisches Elend

Bis Mitte des neunzehnten Jahrhunderts hatten Frauen im allgemeinen ein härteres Leben als Männer.[16] Von Bauersfrauen und Handwerkerfrauen, die sich neben ihren Männern auf dem Hof oder im Geschäft abrackerten, wurde erwartet, daß sie im Wirtschaftsbetrieb ihren Mann standen, darüber hinaus lastete aber auch noch die Bürde des Kinderkriegens, -stillens und -aufziehens auf ihnen. Vor dem großen Rückgang der Fruchtbarkeit im ausgehenden neunzehnten Jahrhundert brachte die Durchschnittsfrau sechs Kinder zur Welt – das bedeutet, daß für jede Frau mit nur vier Kindern irgendwo eine andere existierte, die acht Kinder hatte. Die Kosten dieses gewaltigen Arbeits- und Fürsorgepensums beglichen die Frauen mit ihrer Gesundheit, so daß sie häufiger als Männer von genuinen organischen Erkrankungen befallen wurden. So kamen zum Beispiel in den vierziger Jahren des letzten Jahrhunderts in den ländlichen Gebieten Dänemarks in der Gruppe der Dreißig- bis Vierzigjährigen auf 100 weibliche Todesfälle 81 männliche. In den urbanen Regionen war das Verhältnis umgekehrt: Hier kamen in derselben Altersgruppe 113 männliche auf 100 weibliche Todesfälle. Es ist so gut wie sicher, daß das harte Leben der dänischen Landfrauen ein Grund für den Überhang der weiblichen Sterberate war.[17] Statistiken dieser Art gibt es mehr als genug.

Welchen Tribut an psychosomatischen Erkrankungen forderte dieses harte Leben? In intuitiver Sicht erscheint der Gedanke logisch, daß ein kummervolles Dasein irgendeine psychophysische Reaktion bewirken müsse, irgendeine Symptombildung als Versuch, der unaufhörlichen Plackerei zu entrinnen. Der astrologisch angehauchte englische Geistliche Richard Napier, Pfarrherr von Great Linford in Buckinghamshire, fungierte auch als Arzt, denn seine Pfarrkinder kamen nicht nur ihres Seelenheils wegen zu ihm, sondern auch um sich von ihm an Leib und Psyche heilen zu lassen. Mit einer «zusätzlichen Krankheitslast» geschlagen (um es mit einer Formulierung des Historikers Michael Macdonald zu sagen), suchten vor allem Frauen bei Napier Abhilfe bei psychologischen Problemen. Napier diagnostizierte vier von seinen Patientinnen als «krank am Herzen» (der altmodische Ausdruck bezeichnete einen Zustand von Kummer und Verzweiflung). Zwölf Männer und fünfzehn Frauen machten «nervöse Gebärden», und 55 Frauen (gegenüber 34 Männern) hatten «keinen Appetit». Die bei weitem größte Gruppe unter Napiers ca. 2000 Patienten bildeten die Vertreter der Kategorie «Können nicht schlafen» (250 Frauen, 58 Männer).[18] Durchaus denkbar, daß ein Großteil dieser Anorexie, Schlaflosigkeit und Nervosität die Reaktion auf die wirtschaftlichen Härten des Landlebens im England des siebzehnten Jahrhunderts war.

Die historischen Berichte über Frauenelend sind Legion. Für die Ärzte der Zeit war es keine Frage, daß die «Hysterie», die sie an ihren Patientinnen beobachteten, nicht zuletzt in den «dumpfigen, mit dicken Wolken von stinkenden Dünsten angefüllten Winterstuben» ihre Ursache hatte, wie Georg Consbruch, Arzt in der sächsischen Grafschaft Ravensberg, 1793 mit Blick auf die bettelarmen Leinweber seiner Heimat schrieb.[19] Étienne-Jean Georget, Psychiater an der Salpêtrière, schrieb 1821:

> Die Frauen, im allgemeinen geduldiger als Männer und besser als diese in der Lage, Unglück zu ertragen, gewöhnen sich häufig daran, unter der Herrschaft trauriger Gemütsstimmungen zu leben, ohne daß dies bei ihnen gleichermaßen katastrophale Auswirkungen zeitigte [wie bei den Männern]; die Gesundheit ist zwar in mancher Hinsicht beeinträchtigt, bleibt aber nichtsdestoweniger stabil. Doch in der Folge zeigen sich bei ihnen fast immer eine Reihe von Symptomen, deren wahrer Ursprung uns unbekannt ist. [...] Ich meine Kopfschmerzen, Schlafstörungen, Magenschmerzen [...]; diese Störungen sind, besonders in Paris, so alltäglich, daß man sie einzeln oder alle zusammen bei mehr als der Hälfte aller Frauen antrifft. [...] Im allgemeinen sind es Symptome einer Nervenaffektion, die sich häuslichem

Kummer *(chagrins domestiques)*, Unannehmlichkeiten und Besorgnissen verdankt und sich in Kopfschmerzen, Schlafstörungen usw. verrät.[20]

110 Könnte die zweiunddreißigjährige Madame Lambert, die Mitte des neunzehnten Jahrhunderts im Pariser Krankenhaus Hôtel-Dieu Patientin von Raoul d'Étiolles war, einen Beispielfall der besagten *chagrins domestiques* verkörpert haben? Mit sechsundzwanzig Jahren hatte sie ihren ersten konvulsivischen Anfall, die Folge einer «durch schlechte Behandlung seitens ihres Ehemannes verursachten starken Betrübnis» [*une forte émotion morale triste*; worin die «schlechte Behandlung» bestand, wird in der Quelle nicht näher erklärt]. Mit achtundzwanzig Jahren wurde sie von ihrem Mann geschieden, kehrte jedoch sieben Monate später, seinem Flehen nachgebend, zu ihm zurück. Sie war so unglücklich, daß sie dann lange und häufig wiederkehrende synkopale (von Bewußtlosigkeit begleitete) konvulsivische Anfälle hatte, denen nicht selten Schleimerbrechen vorausging und die sich stets mit einem heftigen und schmerzhaften Würgen in der Kehle ankündigten. Die Anfälle hörten auf, nachdem sie sich mit dreißig endgültig von ihrem Mann getrennt hatte und, um aus seiner Nähe zu fliehen, nach Paris übersiedelt war. «Sie machte sich große Sorgen um die Zukunft, da sie fortan für den Lebensunterhalt ihrer Kinder würde sorgen müssen.» Nach einjährigem Aufenthalt in Paris wurde sie eines Tages unter der Anschuldigung, einen Diebstahl begangen zu haben, verhaftet und ins Polizeigefängnis eingeliefert. «Im Gefängnis brachte ein Wärter sie unter dem Vorwand, sie ihrem Wunsch gemäß einem Richter vorzuführen, in einen abgelegenen Raum und tat ihr Gewalt an.» In der Folge entwickelte sie eine Reihe nervöser Symptome, woraufhin sie an einen Ort überführt wurde, dessen wahre Natur sie erst erkannte, als man sie in eine Zwangs-

jacke steckte, auf der sie den Schriftzug «Prison Saint-Lazare», den Namen des Pariser Frauengefängnisses, entzifferte. Hier wurde sie «am ganzen Körper von einem unerträglichen ‹Ameisenlaufen› [*fourmillement*] befallen und zugleich von einem generalisierten Tremor überkommen, bei dem sogar ihre Augenlider krampfhaft zuckten». Ihre Leidensgeschichte ging mit immer neuen Symptomen noch monatelang weiter. Der Schluß liegt nahe, daß die letzte Ursache der hysterischen Symptome die von der Erfahrung der eigenen Ohnmacht begleiteten Mißhandlungen waren, die der Frau im Erwachsenenleben von brutalen Männern zugefügt wurden.[21]

Warum begegnen wir so vielen «weiblichen funktionellen Neurosen [...] bei den unteren und untersten Bevölkerungsschichten», fragte der Leipziger Gynäkologe Franz Windscheid im Jahr 1896:

> Man muss wenigstens hier zu Lande sagen,dass die Frauen meistens den besseren Theil der Ehe bilden. Auf ihnen liegt fast vorwiegend des Lebens Unterhalt, sie müssen neben den ihnen durch ihr Geschlecht zukommenden Aufgaben auch noch die Nahrungssorgen zu beseitigen suchen, da sehr oft die Männer diese eigentlich ihnen zukommende Pflicht nicht erfüllen können oder nicht erfüllen mögen. Kommt hier zu dem rein körperlichen Momente auch noch das geistige hinzu, dass nämlich die Frauen noch nebenher eine schlechte Behandlung von Seiten des Mannes zu ertragen haben, so wird das ohnehin schon labile Nervensystem noch mehr ins Schwanken gebracht, und die Hysterie, die schwere Neurasthenie ist fertig.[22]

Viele Ärzte in urbanen Regionen brachten die weibliche Hysterie mit solchen Lebensbedingungen in Verbindung.

Zu den Härten weiblichen Daseins zählte nicht zuletzt auch rastlose Plackerei vom frühen Morgen bis zum späten

Abend. Cornelius Suckling, als Honorararzt für das Queens Hospital in Birmingham tätig, entdeckte in den Folgen der Schwerarbeit so spezifische Züge, daß er sie als einen eigenen Typ von Lähmung – «Erschöpfungslähmung» – klassifiziert
112 sehen wollte. Unter seinen Patientinnen war eine Einundfünfzigjährige, die mit einer Lähmung des rechten Beins in das Krankenhaus aufgenommen worden war:

> Sie arbeitete als Köchin in einer großen Fabrik und war es gewohnt, viele Stunden am Tag zu stehen, in der Regel von sechs Uhr morgens bis neun Uhr abends. Zu den Mahlzeiten setzte sie sich auch schon einmal hin, das machte aber alles in allem bestimmt nicht mehr als eine halbe Stunde täglich aus. Abgesehen davon, daß sie unentwegt treppauf, treppab auf den Beinen war, mußte sie auch schwere Lasten heben und schleppen. Sie arbeitete seit einigen Monaten in der Fabrik und war jeden Abend nach der Arbeit vollkommen ausgepumpt gewesen.

Die Lähmung war laut Suckling durchaus nicht hysterischer Natur: «Die Patientin ist eine arbeitsame und sehr sachliche Person, ganz und gar nicht der neurotische Typ; sie kann es kaum erwarten, aus dem Krankenhaus entlassen zu werden, damit sie wieder zur Arbeit gehen kann.» Sie wurde mit den hausüblichen Standardtherapien innerhalb von zehn Tagen geheilt.[23]

Wären derlei ausgewählte Anekdoten das einzige historische Quellenmaterial, über das wir verfügten, könnten wir leicht zu dem Schluß kommen, daß physisches Elend psychosomatische Erkrankungen verursachte und daß eine höhere Prävalenz solcher Erkrankungen bei Frauen, wenn sie denn bestand, darauf zurückzuführen war, daß Frauen elender dran waren. Sehr zum Nachteil dieser Schlußfolgerung läßt sich jedoch eine ebenso eindrucksvolle Sammlung von Material zusammentragen, aus dem genau das Gegenteil hervorgeht, nämlich daß ein Leben in Luxus und Müßiggang Hysterie gebar. Es ist schwer zu begreifen, wie in der Ärzteschaft früherer Zeiten die beiden einander so kraß widersprechenden Ansichten nebeneinander bestehen konnten. Dennoch reicht die medizinwissenschaftliche Tradition, für Nervenleiden und Hysterie den verweichlichten Lebensstil des städtischen Mittelstandes verantwortlich zu machen, weit in die Vergangenheit zurück. So zum Beispiel machte im Jahr 1772 Hughes Maret, Arzt in Dijon, folgende Beobachtung: «Personen weiblichen Geschlechts, denen vom Schicksal ein Platz in der Klasse zugeteilt wurde, in der das Nichtstun fast zur Pflicht geworden ist, werden häufig von dem hysterischen Leiden befallen, während dieses Übel bei Frauen, die durch die Not zum Arbeiten verurteilt sind, fast gänzlich unbekannt ist.»[24] Edme-Pierre Beauchêne aus Montpellier wies 1781 darauf hin, daß «Anfälle der Vapeurs» bei Männern wie Frauen alles andere als ein Problem armer Leute seien: «Man glaube ja nicht, daß in unseren übervölkerten Städten nur Frauen von Vapeurs befallen werden. Auch die Männer, die sich ganz dem Müßiggang und den Freuden des Luxuslebens ergeben [*oisiveté et aux plaisirs du luxe*], werden zuweilen von ihnen geplagt.» Indes, so Beauchêne weiter, Männer sind von der Natur mit einer robusteren Gemütsart ausgestattet als Frauen und daher weniger anfällig für «Nervenleiden».[25]

In Frankreich brachten die Verfasser von «medizinischen Topographien» – Büchern über den Zustand der öffentlichen Gesundheit an einzelnen Orten – die Hysterie gewöhnlich eher mit Wohlstand als mit Armut in Verbindung. 1786 konstatierte ein gewisser Doktor Méglin mit Blick auf die elsässische Kleinstadt Gebweiler (Guebwiller) bei Mülhausen: «Die Frauen sind hier sehr stark nervösen Leiden

und hysterischen Affektionen unterworfen. Diese Übel gehen von der Mutter auf die Tochter über. Man sieht ganze Familien, in denen die Töchter noch in der Blüte der Jugend von ihnen zerrüttet werden. Die Ursachen sind Mißbrauch des
114 Kaffees und die untätige Lebensweise der Frauen, zuweilen auch geziertes Benehmen und unter Umständen sogar der Wein.» Für Doktor Méglin waren «hysterische Affektionen», was immer er darunter verstanden haben mag, ersichtlich keine Arme-Leute-Krankheit.[26] François-Emmanuel Foderé, ein bekannter Professor der Medizin in Straßburg, stellte 1821 fest, daß die weibliche Hysterie in den kalten Tälern des Departements Alpes-Maritimes sehr verbreitet war, was ihn zunächst um so mehr überraschte, «als die Frauen hier ein sehr aktives und gleichzeitig sehr maßvolles Leben führen. Späterhin hatte ich Gelegenheit, den gleichen Umstand auch in der Provence zu beobachten und mich so davon zu überzeugen, daß es nicht immer der Luxus des Stadtlebens und das Lesen von Romanen ist, was die hysterischen Affektionen hervorbringt.»[27] Und im Jahr 1860 dankte ein Arzt im Departement Finistère, einer rückständigen Region der Bretagne, dem Herrgott dafür, daß er die einheimischen Bauersfrauen mit all den «Krämpfen, Migränen, Magenschmerzen, den Hysterien, den Chlorosen, den Anämien, den heftigen Menstruationsbeschwerden [...] verschont hat, [...] Affektionen, die eine so schwere Beeinträchtigung der Gesundheit mit sich bringen und die heute unter den Städterinnen so sehr grassieren, die, durch zweifache Notwendigkeit – nämlich ihre physische Konstitution und ihre sozialen Verpflichtungen – zu einer sitzenden Lebensweise gezwungen, mitansehen müssen, wie sich in ihnen eine extreme Labilität der Nerven und eine hochgradige Reizempfindlichkeit heranbilden.»[28] Kurzum, anhand einer Quelle wie dieser würde man nie auf den Gedanken kommen, daß psychosomatische Erkrankungen in Frankreich in Zusammenhang

mit den Härten des bäuerlichen Lebens standen und daß auch Frauen der Arbeiterschicht von ihnen betroffen waren.

Und diese Denunziation des Wohllebens war auch nicht etwa eine abwegige Marotte französischer Ärzte. Auch in Mitteleuropa hielten viele Ärzte die «Hysterie» für eine Folge des Luxuslebens und der Untätigkeit von Wohlstandsbürgerinnen. 1813 vermeldete ein in Sankt Pölten ansässiger Arzt: «Nervenkrankheiten [...] machen einen ansehnlichen Theil der Peinigung und des Wehklagens, vorzüglich unter unserer distinguirten Klasse von Menschen aus. Nervenschwäche, Krämpfungen und quälende [Gebär]Mutterzustände sind die täglichen Seufzer und Jammersprache des schönen Geschlechts.»[29] Und ätzender hätte man sich über die Nervenschwäche großbürgerlicher Frauen nicht äußern können, als der Münchner Gynäkologe Joseph Amann es tat, der 1868 der emotionalen Labilität dieser verzärtelten Wesen, aus deren Reihen sich seine Klientel rekrutierte, die stoische Geduld gegenüberstellte, die Frauen in den unteren Schichten an den Tag legten: «Die Landbewohnerin und die der arbeitenden Klasse angehörende Stadtbewohnerin haben keine Zeit, leichten Beschwerden, Übelsein, Schwächegefühl, Kopf- und Zahnschmerz Aufmerksamkeit zu zollen; diese Frauen folgen nicht jeder Blähung, jedem Kollern im Unterleibe mit ängstlichem Blicke, sie lächeln über die Städter, die mit Besorgniss jeden Tag vom Hausarzte ein Parere über ihr Befinden sich abgeben lassen.»[30]

Auch andernorts in Deutschland war unter Ärzten das Thema «verzärtelte Frauen» im Gespräch. 1925 ließ sich der «Facharzt für Gemüts- und Nervenkrankheiten» Felix Preißner, Leiter der Abteilung für Nervenkranke des Krankenhauses der Landesversicherungsanstalt Schlesien in Breslau, über die «schwere[n] hysterische[n] Erscheinungen» von Frauen in den Vierzigern aus, die «meist [...] durch ihre Umgebung allzu nachgiebig behandelt [...] und umsorgt [...]» würden:

«Eine solche Ehefrau tat seit Monaten keinen Schritt und fühlte sich sehr wohl dabei, ließ sich von ihrem gutmütigen Ehemann und einem zweiten Begleiter zu dem Verfasser transportieren, den sie vergnügt anlächelte, nahm unter kurzem Weinen von dem besorgten Gatten Abschied, um sich dann heiter und sensationshungrig ihrem neuen Milieu zuzuwenden.»[31] Wer käme bei der Lektüre von derlei Zeugnissen aus Deutschland je auf die Idee, daß Hysterie auf dem Nährboden von Streß und Elend gedieh?

In England vernahm man die gleichen Töne. Der Londoner Prominentenarzt Evans Riadore schrieb die «nervöse Konstitution» dem «System der Erziehung junger Damen» zu, «das man sich in den wohlhabenderen Gesellschaftsschichten gegenwärtig zu eigen gemacht hat». Seiner Ansicht nach investierten in diesen Schichten die Frauen zuviel «nervöse Energie» in ihre Geistesbildung, zuwenig in Leibesübungen. Als Honorarchirurg an der Middlesex Infirmary hatte Riadore auch Kontakt mit Menschen der unteren Gesellschaftsschichten, dennoch verlor er nie ein Wort über fehlgeleitete nervöse Energie in diesen Kreisen: Er betrachtete die «Nerven» eindeutig als ein Problem des Großbürgertums.[32] Die «Hysterie hat eine besondere Affinität zu den Vornehmen und Reichen», schrieb Walter Johnson, Konsiliararzt des Guy's Hospital, im Jahr 1849. «Für die *bourgeoisie* ist sie eine alte Bekannte.»[33]

Eine lange Reihe von englischen Ärzten des neunzehnten Jahrhunderts äußerte sich im gleichen Sinn, und den provisorischen Schlußstein in dieser Zuschreibungstradition stellt Charles Taylors Analyse der «Vorortneurose» von 1938 dar. Wer hatte diese Vorortneurose? «Frau Jedermann ist achtundzwanzig bis dreißig Jahre alt. Ihr Kleid ist sauber, und sie selbst ist es auch, aber sie macht einen unordentlichen Eindruck. Die Dauerwelle, auf die sie während ihrer Verlobungszeit so stolz war, hat sie aufgegeben.» Tatsächlich wirkte Frau Jedermanns Garderobe jetzt ein bißchen schäbig, und während sie vor Doktor Taylor Platz nahm, «bemerkte ich, daß ihre Hände zitterten». Sie zählte ihre Symptome auf und erklärte: «Die Nerven können es nicht sein, Herr Doktor.»

Frau Jedermanns Symptome bestanden unter anderem in: «Kloß im Hals, der rauf und runter geht oder sich immerzu dreht [...] Zittern am ganzen Leib, und bei jedem kleinsten Geräusch fahr ich zusammen [...] Unaufhörlich nagende, bohrende Kopfschmerzen [...] Stechende Schmerzen in der Herzensgegend [...] Auf- und absteigende Rückenschmerzen.»

Frau Jedermann war eindeutig eine Somatisiererin. Ihren sozialen Ort sah Taylor im Kleinbürgertum: «Ihre Eltern waren geachtete Leute, die für sich blieben. Nach der Schule machte sie eine Sekretärinnenausbildung und trat dann eine Stelle bei einer großen Handelsfirma in Brixton an.» In der Firma lernte sie Herrn Jedermann kennen, der Angestellter wie sie war, und heiratete ihn. Das Paar erwarb «auf Abzahlungbasis eine Doppelhaushälfte, eine niedliche kleine Villa in dem wunderschönen Jedermannsvorort-Neubaugebiet», die von «der Firma Bruch & Dalles aus dem billigsten unabgelagerten Bauholz, den leichtgewichtigsten Schlackensteinen und der allerschicksten Badezimmereinrichtung» zusammengebaut worden war. Vom Hausfrauendasein gelangweilt, beginnt Frau Jedermann auf ihr körperliches Befinden zu achten, verrennt sich in die Angst, sie könne Krebs haben, und landet schließlich mit einem Rattenschwanz von Symptomen in Doktor Taylors Sprechzimmer.[34] Man kann Taylor, der später für seine Verdienste um die Labour Party zum Baron Taylor geadelt wurde, bestimmt nicht Unvertrautheit mit der Lage der geringerverdienenden Bevölkerungsteile vorwerfen. Mag es auch so sein, daß seine Darstellung förmlich überschwappt von Abneigung gegen den kleinbürgerlichen Mittelstand: Tatsache bleibt dennoch, daß er die Hysterie weit weg von jener armen Köchin mit den schmerzenden Beinen ansiedelte, die uns im Birmingham des neunzehnten Jahrhunderts begegnete.

118

Die im vorstehenden zitierten Beispiele rekonstruierten in der Ätiogenese der weiblichen psychosomatischen Erkrankung zwei einander ausschließende Kausalzusammenhänge. Anhand ausgewählter Zitate wurde die Hysterie zunächst als für ein hartes und entbehrungsreiches Leben typisches Leiden, sodann als Folge des Müßiggangs und der Verweichlichung in den wohlhabenden Gesellschaftsschichten identifiziert. Die beiden Auffassungen – daß die Hysterie durch Elend oder daß sie durch Wohlstand bedingt war – können nicht gleichzeitig «wahr» sein. Aber wahr scheint zu sein, daß Frauen in allen sozialen Schichten von psychosomatischen Krankheiten befallen wurden, wenngleich sie sich nur in der sozialen Oberschicht die totale Hinfälligkeit gestatteten. Auf der Suche nach quantitativen Klassenunterschieden in der Hysterieanfälligkeit sind manche Autoren achtlos an den qualitativen Unterschieden in der Ausgestaltung psychosomatischer Erkrankungen vorübergegangen. Nicht die Krankenquote ist von einer Gesellschaftsschicht zur nächsten eine andere, sondern die Form der Krankheit.[35] In den bürgerlichen Schichten präsentierte die Kranke mit Vorliebe das Bild der totalen Entkräftung, in der Unterschicht dagegen die Krämpfe und Zuckungen der motorischen Hysterie.[36]

Zum besseren Verständnis des spezifisch weiblichen Erlebens der psychosomatischen Erkrankung verhilft nicht der Blick auf die gesellschaftliche Stellung der Kranken, sondern der auf die Erfahrungen von Schock, Gewalt, Trennung und Verlust, die sie machten.

Traumata

Das Motiv des emotionalen Schocks zieht sich wie ein roter Faden durch die psychiatrische Erfahrung. Der erste schizophrene Schub wird oft durch ein traumatisches Ereignis ausgelöst. Gelegentlich ruft die Niederkunft bei der Gebärenden eine psychotische Reaktion hervor. Mit Kaltwasserschock, Insulinschock, Elektroschock läßt sich bei Psychotikern offenbar eine Remission – ein vorübergehendes Nachlassen der Symptome – erreichen. Es ist daher nicht von vornherein abwegig, den Ausbruch einer psychosomatischen Krankheit als einen psychischen Mechanismus zu betrachten, dessen sich die Psyche bedient, um mit unerwarteten und unerträglichen Informationen fertig zu werden.

Dieser Zusammenhang zwischen Trauma und Hysterie war auch der schottischen «männlichen Hebamme» William Smellie nicht unbekannt. Im Jahr 1724 wurde Smellie nach Wiston bei Lanark gerufen, wo er eine Hebamme unterstützen sollte, die Schwierigkeiten hatte, weil das Kind in Fußlage zur Welt kam: Während die Füße bereits den Scheidenausgang passiert hatten, saß der Kopf noch im Geburtskanal fest. Die Hebamme, nicht ahnend, daß Smellie im selben Moment auf den Schauplatz eilte,

> machte sich umgehend ans Werk und zog mit aller Kraft an den Füßen. Als sie, wie sie sich einbildete, das Kind kommen fühlte, schrie sie: «Jetzt haben wir es!» In diesem Augenblick riß der Hals des Kindes, und mit dem kopflosen Körper in den Händen fiel sie rücklings zu Boden. Während sie sich aufrappelte, brachte ihr eine der Helferinnen bei, daß dem Kind der Kopf fehlte, und das versetzte ihr (obwohl sie alles andere als zart besaitet war) einen solchen Schock, daß sie auf der Stelle das Bewußtsein verlor und in Krämpfe verfiel und in einem anderen Zimmer ins Bett gebracht werden mußte.[37]

Wenn in den Annalen der Hysterie ein einzelner Umstand unter allen anderen Einzelheiten des Gesamtbildes hervorgehoben wird, dann ist es das emotionale Trauma, das die Bildung von Symptomen einleitet. Die Reaktion auf Streß ist ein durchgängiges Motiv in der Geschichte der psychosomatischen Krankheit, die Form dieser Reaktion ist jedoch in jeder Epoche verschieden und bei Männern eine andere als bei Frauen. Worauf es hier ankommt, ist der Umstand, daß Frauen «somatischer» reagieren als Männer.

Was waren das für Traumata, die das Maß des für Frauen Erträglichen überschritten? Die gängigsten Inhalte waren Verlust, physische Gewalt und sexuelle Nötigung. Der plötzliche Tod eines Kindes zum Beispiel rief häufig die als «Hysterie» bezeichneten psychophysischen Reaktionen hervor. Solche Kummerreaktionen waren auf jeden Fall im neunzehnten Jahrhundert, der großen Zeit der Mutterliebe, gang und gäbe, möglicherweise aber auch schon früher verbreitet. Irgendwann in den zwanziger oder dreißiger Jahren des letzten Jahrhunderts mußte die einundzwanzigjährige Französin Madame X. mitansehen, wie eines ihrer zwei Kinder innerhalb von achtundvierzig Stunden nach Ausbruch eines Krupp starb. «Am selben Abend kam es ohne Vorwarnung zu einer hysterischen Krise.» Unter Seufzen und Atemnot, Herzklopfen und Unterleibsschmerzen fühlte Madame X. eine Kugel aus ihrem Bauch in die Kehle aufsteigen. Dann verfiel sie in fünf Stunden dauernde Krämpfe, und diese Anfälle wiederholten sich in den folgenden zwei Wochen. Nachdem die Krampfanfälle sich zum Monatsende hin unregelmäßiger zeigten, retirierte Madame X. sich aufs Land, wo sie, noch immer mit leichter Symptomatik behaftet, in gedrückter Stimmung die nächsten vier Monate verbrachte. Ihre «Hysterie» nahm bei einem schrecklichen Zwischenfall ein Ende, als sie in dem Glauben, ihr zweites Kind sei bei einem Sturz ums Leben gekommen, in Ohnmacht fiel. Als sie beim Erwachen aus der Bewußtlosigkeit das kleine Mädchen noch am Leben fand, geriet sie in einen Freudentaumel. Fortan war Madame X. wieder gesund.[38]

Am letzten Februartag des Jahres 1866 zeigten sich bei dem achtzehnjährigen Wiener Bildhauer Karl von Wertheimstein, einem Sproß der renommierten Bankiersdynastie Wertheimstein, die ersten Anzeichen einer Scharlachinfektion, der er bereits am nächsten Tag erlag. Der Schicksalsschlag traf seine Mutter Josefine so hart, daß sie die Sprache und die Bewegungsfähigkeit verlor. Leopold von Wertheimstein, ihr Mann, konnte sich kaum noch aufrechthalten. Die Ärzte überredeten ihn, zusammen mit seiner Frau die Stätte des Unglücks zu verlassen, und so wurde Josefine von dem Familiensitz in Döbling vor Wien in fast bewußtlosem Zustand in das Hotel Österreichischer Hof in der Innenstadt gebracht. «Man hoffte, die Ortsveränderung werde von günstigem Einfluß sein», schrieb Josefines Bruder im Jahr 1903 im Rückblick auf die traurige Episode. «Leider war dies nicht der Fall. Von Tag zu Tag verschlimmerte sich Josefinens Zustand, und bald bestand kein Zweifel mehr, daß ihr Geist umnachtet sei. Von nah und fern wurden Ärzte berufen.» Doch nur durch die liebevolle Pflege, die andere Familienmitglieder ihr widmeten, konnte Josefine im Lauf von Jahren wiederhergestellt werden. Ihr Leben lang war sie nicht mehr imstande, den Namen ihres geliebten Sohnes auszusprechen. Wir erfahren nichts über die wahre Natur ihrer Symptome in diesem Lebensabschnitt, aber vermutlich waren es die anhaltenden körperlichen Symptome der ersten Stunde, Stimmlosigkeit und Lähmung.[39] Im neunzehnten Jahrhundert wurden viele Episoden motorischer Hysterie durch solche schrecklichen emotionalen Erschütterungen ausgelöst – ein für die Ärzte so entmutigendes Szenario, daß sie es mit einem stenographischen Kürzel als «das Telegramm» apostrophierten.

An nächster Stelle stand die physische Gewalt von Män-

nern gegen Frauen. Von 289 Hysteriepatientinnen mit «schleichendem Krankheitsbeginn», die Pierre Briquet in den vierziger und fünfziger Jahren des neunzehnten Jahrhunderts an der Pariser Charité betreute, hatten zwölf die
122 Symptome «nach häuslichen Mißhandlungen, die sich über längere Zeit erstreckten», ausgebildet.[40] Daß Frauen «hysterisch» wurden, nachdem sie verprügelt worden waren, war im vergangenen Jahrhundert nichts Außergewöhnliches. Die folgende Geschichte ist ein Szenario mit typischen Zügen. Am 5. April 1879 wurde der im ungarischen Verebély niedergelassene Doktor Munk zu einer Gutsbesitzergattin in eines der umliegenden Dörfer gerufen.

> An Ort und Stelle angelangt, hatte ich Mühe, mich durch die hier versammelt gewesene Menge zum Krankenbette durchzudrängen. Ein grosser Theil dieser neugierigen Zuschauer musste sich nolens volens auf meinen Befehl entfernen. Die Kranke lag auf dem Rücken im Bette mit geschlossenen Lidern, einer Schlafenden ähnlich; bis über die Brust mit einer Federdecke bedeckt. Bei Abnahme derselben sah ich, dass die oberen Gliedmassen gestreckt neben dem Stamme [Rumpf] lagen, die unteren Gliedmassen befanden sich ebenfalls in gestrecktem Zustande; der Puls sowie die Respiration waren normal.

Doktor Munk hob einen Arm der Kranken hoch, der nach dem Loslassen schwer auf die Unterlage zurückfiel; damit schied für den Arzt die Möglichkeit einer «Katalepsie» aus.

> Ich tropfte brennendes Siegellack auf die untere Extremität, es erfolgte weder eine Bewegung derselben, noch eine Zuckung als Zeichen des Schmerzes in den Gesichtsmuskeln. Auf wiederholte laute Fragen erfolgte keine Antwort. Ein Löffel Wasser, den ich ihr in den Mund goss, wurde nicht verschluckt, sondern rann wie bei einer in Agonie Liegenden aus beiden Mundwin-

keln wieder heraus. Aus der Anamnese erfuhr ich Folgendes: Der Gatte habe die Patientin tags vorher geschlagen und von der Minute an sei sie in diesen lethargischen Zustand verfallen.

Doktor Munk war unschlüssig, was zu tun sei. Erst auf dem
Nachhauseweg fiel ihm ein, daß er es ja mit dem Anruf hätte versuchen können, den der «Magnetiseur» Carl Hansen zu benutzen pflegte: «Wach!» Freilich, überlegte er weiter, die Patientin war Ungarin und hätte vielleicht das deutsche Wort nicht verstanden. Am nächsten Tag nahm der Fall eine überraschende Wendung: In einem Augenblick, als sie sich unbeobachtet glaubte, sprang die Patientin aus dem Bett und schnitt sich ein Stück Brot ab. «Bei dieser Manipulation ertappt, machte sie sich auf und davon und kehrte erst nach mehreren Wochen wieder zu ihrem Gatten zurück.»[41]

Eine Frau in Chicago machte in den neunziger Jahren des letzten Jahrhunderts als Hausangestellte Bekanntschaft mit der Invalidität, als sie mit ihrer Arbeitgeberin in Streit geriet. «Bei der Auseinandersetzung bekam sie über dem rechten Auge einen Faustschlag ab, der eine Prellung und die sofortige Erblindung des Auges zur Folge hatte.» Zwar ging die Blindheit bald vorbei, doch mehrere Monate später trat eine Lähmung des linken Arms auf. «Auch diese verschwand dann ebenso plötzlich, wie sie gekommen war, aber dafür wurde der rechte Arm gelähmt, und die Heilung erfolgte in gleicher Weise. Seit drei Jahren sind die unteren Extremitäten paretisch [unvollständig gelähmt], so daß sie sich ohne Krükken nicht fortbewegen kann.» Während eines Aufenthalts im Cook County Hospital wurde sie von dem jungen Doktor Julius Grinker einer Hypnosebehandlung unterzogen, die eine vorübergehende Genesung bewirkte, doch als Grinker das Krankenhaus verließ, hatte sie sofort einen Rückfall.[42]

Die Symptome, die sich bei Frauen auf Gewalttätigkeit hin einstellen, scheinen sich im Lauf der Jahre, wie die psychoso-

matische Symptomatik im allgemeinen, von Lähmungserscheinungen zu sensorischen Störungen gewandelt zu haben. In der gastroenterologischen Klinik des Cornell Medical College erschien um das Jahr 1930 «Lena», eine dreiunddreißig-
 jährige New Yorkerin italienischer Abstammung und klagte über «Beschwerden vom Bauch her – Völlegefühl, Zwicken, Kopfschmerzen und gelegentliche Appetitlosigkeit». Sie erzählte eine nebulose Geschichte, wonach sie bei einem Sturz auf der rechten Körperseite aufgeschlagen sein wollte. George Stevenson, der zur Vornahme einer psychiatrischen Exploration zugezogen worden war, brachte heraus, «daß sie in Wahrheit nicht gestürzt war, sondern daß vielmehr ihr Mann sie seiner Gewohnheit gemäß in die Rippen geboxt hatte. Mit Rücksicht auf ihre Erkrankung hatte er diese Gewohnheit aufgegeben.»[43] Mit anderen Worten: Lenas Unterbewußtsein hatte sich ein Symptom ausgedacht, das sich als Schutz auswirkte. Hier haben wir ein Motiv, in dem die Geschichte der weiblichen psychosomatischen Erkrankung sich von der der männlichen unterscheidet: die Produktion hysterischer Symptome des sekundären Krankheitsgewinns wegen, der in der Sicherheit vor Gewalttätigkeit liegt. Dieses Moment des Selbstschutzes ist in allen drei im vorstehenden zitierten Fällen vorhanden, und aus der Literatur ließen sich noch zahlreiche ähnliche Beispiele anführen.

Eine Extremform der Gewalt gegen Frauen ist die Notzucht. Da vergewaltigt zu werden unter den Erfahrungen, die eine Frau in der Vergangenheit machen konnte – und heute machen kann –, zu den traumatischsten zählt, darf man wohl von einem Zusammenhang zwischen dieser Form sexueller Gewalt und dem Ausbilden psychosomatischer Symptome ausgehen. Tatsächlich finden sich in der Vorgeschichte einer Vielzahl von Frauen mit psychosomatischen Symptomen Episoden sexueller Gewalt. Dennoch ist die psychosomatische Erkrankung als Folge von Vergewaltigung historisch wenig erforscht. Über diese Materie, die im weiblichen Leben eine so essentielle Rolle spielen kann, wissen wir fast nichts. An dieser Stelle wäre dazu vielleicht nur festzuhalten, daß die Symptome, die Frauen in der Folge von Vergewaltigung und Inzest entwickeln, anscheinend dem zur gegebenen Zeit vorherrschenden Somatisierungsschema entsprechen. Das heißt: Im neunzehnten Jahrhundert begegnen wir motorischen, im zwanzigsten sensorischen Symptomen.

Ende der dreißiger Jahre des letzten Jahrhunderts wurde in Frankreich die achtzehnjährige Magd Marie D. «mitten auf einem Acker von mehreren Männern überfallen, die ihr Gewalt antun wollten [*attenter à sa pudeur*]. Voll Angst und Empörung angesichts einer derart brutalen Tat, erlitt sie auf der Stelle eine Nervenkrise. Die Anfälle wiederholten sich in den darauffolgenden Tagen drei-, viermal die Woche. Sie dauerten jeweils eine Dreiviertelstunde.» Acht Jahre vergingen, und als Marie D. danach auf der Station Pierre-Adolphe Piorrys im Pariser Hôpital de la Pitié untersucht wurde, umfaßte ihre Hysterie inzwischen die meisten Standardsymptome der Zeit. Die Anfälle begannen mit sensorischen Prodromalerscheinungen wie Ohrensausen und einem Gefühl, als würden die Nieren mit einer Eisenstange zerquetscht. Und nachdem sich zuletzt der Globus im Hals festgesetzt hatte, zeigte dann zwischen den Lippen austretender Schaum den Beginn der Konvulsionen an. «Nach dem Anfall fühlt sie sich erschöpft, zerschlagen, ausgepumpt. Etwa zehn Minuten lang ist ihr Bewußtsein getrübt. Sie lacht, singt, scheint dem Tode nahe, reagiert nicht auf Fragen, und kommt dann wieder zu sich.» Überdies hatte sich drei Jahre zuvor bei ihr eine Empfindungslosigkeit der gesamten Körperoberfläche eingestellt, «so daß ein Nadelstich keinerlei Anzeichen von Schmerz hervorrief».[44] In diesem Fall hatte ein episodisches Erlebnis sexueller Gewalt eine junge Frau auf ein Jahrzehnt hinaus in eine Invalidität gestürzt, die mit den zeittypischen Symptomen – Konvulsionen, Katalepsie und Anästhesie – einherging.

Am 20. April 1842 wurde in Angers die dreißigjährige Fabrikarbeiterin Mademoiselle X., der eine gute Gesundheit, aber ein ängstliches Wesen nachgesagt wurde, in der Abenddämmerung von einem betrunkenen Soldaten überfallen. «Der Davonlaufenden nachsetzend, stolperte der Mann über einen Steinhaufen und schlug hart zu Boden. Mademoiselle X. [...] befand sich in äußerster Panik, und sofort setzte ihre Regel aus.» Als nächstes schwoll ihr Bauch an und schmerzte. Sie konnte nur noch mit Mühe gehen, war allerdings nicht bettlägerig. Im Lauf der folgenden fünf Monate hatte sie vier schwere Krampfanfälle, bei denen sie jedesmal zu Boden fiel und das Bewußtsein verlor. Ihr Arzt führte die Anfälle auf Menstruationsvorgänge zurück.[45] Diese Anekdoten sind zwar nur Splitter aus einem Gesamtbild, aber ich zweifle nicht daran, daß sie repräsentativ sind für das umfangreiche Fallmaterial in der medizinischen Literatur. Was immer der Inhalt der traumatischen Erfahrung war, die Frauen, die sie machten, produzierten die zeittypischen Symptome.

Auch über die psychosomatischen Symptome heutiger weiblicher Opfer sexueller Gewalt wurde bislang wenig geschrieben. In einer großstädtischen psychosomatischen Klinik ist es aber nichts Ungewöhnliches, von jungen Patientinnen Geschichten zu hören, in denen sie die Rolle von Mißhandelten und Mißbrauchten spielen. Nicht zu übersehen ist, daß der Symptomkatalog heute anders aussieht. Ein Beispiel: Eine Zweiundzwanzigjährige, die bei ihren Eltern lebte, wurde in die Klinik aufgenommen. Sie klagte darüber, daß ihr jedes Mal, wenn sie sich von einem Stuhl erhob, schwindlig wurde, dazu verspüre sie ein Schwächegefühl im ganzen Körper sowie ein Brennen im Kopf, habe ein taubes Gefühl in beiden Händen, Ohnmachtsanfälle und einen unsicheren Gang. Die sorgfältige Untersuchung des Neurologen erbrachte keinen organischen Befund. Im Lauf der folgenden Tage kam ihre Geschichte an den Tag. Als kleines Kind hatte sie sich vor ihrem «lieblosen und kritischen Vater» gefürchtet, zumal die Mutter «emotional nicht greifbar» war. Von ihrem fünften bis zu ihrem dreizehnten Lebensjahr hatte sie dann allerdings bei ihren Großeltern gelebt und war während dieser Zeit recht glücklich gewesen. Nachdem sie mit dreizehn wieder zu ihren Eltern gezogen war, hatte ihr Vater, der sie auch schlug, ein inzestuöses Verhältnis mit ihr angefangen. Seit damals war sie «depressiv». Jetzt, wo sie zweiundzwanzig war und ihrer Meinung nach «nicht wert, Freunde zu haben», gab es für sie keinerlei geselliges Leben außerhalb ihrer Familie, in der sie, gemäß den Normen der ethnischen Gruppe, der sie angehörte, unablösbar verfangen war. Ihr Gesichtskreis war auf die Schule und das Studium beschränkt. Sie hatte nie einen Freund gehabt. Im Elternhaus herrschte eine ungemütliche Atmosphäre, ganze Abende lang stritten ihre Angehörigen unaufhörlich. Eine Psychologin, die sie zum Phantasieren über Bilder des Rorschach-Tests bringen wollte, beurteilte sie anschließend als «stark regrediert, pathologisch und zu Konfabulationen neigend». Ihre Phantasiebilder von «Gefolterten» hielt man für Reflexe des erlittenen Mißbrauchs durch den Vater. Während ihres Aufenthalts in der Klinik schien sie auf jedermann dort einen mächtigen Zorn zu haben, und ihre Symptome blieben ihr nach der Entlassung erhalten. Mit ihrem unsicheren – «ataxischen» – Gang griff sie auf die alten motorischen Störungen des neunzehnten Jahrhunderts zurück (aufgrund ihrer ethnischen Traditionen war man einigermaßen «traditionalistisch» eingestellt), ihre anderen Symptome ähnelten mehr den gängigen Zivilisationsbeschwerden des ausgehenden zwanzigsten Jahrhunderts. Diesen speziellen Fall zitiere ich hier nicht als definitiven Beleg für den «Sym-

ptomenwechsel», sondern zur Erinnerung an die Tatsache, daß jeder, der die traumatisierenden Bedingungen zu erkunden gedenkt, unter denen einst im Frauenleben die Hysterie geboren wurde, an dem Thema Vergewaltigung nicht vorbei-
 kommt.

Die Familie: «Szenario der Enttäuschung und Gefühlsverstrickung»

Nur eine Minderheit der Frauen mit psychosomatischen Symptomen hat eine Traumatisierung der Art, wie im vorangegangenen Kapitel beschrieben, erlebt. Das neunzehnte Jahrhundert hielt allerdings für die Frau eine Schockerfahrung anderer Kategorie bereit: die neue Intimität des Familienlebens. Mit dem Eintritt in die empfindsame Familie des späten achtzehnten und des neunzehnten Jahrhunderts, in der die Menschen nicht mehr durch die Bande des Besitzes, sondern durch die Bande der Zuneigung zusammengehalten wurden, kletterte die Frau gleichsam in einen Kessel voll siedenden Wassers und zog den Deckel über sich zu.[46] Bei der historisch beispiellosen Gefühlsintensität, die das Binnenklima der modernen Familie bestimmte, dürften viele Neuerungen auf dem Gebiet des Krankheitsverhaltens und des Erlebens des eigenen Körpers die Frucht dieser veränderten Bedingungen von Emotionalität gewesen sein. Wie oft wurden die überhitzten Erwartungen junger Frauen an die Ehe durch eine Realität enttäuscht, die den durch die zeitgenössische Romanlektüre geweckten Traumvorstellungen radikal zuwiderlag!

Zur Erklärung weiblicher psychosomatischer Symptome könnte man demnach auch an so etwas wie ein für das neunzehnte Jahrhundert typisches «Szenario der Enttäuschung und Gefühlsverstrickung» denken: Umworbene junge Frauen malten sich eine Zukunft der wunderbaren Zweisamkeit und romantischen Erfüllung aus. Und wirklich lernten sie nach dem Eintritt in das Familienleben neuen Stils eine intensive Beziehung zu Ehemann und Kindern kennen, wie sie in der Generation ihrer Großmütter noch ganz undenkbar war. Aber Beziehungsintensität ist ein zweischneidiges Schwert: Sie kann sich zum Guten wie zum Schlechten auswirken. Anders als das kühle Binnenklima in der traditionellen, auf Konvention und Herkunft gegründeten Familie konnte die Dynamik von Liebe und Leidenschaft in der modernen Familie mit unliebsamen Überraschungen einhergehen. Davor warnte Pierre Briquet im Jahr 1859: «Am stärksten von allen [Umständen, die den Rückfall in die Hysterie heraufbeschwören] wirkt die Ehe. Mit dem Kummer und dem Verdruß, den sie mit sich führte, brachte sie bei zwölf Hysterikerinnen die Anfälle wieder zum Aufleben, die sich vor längerer oder kürzerer Zeit verflüchtigt hatten; bei zwei Frauen stellten sich in der Ehe die Krampfanfälle als Folge der Erregungen im Zusammenhang mit dem Beischlaf wieder ein.»[47]

So führte gerade die Intensität des Familienlebens neuen Stils zum Schock. Dieser Schock konnte die Folge überraschender Geschehensverläufe sein, von denen man sich als unverheiratetes junges Mädchen nicht hatte träumen lassen. Oder er ergab sich schlicht aus der Erfahrung der eigenen Gefühlsverstrickung, des emotionalen Verfangen-, Überwältigt- und Vereinnahmtseins in der plötzlichen Intimität mit einem Mann, der bis vor kurzem noch ein Fremder gewesen war. Man erinnere sich, daß die Mädchen und jungen Frauen der Bourgeoisie nach herrschender Sitte vor der Ehe unberührt zu bleiben hatten und mit Verehrern nur unter Aufsicht zusammentrafen.

Zu dem Thema der unangenehmen Überraschungen

wußte eine aus dem Großbürgertum stammende Patientin Briquets eine in mancherlei Hinsicht typische Geschichte zu erzählen:

> 130 Ich bin das Kind gesunder Eltern; in meiner Familie hat es niemals ein Nervenleiden gegeben. Ich hatte eine gute Konstitution und ein fröhliches, unbekümmertes Wesen. Ich wurde standesgemäß erzogen, meine Periode hatte ich immer regelmäßig und ohne Schmerzen, bis zu meiner Verheiratung war ich vollkommen gesund. Nach diesem Ereignis habe ich an mir selbst, an meinen Kindern und an meinem Hab und Gut alles erlitten, was man nur erleiden kann. Fünfzehn Jahre lang war mein Leben ein einziges unaufhörliches Martyrium. Nach sechs Monaten Eheleben bekam ich Magenschmerzen, [zu denen] nach zehn Monaten Atemnot und Erstickungsanfälle hinzukamen. Nach einem Jahr hatte ich bei Gelegenheit eines stürmischen Auftritts meinen ersten Krampfanfall. Die Anfälle wurden schon bald häufiger und kamen zwei-, dreimal die Woche. Sie hörten erst auf, als mein Mann nach fünfzehn Ehejahren starb. Von diesem Zeitpunkt an habe ich keinen Anfall mehr gehabt, und meine gewohnten Beschwerden sind nach und nach abgeflaut.[48]

Diese Kranke erlebte kein präzis umschriebenes Trauma, sondern einfach nur das totale Eintauchen in das ungewohnte Eheleben und reagierte darauf mit einem Schock.

Eine dreiunddreißigjährige Patientin des Pariser Mediziners und Psychologen Pierre Janet litt darunter, daß «ihr Ehemann so gut wie ganz das Interesse an ihr verloren hat und sie sehr allein ist. Den Kummer, den ihr das macht, muß sie verbergen.» Ihre psychosomatische Episode begann eines Abends im Konzert, wo sie nicht weit von dem Orchester entfernt saß, in dem auch eine blinde Geigerin mitspielte. Während der gesamten Veranstaltung beobachtete sie voller

Mitleid diese blinde Musikerin und dachte über ihr trauriges Los nach. Am nächsten Morgen bat sie ihren Mann ohne weitere Erklärung, sie zum Augenarzt zu begleiten. Der Spezialist untersuchte ihre Augen, konnte aber nichts Abnormales feststellen. «Am nächsten Tag suchte sie einen anderen Augenarzt auf; dringend um eine Erklärung für ihre Besorgnis gebeten, gestand sie schließlich, daß sie glaubte, sie sei blind.» Auf diese Idee reagierte man in ihrer Umgebung einigermaßen verblüfft, denn sie fand sich im alltäglichen Leben problemlos zurecht; doch obwohl aus allem, was sie tat, für jedermann klar ersichtlich war, daß sie keinerlei Probleme mit dem Augenlicht hatte, blieb sie bei der Behauptung, sie sei blind. Sie verlor nun mehr und mehr den Halt, aß nicht mehr, sprach kaum noch, konnte nachts nicht schlafen und hörte tagsüber nicht auf zu weinen und zu seufzen. Ihre Angstzustände wurden immer drückender, und sie sprach davon, daß sie sich aus dem Fenster stürzen wollte, «um dem Blindsein ein Ende zu machen».[49] Für uns liegt die Schlußfolgerung nahe, daß es die Vernachlässigung durch den Ehemann war, die der Frau, die einst allen Grund zu der Annahme gehabt hatte, sie werde in der Ehe auf Händen getragen werden, den Gedanken eingab, daß sie blind sei. Es kann sein, daß sie sich dieses Symptom zulegte, weil sie darin ein Mittel erblickte, die besorgte Aufmerksamkeit ihres Mannes auf sich zu ziehen und auf nonverbaler Ebene einen Dialog in Gang zu bringen, der auf verbaler Ebene nicht mehr möglich zu sein schien. In ihrer persönlichen Enttäuschung und Gefühlsverstrickung hatte sie die Realität der Ehe als ernüchternd erlebt. Und wie viele ihrer Geschlechtsgenossinnen war diese Frau emotional zu tief eingebunden, als daß sie sich hätte befreien können. Zwar stand solchen Frauen theoretisch der Weg zur Scheidung offen, aber in der Praxis war er für sie nahezu unmöglich zu realisieren.

In diesem Zusammenhang spielte es keine große Rolle,

ob die Kranken sichtbar unglücklich waren. Der wichtige Faktor war die Wirkung von Intimität, denn durch Intimität gebundene Frauen verbergen oft ihre mißliche Gefühlslage hinter einem glückstrahlenden Gesicht. (Darin ähneln sie verblüffend den magersüchtigen Mädchen und jungen Frauen, die ebenfalls in einer «glücklichen» Familie ein «glückliches» Leben führen.) So begegnen uns unter den Hysterikerinnen auch Frauen, die mit Eheglück dermaßen überhäuft waren, daß sie darin fast zu ersticken drohten. In den siebziger Jahren des neunzehnten Jahrhunderts behandelte der prominente Pariser Hydrotherapeut Alfred Beni-Barde, der in dem Vorort Auteuil eine vornehme Spezialklinik für Nervenleiden betrieb, eine glücklich verheiratete Frau von zweiunddreißig Jahren, Mutter dreier wohlgelungener Kinder. Sie entstammte einer alten Industriellenfamilie in der Provinz. Ihr Hauptproblem bestand darin, «daß es ihr unmöglich war, die Stimme ihres Gatten zu hören, ohne eine nervöse Unruhe zu empfinden, die in ihrem Inneren eine große Traurigkeit und wahre Todesangst auslöste». Sobald ihr Mann zu sprechen anfing, mußte sie sich an einen Ort zurückziehen, wo sie allein war. «Sie sagte mir auch, daß diese Stimme, die früher sprechend oder singend für sie Quelle so vieler angenehmer Eindrücke gewesen war, in ihrem ganzen Sein nur mehr die allerpeinlichsten Empfindungen erwecke. Sobald jetzt die ersten Laute an ihr Ohr schlügen, höre sie zunächst nur ein ununterbrochenes Rauschen, dem alsbald eine Art Tremor folge, der sich erratisch über den ganzen Körper ausbreite.» An diesem Punkt ihrer Erzählung füllten sich ihre Augen mit Tränen, und ihre innere Erregtheit trat sowohl in ihrem Gesichtsausdruck wie in ihrer Sprechweise in Erscheinung. Es kam vor, daß der Klang der gefürchteten Stimme bei ihr ungewollte Bewegungen auslöste (deren sie allerdings leicht Herr wurde) oder daß er einen flüchtigen hellen Schmerz hervorrief, der kein klares Zentrum hatte. Die Patientin reagierte auch auf andere Klänge sehr feinfühlig: So konnte sie, eine sehr gute Klavierspielerin, beispielsweise Chopin niemals ohne äußerst peinigende Empfindungen spielen und kein Stück von Schumann ohne ein banges Gefühl im Herzen hören.

Worauf es hier in erster Linie ankommt, ist der Umstand, daß die Patientin, zumindest nach eigener Einschätzung, nicht manifest unglücklich war. Ihr Ehemann, ein Mediziner, hatte sie seit der Zeit, als er ihr den Hof machte, mit seinem schmelzenden Gesang stets völlig verzaubert. Doch dann, nach «zwölf Jahren des Glücks und der Freude» in der Ehe, brachte er einmal von einer Entenjagd eine schwere Laryngitis mit heim, die seine Stimmbänder ernstlich schädigte. Als er nach dem Abklingen der Entzündung wieder zu singen versuchte, stellte er fest, daß seine Stimme rauh und mißtönend geworden war. Und so blieb sie auch trotz allen Bemühens zahlreicher Fachärzte, die er vor allem auf Betreiben seiner Frau konsultierte. Mit seinem Gesang war es aus und vorbei, und seine Frau empfand dies als eine grausame Beeinträchtigung ihres Glücks. Sie machte nun die Erfahrung, daß auch die Sprechstimme ihres Mannes, die sie zuvor immer als angenehm empfunden hatte, ein Unlustgefühl in ihr erweckte, das sie zwar anfangs noch zu unterdrücken vermochte, das jedoch mit der Zeit eine unbeherrschbare Intensität annahm und sich in rhythmischen Muskelzuckungen und abwechselndem Erröten und Erbleichen vor allem im Gesicht entlud. «Vor Trauer um das verlorene Glück brach sie jetzt häufig in Tränen aus.» Sie verfiel in tiefe Melancholie. Obwohl ihr Ehemann, wenn er mit ihr sprach, sich die größte Mühe gab, seiner Stimme jegliche Rauheit zu nehmen, fand sie ihre Gemütsruhe nicht wieder und wurde schließlich im Zustand nervöser Erschöpfung in Beni-Bardes Klinik eingeliefert. Der Gegensatz zwischen dem phantasierten Bild von der Ehe und der Ablehnung des Ehemanns auf somatischer Ebene, wie er hier in Erscheinung tritt, dokumentiert eindrucksvoll die Verweigerung der Intimität. Die ganze Geschichte zeigt ein exemplarisches Bild der Frau unter dem Schock der Selbstentfremdung in der Ehe. Beni-Barde kurierte seine Patientin, indem er dem Paar eine strikte Trennung auf Zeit verordnete.[50]

Wir haben es hier mit psychischem, nicht ökonomischem Elend zu tun. Der Verlust von Idealen, die vom Alltag diktierte Trennung von liebgewordenen Phantasien, wenn nicht sogar von geliebten Menschen – diese Erfahrungen drückten sich unter Umständen nicht in Flucht oder Aufbegehren, sondern in somatischen Reaktionen aus. Tatsächlich ist das Szenario der Enttäuschung und Gefühlsverstrickung eine epochenspezifische Exemplifizierung des generellen Einflusses von Verlust und Unglück auf die Leib-Seele-Beziehung. Es läßt erkennen, wie das zu einer bestimmten Zeit an einem bestimmten Ort gegebene spezifische kulturelle Milieu universelle und bleibende Aspekte der Leib-Seele-Beziehung auszuformen vermag.

Die Matriarchin

In einem anderen Szenario fällt die Hauptrolle der Gestalt der Matriarchin zu. Im Familienleben ist die dominierende Frau seit jeher keine Unbekannte, und die Familie des neunzehnten Jahrhunderts ist in dieser Beziehung durchaus kein Sonderfall. Neu war im vorigen Jahrhundert jedoch die Strategie der emotionalen Erpressung. In der traditionellen bäuerlichen Familie, in der die Binnenbeziehungen üblicherweise rein pragmatischen Zwecken und nicht individuellen Glücksvorstellungen dienten, wäre es ziemlich schwierig gewesen, andere Familienmitglieder mit dem eigenen Leiden zu erpressen. In der traditionellen Lebenswelt, in der unter den Männern Sprichwörter vom Kaliber des folgenden kursierten –

> Kühverrecke, großer Schrecke,
> Weibersterbe, kein Verderbe[51]

–, wäre die Nachricht «Die Frau ist leidend» vom Bauern allenfalls mit einem Gähnen quittiert worden.

Die Gefühlsbeziehungen der modernen Familie indessen verlangten vom Ehemann Rücksichtnahme auf Symptome seiner Frau und von den Eltern fürsorgliche Maßnahmen gegen Symptome der Kinder. Diese Pflicht zur Anteilnahme eröffnete die Möglichkeit des Mißbrauchs von Symptomen zu manipulativen Zwecken. Ein instruktives Beispiel ist die Pubertätsmagersucht (Anorexia nervosa). Vor der – gegen Ende des achtzehnten Jahrhunderts einsetzenden – Entstehung der modernen Familie hätte wenig Krankheitsgewinn darin gelegen, sich selbst auszuhungern. In der traditionellen Familie wäre die Verweigerung der Nahrungsaufnahme, unter Umständen bis zum drohenden Hungertod, entweder mit Gleichgültigkeit aufgenommen oder aber als ein Beweis der Geistesgestörtheit angesehen worden. Erst als tiefempfundene Gefühle die familiäre Tischrunde einten, brachte die Drohung mit dem eigenen Hungertod eine alarmierte Reaktion hervor.

Ebenso verhielt es sich mit dem Rückzug ins Bett. In der traditionellen Familie erweckte die Gestalt der bettlägerigen Matriarchin wenig Mitgefühl; der Anblick einer leidenden weiblichen Angehörigen konnte die selbstzufriedene Gleichgültigkeit der anderen Familienmitglieder nicht erschüttern. Anders in der Familie des neunzehnten Jahrhunderts: Hier konnte man niemanden im Familienkreis leiden sehen und dabei gleichgültig bleiben; man mußte Mitgefühl bekunden,

Beistand leisten. Auf diesem Nährboden gedieh die bettlägerige Matriarchin, die Haustyrannin, die ihre chronische Erkrankung als Beglaubigungsurkunde für ihre Einsetzung in die Herrschaftsgewalt präsentierte und damit das Zepter über die ganze Familie schwang.

Die despotische Matriarchin wurde im neunzehnten Jahrhundert zu einer weiblichen Standardrolle und als solche zu einem Standardthema der medizinischen Literatur: eine Gestalt, die mit ihrem Gehstock auf den Boden stampft, um die Dienstboten herbeizurufen, die den ganzen Haushalt mit ihrem Bedürfnis nach Ruhe und ihrer Spezialdiät tyrannisiert und die täglich mindestens einmal nach dem Doktor schickt. Bedauerlicherweise ist unsere Sicht der Haustyrannin ein wenig getrübt durch die Abneigung, die die Ärzte gegen sie hegten. Die Mediziner haßten es nämlich, für diese Patientinnen den Laufburschen spielen zu müssen. «Es gibt vielerlei Narren», meinte Silas Weir Mitchell 1887, «vom hirnlosen Narren bis zum teuflischen Narren, aber um einen ganzen Haushalt so unglücklich wie überhaupt nur möglich zu machen, gibt es kein wirksameres Mittel als ein törichtes Weib, das hochgradig nervös und hinfällig ist, nach Mitleid lechzt und Gefallen an der Macht hat.»[52] Der französische Psychiater Julian de Ajuriaguerra beschrieb 1951 die «kastrierende» Mutter, die hysterische, tyrannische und frigide Töchter in die Welt entläßt.[53] Diese berückenden Konterfeis der Matriarchin verdanken sich zweifellos mehr einer überhitzten männlichen Phantasie – die im letzteren Fall noch dazu mit einem Schuß Freudianischem Psychogeschwafel versetzt ist – als einer objektiven Analyse von Mutter-Tochter-Beziehungen. Dennoch: Die Gestalt der an Haus und Bett gefesselten bürgerlichen Despotin, die die Dienstboten tyrannisiert und ihren schweigsamen, versauerten Mann ankeift, ist uns in so vielen verschiedenartigen Quellen – literarischen, medizinwissenschaftlichen und künstlerischen[54] – überliefert, daß wir es hier mit einer epochentypischen Erscheinung zu tun haben müssen.

Im zwanzigsten Jahrhundert wurde die despotische Matriarchin im Zuge der Abwärtsdiffusion in alle Gesellschaftsschichten zu einer zunehmend vertrauten Ursache ärztlicher Irritation. Anthony Clarke, ein niedergelassener Arzt in Sheffield, beschrieb 1967 das «Syndrom der dominierenden Matriarchin», bei dem «die Großmutter [drei Generationen] unter der Fuchtel hat»: «Sie heiratete einen soliden, ruhigen, zuverlässigen Geldverdiener, der bald dahinterkam, daß jedes Pochen auf eigene Rechte von seiner Seite auf seiten seiner Ehefrau nur rabiaten Widerstand oder hysterische Symptome hervorrief.» Das Leiden – und damit die Beglaubigung der weiblichen Herrschaftsgewalt – wurde von einer Generation an die nächste weitergegeben. In dreizehn drei Generationen umfassenden Familienverbänden stellte Clarke fest, daß «[die Enkelin] an denselben Beschwerden leidet wie die Großmutter, und oft sogar in gesteigertem Maße. [...] Sie erscheint regelmäßig in der Sprechstunde, oft in Begleitung von Mutter und Großmutter. Bei jedem Hausbesuch des Arztes bei einem erkrankten Kind führt die Großmutter das Wort – die Mutter sagt zu allem ja und amen, und die Männer (sofern sie nicht außer Haus bei der Arbeit sind) halten den Mund.» Die Mutter und ihr Mann ziehen in das Haus gegenüber dem Haus der Großmutter, «und wenn die Mutter oder ihre Tochter krank wird, übersiedeln beide zur Großmutter, oder die Großmutter quartiert sich bei ihnen ein». Nach Clarkes Beobachtung bildeten diese Familien einen krassen Gegensatz zu den normalen patriarchalischen Arbeiterfamilien in Sheffield.[55] Wie viele Vorurteile auch immer diese Ärzte hatten, sie gaben sich auf jeden Fall Mühe, mit ihrer Beschreibung das Phänomen der Frauen, die eine Machtstellung im Familienleben einnahmen und zugleich chronisch krank waren, in seinem Kern zu erfassen.

Wie sah das Leben dieser starken und dennoch siechen Frauen eigentlich aus? Für den Historiker ist es schwierig, den Schleier zu durchdringen, den die Abneigung der Ärzte damaliger Zeit über den Gegenstand seiner Wißbegier gelegt hat. Welchen objektiven Sachverhalt beschreibt ein Arzt, wenn er von einer «tyrannischen» oder «kastrierenden» Matriarchin spricht? Kern der Realitätserfahrung der Matriarchin war, daß sie sowohl geliebt als auch gefürchtet wurde. Grundlage ihrer Kommandogewalt waren die Gefühlsbindungen, die sich in der Zeit der jungen Liebe und der ersten Mutterschaft hergestellt hatten; Macht im Sinne der Verfügungsgewalt über Ressourcen oder Zwangsmittel hatte sie relativ wenig.

Die Macht der Matriarchin beruhte demnach auf ihrer Fähigkeit, «Liebe auf sich zu konzentrieren», um es mit den Worten des Wiener Psychiaters Paul Schilder zu sagen, der Anfang der dreißiger Jahre in die USA emigrierte. In einem 1939 veröffentlichten Aufsatz vertrat Schilder die Auffassung, die Funktion der Hysterie innerhalb der Familie sei es, die Liebe aller anderen Familienmitglieder füreinander ganz auf das hysterische Individuum zu vereinigen. Im Familienleben bewirkt die organische Erkrankung eines Kindes «die Konzentration von elterlicher Liebe auf das Kind. Die Krankheit macht das Kind noch abhängiger von den Eltern.» Gleiches galt für die pseudoorganische Erkrankung oder Hysterie, denn die Eltern konnten nicht wissen, ob die Symptome organischen Ursprungs waren oder nicht. «Hysterie wird so zum Ausdruck von Leiden als Kranksein in seiner menschlichen und sozialen Dimension», so Schilder weiter. «Sie unterstreicht die kindliche Hilflosigkeit und Abhängigkeit von der Liebe der Eltern.»[56]

In der so dominierend wirkenden Gestalt der Matriarchin könnte also durchaus eine Frau gesteckt haben, die um den Fortbestand der Liebe ihres Mannes und ihrer Kinder zu ihr bangte und in deren chronischem Gebrechen sich das Bedürfnis nach dieser Liebe artikulierte. Mußte sie bei dieser Motivlage unbedingt in die Rolle der «dominierenden Matriarchin» schlüpfen? Wahrscheinlich war es ein Zufall der Verteilung von Persönlichkeitsstilen, wenn sie in dieser Kategorie landete, denn von Natur aus weniger selbstbewußte Frauen in ihrer Lage wurden von den Medizinern als «fragile labile Hysterikerinnen» eingestuft. Für Patientinnen, deren Platz in diesem speziellen Merkmalsspektrum näher am Pol der Selbstbewußtheit lag, war die Bezeichnung «dominierende Hysterikerinnen» geläufig.

Invalidität – ein rein weibliches Phänomen?

Gab es keine männlichen Invaliden? Wurden nur Frauen von dem Übel befallen? Es ist schlechterdings nicht vorstellbar, daß chronische Hinfälligkeit ohne organischen Hintergrund nur das eine Geschlecht betroffen haben sollte. Tatsache ist, daß es Männer gab, die eine Art unterirdischer Invalidenexistenz führten, in der sie für den Blick des Historikers schwieriger auszumachen sind. Informationen über männliche Invalidität – über Männer, die nicht bettlägerig sind und denen auch sonst nicht viel zu fehlen scheint, die aber trotzdem nicht imstande sind zu arbeiten – sind äußerst schwer zu beschaffen, aber wichtig, weil sie die Universalität einer Erfahrung beweisen, die ohne sie als ausschließlich weibliche Domäne erscheinen würde. In der Vergangenheit gehörte es zur sozialen Rolle der gutsituierten Bürgerin, daß sie nicht arbeitete. Da sie sonst nicht viel zu tun hatte, brauchte sie kein schlechtes Gewissen zu haben, wenn sie sich auf Dauer ins Bett legte. Männlicher Müßiggang hingegen war nicht sozial sanktioniert, und invalide Männer haben deshalb ihre Spuren nach Kräften verwischt. Ein Mediziner, der im amerikanischen Süden viele Erfahrungen mit männlichen Invaliden gesammelt hatte, schrieb: «Nach meinem – schlecht dokumentierten – Eindruck bemühen sich männliche Invaliden nicht um ärztliche Hilfe. Vom Befund her gesehen, ist die Diagnose bei ihnen allzu brüchig und anfechtbar.»[57]

Clifton Meador, ein älterer Arzt, praktizierte in den dreißiger und vierziger Jahren in Kleinstädten im Süden von Alabama und dokumentiert mit seinen Erinnerungen die Existenz von mindestens einer Subkultur von männlichen Invaliden. Was wir hier vor uns haben, sind nicht chronische organische Leiden wie Arthritis oder Herzschwäche, sondern psychogene Probleme. Ein «Darmverschluß» oder ein «Bin in einen Brunnenschacht gefallen und die ganze Nacht drin liegengeblieben» qualifizierte zum Invaliden auf Lebenszeit. Oft hieß es von den betroffenen Männern, daß sie «beinah gestorben» wären. Männer, die solche schwer zu beschreibenden, aber irgendwie nach Trauma klingenden Erfahrungen hinter sich hatten, pflegten dauerhaft erwerbsunfähig zu werden und sich von ihrer Frau ernähren zu lassen. Im Gegensatz zur invaliden Frau war der invalide Mann nicht ans Haus gefesselt, obschon er so geschwächt war, daß er gerade noch das Familienauto zu dem Parkplatz steuern konnte, wo er abends seine Frau von der Arbeit abholte, und auf der Heimfahrt schon nicht mehr selbst hinterm Lenkrad sitzen konnte. Und wiederum anders als weibliche Invaliden blieben die männlichen auch nicht unverheiratet. «Ein Mann konnte nicht Invalide sein und Junggeselle bleiben. Das hätte die Diagnose praktisch unmöglich gemacht», meinte Meador.[58]

Es muß in der Vergangenheit noch zahlreiche andere Subkulturen von männlichen Invaliden gegeben haben, wenn sie auch nicht so eingehend beschrieben wurden. Handelte es sich um eine solche auch im folgenden Beispiel aus Südfrank-

reich? Im September 1886 ging der sechsunddreißigjährige Monsieur A. aus Marseille am Meer spazieren. Bei dem Versuch, einen Felsen zu erklettern, rutschte er ab und fiel etwa sechs Meter tief ins Wasser. Er wurde schnellstens herausgefischt, hatte aber das Bewußtsein verloren. Wir sehen: Auch
Frankreich war ein Land, in dem «beinah gestorben» wurde. Kurze Zeit nach dem Zwischenfall zeigten sich bei Monsieur A. Symptome, die ihn erwerbsunfähig machten; zum Zeitpunkt des hier ausgewerteten Berichts war er seit fünf Jahren auf einer Gastspielreise durch die Krankenhäuser der Hauptstadt und der Provinz. Er zeigte einen totalen Verlust der Oberflächensensibilität. «Wir können die Haut des Kranken und seine direkt zugänglichen Schleimhäute berühren, zwikken, stechen, brennen, ohne damit die geringste angenehme, neutrale oder unangenehme Empfindung hervorzurufen. Wenn Blase und Rektum mit Harn beziehungsweise Fäzes gefüllt sind, verspürt Monsieur A. eine gewisse Bedrängnis im Unterleib, die das Bedürfnis, sich zu erleichtern, wachruft, aber er spürt weder die Fäzes noch den Harn abgehen. [...] Der letzte Geschlechtsverkehr liegt ein Jahr zurück. Er hat den Koitus vollziehen können, allerdings ohne irgendeine lustvolle Empfindung.» Geschmack und Geruch waren vollständig ausgelöscht, das Gehör beeinträchtigt, und ganz wie die seinerzeit an der Salpêtrière favorisierte Doktrin (in der Charcots hysterische «Stigmata» eine große Rolle spielten) es erwarten ließ, entdeckte man bei Monsieur A. eine Einengung des Gesichtsfelds. «Kurzum, Monsieur A. steht nur noch über den Gesichts- und den Gehörsinn in Verbindung mit der Außenwelt», und selbst diese Sinne waren geschwächt. Nach Meinung Gilbert Ballets, der den Kranken bei seinen Vorlesungen im Pariser Hôpital Saint-Antoine zu Demonstrationszwecken vorstellte, hatte man es mit einer Kombination von Neurasthenie, Hysterie und Schilddrüsenkrankheit zu tun.[59] In Wirklichkeit jedoch war Monsieur A.

nur ein chronischer Somatisierer, der suggestiven Einflüssen erliegend die Symptome einer «Hysterie à la Charcot» ausgebildet hatte. Ein Großteil der Literatur über «magnetische» Trancen à la Mesmer und andere physiologische Aus-
142 nahmezustände stammt aus Südfrankreich, und häufig sind es Männer, über die da berichtet wird.[60] Nicht ausgeschlossen, daß es im Umkreis der Kais des Vieux Port – der Hafengegend von Marseille – eine Subkultur männlichen Krankseins gab, die derartiges Verhalten bei Männern sanktionierte, wie die Subkultur des Sofas den Frauen des Pariser Bürgertums ein sozial sanktioniertes Verhaltensmuster zur Verfügung stellte. Nicht ausgeschlossen, daß die chronische Invalidität in Frankreich durchaus nicht die ausschließlich weibliche Domäne war, die man seinerzeit glaubte – oder wähnte – in ihr sehen zu dürfen.

Tummelplatz einer weiteren Subkultur von männlichen Invaliden waren vielleicht die – nur Männern offenstehenden – Londoner High-Society-Clubs. «Es ist eine auffällige Eigentümlichkeit der Hypochondrie», schrieb Francis Anstie, Konsiliararzt eines Londoner Krankenhauses im Jahr 1871, «daß sie unter Männern sehr viel stärker verbreitet ist als unter Frauen.» Er sah in ihr «eine Krankheit vorzüglich der mittleren Lebensjahre» und fügte hinzu: «Der Patient, der heute noch über die heftigsten Magenschmerzen klagt, hat schon morgen seine sämtlichen Beschwerden in der Herzgegend oder im Enddarm oder klagt über tiefsitzende Kopfschmerzen.» Nach Ansties Meinung war das Übel vorwiegend in den «reichen und müßigen Klassen» anzutreffen. Zur Illustration porträtierte er aus dem Kreis seiner Patienten einen jener «reichen, trübsinnigen alten Junggesellen, die manche unserer Londoner Clubs frequentieren». Der Betreffende war «seit vielen Jahren regelmäßiger Gast im Westminster Hospital. Es gibt kaum eine Stelle an seinem Körper, wo er nicht schon irgendwann einmal eine Pseudoneuralgie gehabt hätte.» Nachdem er die Schmerzen seines Patienten in der Leistengegend und ähnliche Kümmernisse geschildert hatte, meinte Anstie abschließend: «Er wird niemals wirklich geheilt werden, und ich vermute, das Geheimnis seiner Gebrechen ist die unausrottbare Gewohnheit des Masturbierens.»[61]

Hugo Gugl, Chefarzt der Privatklinik Maria-Grün bei Graz, hatte reichlich Erfahrung mit wohlhabenden und chronisch kranken Männern, die von Klinik zu Klinik, von Kurort zu Kurort pilgerten.

> Zu den undankbarsten Aufgaben [für den Arzt] gehören alte Fälle von cerebraler Asthenie, namentlich wenn die Kranken alle möglichen Autoritäten consultirt, natürlich nicht immer gleichlautende Aussprüche vernommen, eine Menge Curplätze besucht und viel einschlägige Literatur gelesen haben: Zumeist hat sich bei solchen Kranken die höchst unliebsame Zugabe hypochondrischer Richtung stattlich entwickelt, was die Aufgabe unendlich erschwert, die Prognose bedeutend verschlechtert. Ich denke dabei nur an Männer, da bei den weiblichen Patienten, die viel leichter autorisirbar sind, die analoge psychische Richtung weit weniger ins Gewicht fällt.[62]

Autoren wie Anstie und Gugl schilderten die «internationale Hypochonderelite», die auch einem Frederick Parkes Weber – ein Harley-Street-Doktor der Jahrhundertwende mit gutbetuchter Klientel –, einem Silas Weir Mitchell und anderen Modeärzten nicht unvertraut war.

Die männlichen Mitglieder dieser Krankenschickeria konnten in jeder erdenklichen Weise in ihren körperlichen Funktionen beeinträchtigt sein, aber ins Bett legten sie sich deswegen nicht. Paul Dubois berichtet von Monsieur Y., einem sechsundvierzigjährigen Rechtsanwalt, der 1897 in seine Privatklinik in Bern aufgenommen wurde. «Seit zwölf

Jahren war es ihm unmöglich, länger als einige wenige Minuten zu gehen. Stehen konnte er nur augenblicksweise, und dazu mußte er das rechte Knie auf einen Stuhl setzen und sich an der Lehne festhalten.»

144 Monsieur Y.s Probleme gingen zurück auf «eine heftige Gemütserschütterung in Folge eines Brandes» im Jahr 1884. Sein Zustand verschlimmerte sich, als er zwei Jahre später beinahe seine bürgerliche Existenz verlor und ein Jahr danach sein Bruder starb. Monsieur Y. hatte die *grand tour* des Hypochonders hinter sich. «Ich war in Néris und Lamalou [französische Kurorte]. Ich bin mit Wasserkuren, Elektrizität, Massagen und Magnetismus behandelt worden. Ich hatte Homöopathen, Allopathen und Empiriker als Ärzte. [...] Ich kann mich nur mit Alkohol waschen, weil ich eine solche Hydrophobie habe.»

«Kurz, alle meine Organe [sind] geschwächt», schrieb er an Dubois. «Schon nach wenigen Minuten, ja nach Sekunden sind meine Kräfte in einem Maße erschöpft, wie das bei anderen erst nach Stunden der Fall ist.» Darmprobleme verlangten strengste Diät. «Ich bin ganz ausgemergelt, entweder infolge meiner Darmprobleme oder infolge einer allzu intensiven magnetischen Behandlung.» Schon zweimal war Monsieur Y. in Lourdes gewesen.

Nachdem der Patient sich in der Klinik etabliert hatte, schrieb er für Dubois seine Krankengeschichte nieder. «Es war ein kleines kalligraphisches Meisterwerk, das zeigte, wie aufmerksam der Patient noch jede kleinste Gewichtsveränderung an sich beobachtete. Er rekapitulierte seine Symptome Jahr für Jahr, merkte an, daß seine Eltern Cousin und Cousine waren, rekapitulierte seine Erkrankungen und seine Gefühlsbewegungen, welche nach seinem Eindruck eine Rolle in der Ätiogenese gespielt hatten.» Er hatte Statistiken darüber, wie lange exakt er aufrecht stehen konnte. «Manchmal, wenn ich aus meinem Arbeitszimmer in das Zimmer ging, wo meine Angestellten saßen», schrieb er, «konnte ich sehr gut stehen und gehen, wenn die Tür sich mühelos öffnen ließ. Aber wenn das Schloß klemmte oder sich schwer betätigen ließ, wurden meine Beine sofort butterweich und gaben nach.»[63] Das ist nicht das Bild eines Menschen mit einer organischen Erkrankung des Nervensystems. Unterm statistischen Aspekt spielten Männer wie Monsieur Y. wohl keine so große Rolle wie die weiblichen Invaliden. Doch geben uns die Monsieur Y.s dieser Welt die Gewißheit, daß nicht ein Geschlecht ganz allein das Kreuz der Invalidität zu tragen hatte.

Konstante Motive

Das Leben von Frauen hat sich seit 1900 enorm verändert. Dennoch haben die psychosomatischen Erkrankungen keine Spur abgenommen. Sie haben lediglich das Gesicht gewechselt. In der medizinischen Wissenschaftsgemeinde sucht man eifrig nach passenden Etikettierungen für die Krankheitsformen von heute und klaubt sie auf, wo man sie nur finden kann. So tauften zum Beispiel zwei Wissenschaftler der Harvard Medical School eine bestimmte Symptomatik unter Anspielung auf den Song *I cain't say no*, den «Ado-Annie» in dem Musical *Oklahoma* vorträgt, auf den Namen «Oklahoma-Komplex.» In einem 1980 veröffentlichten Artikel beschrieben die beiden eine Gruppe junger Frauen, die «durch Konformitätsdruck, soziale Verbindlichkeiten und eigenen Ehrgeiz total überfordert» waren und sich in somatoforme Symptome flüchteten, um «eine Entschuldigung dafür [zu haben], daß sie ihren sich mehrenden Verpflichtungen neuerdings nicht mehr gerecht zu werden vermochten». Typischer Fall war eine siebenundzwanzigjährige Patientin, die «jung geheiratet hatte, arbeiten ging und das Abendgymnasium besuchte. Nachdem sie sich der Frauenbewegung angeschlossen hatte, trennte sie sich von ihrem Mann und belegte auf dem College einen Vorbereitungskurs zum Jurastudium. Nachts ging sie arbeiten, um ihre Kinder ernähren zu können.» Unter diesen Belastungen wurde die Frau in der linken Körperhälfte von Entkräftung befallen. Es gelang ihr dann, ein Stipendium zu erhalten; sie konnte die Arbeit aufgeben, und die Symptome verschwanden. Patientinnen mit Oklahoma-Komplex, so die Autoren des Berichts, waren allesamt «freundlich und entgegenkommend, hatten Schwierigkeiten, Einladungen und Verpflichtungen abzulehnen, und waren ersichtlich von dem Gefühl beherrscht, daß da noch ‹Berge zu versetzen› waren, bevor sie ans Ausspannen denken konnten. Keine Frage, sie hatten sich alle mehr aufgeladen, als sie verkraften konnten.»[64]

Die Formel «Oklahoma-Komplex» wurde nicht populär. Das ändert jedoch nichts an der Tatsache, daß ihre Urheber ein Stück von einem weiterreichenden Sachverhalt bloßgelegt haben: daß in der weiblichen Lebensform am Ende des zwanzigsten Jahrhunderts, zumal wenn sie die Last der «Doppelkarriere» als Hausfrau und Erwerbstätige in sich schließt, das gleiche Potential zum Unglücklichwerden steckt wie eh und je. Die Palette der Fehler, die man als Frau machen kann, ist heute sogar noch breiter als früher. Waren ehemals die Entscheidungsmöglichkeiten mit dem Risiko des Fehlgriffs auf intime Dinge wie die Wahl des Ehemanns oder Liebhabers eingeschränkt, so erstrecken sie sich heute auf ein weites Feld von Fragen: Welchen Beruf man ergreifen und wie man seine Karriere planen soll, ob man eine Ehe eingehen soll mit der Aussicht, daß sie einen zur «grünen Witwe» macht, was zu tun ist, wenn die Babysitterin sich krank meldet oder das Kindermädchen kündigt, und derartige Fragen mehr. Unter diesen Umständen wäre es schon erstaunlich, wenn der Pegelstand der Erkrankungen an «Hysterie», wie man das früher nannte, heute niedriger wäre.

Das Motiv des psychischen und sozialen Unglücks, das sich durch alle weibliche Erfahrung psychosomatischer Krankheit zieht, ist transhistorisch und transkulturell. Die Tendenz, Unglücklichsein in körperliche Symptome zu konvertieren, ist wahrscheinlich Gemeingut der menschlichen Spezies. Aber warum ist sie bei den Frauen so viel stärker verbreitet als bei den Männern? Ist sie erbbedingt, streßbedingt oder kulturell bedingt, oder alles drei zusammen? Hätte man es mit einer genetisch verankerten Eigenschaft zu tun, müßte sie als Anlage in allen Frauen vorhanden sein. Aber nur eine Minderheit des weiblichen Teils der Menschheit produziert psychosomatische Symptome, demnach kann es nicht allein an ihrer biologischen Ausstattung liegen, wenn eine Frau eine psychosomatische Krankheit ausbildet. Wäre das Somatisieren rein kulturell bedingt – eine für Frauen obligatorische «Geschlechtsrolle» –, dann wäre es ein spezifisches Merkmal bestimmter Kulturen und in anderen Kulturen unbekannt. (Die Pubertätsmagersucht zum Beispiel *ist* eine kulturspezifische Krankheit: Sie begegnet uns fast ausschließlich in den Gesellschaften der westlichen Welt.) Doch «Hysterie», psychosomatische Krankheit, oder wie immer man es nennen will, ist universal, überall auf der Welt anzutreffen und eindeutig ein Bestandteil der *conditio humana*. In *Moderne Leiden* (Reinbek: Rowohlt 1994), dem Vorläuferband zu diesem Buch, habe ich dargelegt, wie bestimmte Geschichtsperioden bestimmte Krankheitsschablonen aus dem Symptompool auswählen; dabei spielt unverkennbar die Kultur eine Rolle – aber der Anteil der «Hysterischen» ist in *jeder* Kultur bei den Frauen höher als bei den Männern[65], so daß der kulturelle Faktor *per se* den weiblichen Überhang nicht erklären kann. Was den Streß betrifft – Streß verstanden als die Bedingungen des Soziallebens, denen Frauen un-

terworfen sind –, erlebten Frauen in der viktorianischen Gesellschaft ihre stärker eingeschränkte soziale Rolle zweifellos als «stressig» und reagierten vielleicht mit psychosomatischen Symptomen. Aber obwohl die soziale Stellung der
148 Frau sich seither enorm geändert hat, ist es noch immer so, daß Frauen in höherem Maß somatisieren als Männer; lediglich in der Art der Symptome hat ein Wechsel stattgefunden: Mit «Unterdrückungsstrukturen» allein ist das nicht zu erklären.

Sucht man nach einer Erklärung für den weiblichen Überhang an psychosomatischen Erkrankungen, fällt von den elementaren Faktoren, in denen sich Männer und Frauen unterscheiden, zuallererst dieser auf: Frauen hatten in der Vergangenheit und haben noch heute die schwerere Last an Unglück zu tragen. Robert Peirce (auch Pierce geschrieben), Ende des siebzehnten Jahrhunderts Kurarzt in Bath, wußte davon ein Lied zu singen, denn seine wohlhabenden Patientinnen mit psychosomatischen Symptomen waren oft durch ein unglückliches Leben demoralisiert. Von seiner sonstigen Gewohnheit abweichend, unterdrückte Peirce in den Fallgeschichten, die er schrieb, die Namen dieser Patientinnen mit der Begründung: «Da Gott und die Natur ihnen [den Frauen] von den Lasten des Lebens den schwereren Teil auferlegt haben, sollten wir ihnen dieses Leben (um der guten Sitten und der Gerechtigkeit willen) erleichtern, wo es nur geht.»[66]

Mag sein, daß Peirces Ritterlichkeit heute überholt wirkt. Doch die Erkenntnis, in der sie gründet, gilt wahrscheinlich für das zwanzigste Jahrhundert noch im selben Umfang wie für das siebzehnte: Frauen werden offenbar durch Trennung und Verlust in stärkerem Maß erschüttert als Männer, und sie litten zu allen Zeiten härter als die Männer unter dem Tod von Kindern und Angehörigen. Umfangreiche Forschungen zur «weiblichen Rede» haben uns darüber belehrt, daß

Frauen sich in der Gesprächssituation stärker öffnen und daher auch verwundbarer sind als Männer.[67] Einer etwaigen Attacke des Gesprächspartners stehen sie schutzloser gegenüber und werden daher härter von ihr getroffen. Zu den universalen Charakteristika des weiblichen Geschlechts scheint eine Bewältigungsstrategie bestimmten Stils zu gehören, eine gewisse Expressivität, die nach Meinung einiger Forscher ein Elementarbestandteil der Weiblichkeit als solcher ist.[68] Wenn also Frauen in höherem Maß von psychosomatischen Erkrankungen betroffen sind als Männer, dann wäre der Gedanke immerhin der Prüfung wert, ob dies nicht vielleicht daran liegt, daß sie in höherem Maß leiden als Männer und daß die Symptomproduktion eine ihrer Bewältigungsstrategien für Leiden ist.

4
Ethnische Komponenten

Jede Ethnie inszeniert körperliche Symptome auf ihre eigene Weise. Kulturen mit niedriger Toleranz gegenüber Geisteskrankheiten verstehen Traurigkeit und Antriebsschwäche nicht als Zeichen von Depression, sondern von nervöser Erschöpfung. Volksgruppen, die beim Mann die «Virilität» hoch bewerten, deuten die körperlichen Empfindungen im Gefolge des Angstaffekts als Anzeichen dafür, daß der Penis sich in den Körper zurückzieht. In Volksgruppen, bei denen der Familiensinn einen hohen Rang auf der Werteskala einnimmt, neigt man dazu, mit übertriebener Wachsamkeit auf körperliche Empfindungen als Ausdruck von Liebe und Anteilnahme zu achten. «Krankheit», schreibt Arthur Kleinman, «ist wie ein Schwamm, der die eigentümlichen Bedeutungen in sich aufsaugt, in denen das personale Leben und die interpersonale Situation jedes einzelnen von uns sich ausdifferenzieren.»[1]

Da zum Allgemeinbesitz mancher Volksgruppen auch genetische Eigentümlichkeiten gehören, könnte es sein, daß in diesen Fällen die biologische Ausstattung der Gruppe das Verhalten auf somatischer Ebene auf ihre Weise mitprägt. Über diesen Fragenbereich weiß man so gut wie nichts. Dagegen weiß man eine ganze Menge darüber, wie die Kultur einer Ethnie die Art und Weise mitgestaltet, in der Krankheit präsentiert wird. Wenn wir nach der Rolle der Kultur bei der psychosomatischen Erkrankung fragen – hier, auf der Basis der Volkszugehörigkeit, ist sie in massiver Form greifbar.

Manche Anthropologen sind der Ansicht, daß die Äußerung unangenehmer Affektlagen (Dysphorien) mit der Höherentwicklung einer Kultur vom Gebrauch eines somatischen zum Gebrauch eines psychologischen Vokabulars übergeht. So behauptet man beispielsweise von den Xhosa, einem Volksstamm in Südafrika, daß ihnen ein differenziertes psychologisches Vokabular für die Beschreibung von Gemütszuständen wie Angst und Depression fehle und daß sie deshalb Wendungen wie «Ihm ist das Herz sehr wund» benutzten.[2] Diese Theorie wertet jedoch viele Kulturen der Dritten Welt als primitiv ab, die eine ausgefeilte Psychologie entwickelt haben, sich allerdings anderen sprachlichen Nuancierungen bedienen als wir – denken wir nur an den Buddhismus in Indien. Zudem geht diese Theorie ohne weiteres von einem hohen Entwicklungsstand unserer eigenen Kultur aus, wiewohl es eine Tatsache ist, daß bei den meisten chronischen Somatisierern in den westlichen Gesellschaften die psychologische Einsicht minimal ist, so daß sie sich nicht nur mit Händen und Füßen gegen eine psychologische Analyse ihrer Probleme sträuben, sondern auch ihrer Dysphorie in denkbar krasser somatischer Sprache Ausdruck verleihen.[3] Das Konzept des Entwicklungsstands *in psychologicis* vermag kaum die zwischen den Kulturen bestehenden Unterschiede im symbolischen Gebrauch von Symptomen zu erklären. Was die unterschiedliche Bedeutung von somatischen Symptomen für die Individuen bestimmt, sind Unterschiede der Kultur und nicht solche irgendeines Entwicklungsstandes in Sachen Psychologie.

Ein interessantes Beispiel für die kulturelle Inszenierung körperlicher Symptome bieten die malaiischen Frauen in den mittleren Lebensjahren – in diesem Alter stehen sie üblicherweise in der Abhängigkeit von einem Mann – mit ihrer Anfälligkeit für das *latah*, eine bestimmte Form der somatischen Reaktion auf einen plötzlichen Schreck. Die Betroffene fällt in einen tranceähnlichen Zustand und zeigt einen automatischen Gehorsam, mit dem sie sich «völlig in die Hand der

Umstehenden begibt, indem sie fast alles tut, was man sie heißt, und alles nachmacht, was man ihr vormacht». Unter Umständen wiederholt sie auch wortwörtlich alles, was man zu ihr sagt (Echolalie), und kopiert auf ungewollt ziemlich
 krampfhafte Weise die Bewegungen einer anderen Person (Echopraxie).[4] Wir haben hier den Fall, daß eine Kultur der weiblichen Leibeigenschaft die Frauen instruiert, daß die physiologische Empfindung der Angst die Betroffene in eine willenlose Marionette verwandelt. In einer Gesellschaft, in der Frauen den Männern so hörig sind wie in der malaysischen, entbehrt das *latah* durchaus nicht der inneren Logik.

Mancherorts in Lateinamerika, so zum Beispiel in Mexiko, zeigen Männer wie Frauen eine eigentümliche Schreckreaktion ganz anderer Art. Auf einen jähen Angstreiz hin werden sie unter Umständen von Übelkeit, Magenkrämpfen und Atemnot befallen. Der *susto*, «Schreck», wie diese psychophysiologische Extremreaktion bei den Betroffenen heißt, soll sogar zum Tod führen können. Für Mexikaner ist die Symptomatik insofern plausibel, als sie in ihr das Zeichen dafür sehen, daß die innere Kraft eines Menschen, seine *consistencia*, zusammengebrochen ist. Wenn die *consistencia* dahin ist, ist man naturgemäß verwundbar.[5]

Die Welt ist voll von solchen kulturbedingten Divergenzen im Ausdruck innerer Zustände. Da Geisteskrankheit in China ein schweres soziales Stigma darstellt, stellen Chinesen eine «Depression» häufig in Abrede, selbst wenn sie die klassischen Symptome der Depression wie Schlaflosigkeit, Appetitmangel und Schuldgefühle manifestieren. Vielmehr reden sie sich ein, sie hätten eine «Neurasthenie» – diese im vorigen Jahrhundert aus dem Westen importierte Diagnose bezieht sich nach ihrer Auffassung auf ein organisches Nervenleiden. Manche Chinesen schreiben ihre Dysphorie – auf diesem Wege einen psychischen Vorgang in einen somatischen verwandelnd – einem «großen inneren Feuer» oder einem Druck auf das Herz zu und suchen ihr Heil in der Kräutermedizin.[6] In den Regalen der Apotheken amerikanischer Chinatowns stehen meterweise Kräuterpräparate, deren pharmakologischer Nutzwert in nicht viel mehr als einem Placebo-Effekt besteht.

Auch in der westlichen Gesellschaft divergieren die einzelnen Ethnien in der Konzeptualisierung der Signale aus dem Körperinneren. Bei einer 1960 durchgeführten Untersuchung des Krankheitsverhaltens in der italienischen und der irischen Gemeinde in Boston ergab sich, daß bei den Iren Augen- und Hals-Nasen-Ohren-Probleme im Vordergrund standen und daß sie dazu neigten, den Schmerz als Krankheitsaspekt nicht wahrzuhaben. Bei den Bostoner Italienern dagegen traten Symptome im typischen Fall in größerer Zahl und über den ganzen Körper gestreut auf und gingen mit einer «größeren Vielfalt körperlicher Dysfunktionen» einher. Manche Beobachter führen die Verschiedenheiten auf die größere «Expressivität» der italienischen Kultur einerseits und eine Art zähen Stoizismus der irischen Kultur andererseits zurück.[7] Eine charakteristische Form der psychosomatischen Symptomatik, die das Zusammenwirken von Biologie und Kultur ausgezeichnet illustriert, zeigen Juden osteuropäischer Herkunft.

Psychosomatische Krankheiten bei Juden

Auf mehreren Ebenen erfahren Juden osteuropäischer Herkunft ein Zusammenwirken von genetischen Einflüssen und kulturell bestimmten Bewältigungsstrategien. In höherem Maß als Nichtjuden sind sie von gewissen charakteristischen Erbkrankheiten betroffen, so zum Beispiel von dem Tay-Sachs-Syndrom, einer tödlich verlaufenden Störung im zentralen Nervensystem, die ungefähr sechs Monate nach der Geburt zum Ausbruch kommt und unter osteuropäischen Juden mit hundertmal so hoher Häufigkeit auftritt wie in anderen ethnischen Gruppen.[8] Mehr in den Bereich der Spekulation reicht der Gedanke, daß die osteuropäischen Juden einen eigenen «kognitiven Stil», eine spezifische Art des Erkennens und Handelns, besitzen könnten, und daß dieser Stil möglicherweise eine genetische Komponente hat.[9] Trifft es zu, daß Juden anfälliger für psychosomatische Krankheiten sind als Nichtjuden? Und wenn dem so ist, in welchem Umfang ist diese Anfälligkeit genetisch und in welchem Umfang ist sie kulturell bedingt?

Das Thema Juden und psychosomatische Symptome läßt sich nicht abgelöst von der neueren Geschichte des osteuropäischen Judentums behandeln, die, wie man mit Fug und Recht sagen kann, leidvoller als die Geschichte der meisten anderen ethnischen Gruppen in Europa ist. Der Grund dafür liegt in dem Kollektiverlebnis der «zwei großen Krisen». In das historische Gedächtnis der meisten anderen Ethnien hat sich nur eine einzige große Krise eingeschrieben, die Wanderbewegung vom Land in die Stadt – gleichviel, ob in eine Stadt der Alten oder der Neuen Welt. Das osteuropäische Judentum hat zwei Krisen dieser Größenordnung erlebt. Der erste epochale Wandel setzte in der zweiten Hälfte des achtzehnten Jahrhunderts ein. Der Umbruch begann, nachdem man ein Jahrtausend lang in dem Gebiet zwischen Böhmen und der östlichen Ukraine in Dörfern und kleinen Städten gelebt hatte. Junge Männer und Frauen richteten den Blick auf die Zivilisation des urbanen Westeuropas und fingen an, die traditionelle jüdische Kultur und Religion in Frage zu stellen. Während des ganzen neunzehnten Jahrhunderts übersiedelten junge Juden in gewaltiger Zahl in westliche Großstädte wie Wien, Berlin oder Frankfurt am Main. Dort gründeten sie bürgerliche Existenzen, die mit der Lebensform ihrer

Eltern im «Schtetl» oder in der Kleinstadt kaum noch etwas gemein hatten. Diese Landflucht, die erste große Krise in der neueren Geschichte des Judentums, unterschied sich kaum von den gleichzeitigen Migrationen nichtjüdischer Gruppen. Der vielleicht einzige Unterschied lag darin, daß die Juden nach der Ankunft in der Großstadt im Durchschnitt einen Sprung nach oben auf der sozialen Stufenleiter machten; in Städten wie Wien zum Beispiel stiegen sie in großer Zahl in den Mittelstand auf.[10]

Mit der Abwanderung in die Stadt war ein nicht unbedeutendes Entwurzelungserlebnis verbunden. Welch enorme psychische Kosten den Umsiedlern unter Umständen abverlangt wurden, zeigt sich an Fällen wie dem des Psychiaters Hermann Nunberg, der in den zwanziger Jahren in Wien dem Kreis um Freud angehörte. Nunberg wurde am 23. Januar 1884 in dem galizischen Ort Bendzin (Będzin) geboren und erhielt den Vornamen Hirsch. Seinen Geburtsnamen hat er in seinem späteren Leben niemandem – nicht einmal seiner Frau und seinen Kindern – gegenüber erwähnt (seine Tochter war sehr überrascht, als ich ihr Mitteilung davon machte).[11] Auch über die Erwerbstätigkeit seines Vaters und die Lebensumstände der elterlichen Familie äußerte er sich kaum. Der Hermann Nunberg, der 1914 aus Krakau nach Wien kam, war an seinem neuen Aufenthaltsort gleichsam ein «unbeschriebenes Blatt», ein Mensch aus dem Nirgendwo. Im Wien der zwanziger Jahre verkörperte Nunberg den Typus des jungen Mediziners auf steilem Aufsteigerkurs: Er heiratete Margarethe Rie, die Tochter des begüterten Kinderarztes Oskar Rie, und entwickelte sich im Privatleben zu einem respektablen Kunstkenner. Bis zu diesem Punkt unterschied sich Nunbergs Laufbahn nicht sonderlich von der vieler nichtjüdischer Ärzte und sonstiger Akademiker in der österreichischen Kapitale, die aus einfachem polnischen Milieu stammten.

Dann kam die zweite große historische Krise: der Aufstieg des politisch organisierten Antisemitismus und der Holocaust. Nachdem sie jahrzehntelang unbehelligt im bürgerlichen Wohlstandsmilieu gelebt hatten, sahen die mitteleuropäischen Juden sich nun buchstäblich über Nacht ihres Eigentums beraubt, von ihren Arbeitsplätzen verjagt, öffentlich soweit gedemütigt, daß sie auf Händen und Knien das Straßenpflaster schrubben mußten, und vor die Wahl gestellt, entweder zu fliehen oder sich brutal umbringen zu lassen.

Diese Ereignisse sind zu bekannt, als daß sie hier weiter ausgeführt werden müßten. Hermann Nunberg emigrierte nach Hitlers Machtergreifung nach Pennsylvania, von dort zog er weiter nach New York, wo er von 1934 an eine psychoanalytische Privatpraxis betrieb. Bei seinem Tod im Jahr 1970 war er längst einer der höchstgeachteten Vertreter der Psychoanalyse in den USA. Mit seinen zwei Kindern sprach er niemals über das Leben in der Alten Welt. Auch in der Öffentlichkeit pflegten Hermann und Margarethe Nunberg deutsch miteinander zu sprechen, und da ihre Kinder sich deswegen genierten, gingen sie auf der Straße stets in großem Abstand vor den Eltern her. Niemals hörten die Kinder auch nur ein Wort Jiddisch über Hermann Nunbergs Lippen kommen, und niemals bemerkten sie in seiner Sprechweise auch nur die kleinste Spur des für Ostjuden charakteristischen singenden Tonfalls. Man ahnt, welchen psychischen Tribut die zwei Auswanderungen von Hermann Nunberg gefordert haben müssen, welche Verdrängungsleistung dazu nötig gewesen sein muß, nicht nur eine, sondern zwei Vergangenheiten hinter sich zu lassen. Nunberg war repräsentativ für Hunderttausende Juden osteuropäischer Herkunft, die das Glück hatten, irgendwo außerhalb Europas Zuflucht zu finden. Familienmitglieder erinnern sich, daß er «sich so ziemlich als einen Invaliden betrachtete» und nicht nur über sehr reale organische Beschwerden klagte, die sich im Alter bei ihm eingestellt hatten, sondern auch an chronischer Verdauungsstörung litt. Wenn Ostjuden psychosomatische Symptome produzieren, muß man nicht unbedingt weit nach den Ursachen suchen. Die Kollektiverfahrung der Verfolgung bewirkte im Judentum auf der individuellen Ebene eine erhöhte Bereitschaft, den Schmerz in psychosomatischen Symptomen darzustellen.

Jüdische und nichtjüdische Perspektiven

Juden osteuropäischer Herkunft litten offenbar tatsächlich in gesteigertem Maß an psychosomatischen Erkrankungen, wie sich aus vielfältigen Quellen belegen läßt. Bevor man damit beginnt, sollten die Quellen freilich auf antisemitische Vorurteile hin untersucht werden. Hier ein Beispiel dafür, mit welcher Art Material man sich herumzuschlagen hat: Parkes Weber war allem Anschein nach überzeugt, daß seine jüdische Klientel stärker als seine nichtjüdische an Neurosen litt. Im Zusammenhang mit der Behandlung jüdischer Patienten notierte er häufig Stichworte wie «Hypochondrie», und das sogar dann, wenn er eine nachweisbare organische Erkrankung vor sich hatte. Ein Beispiel: Im Juni 1915 suchte ihn Mrs. X. auf, eine achtundzwanzigjährige «galizische Jüdin», die «seit drei Wochen an Verdauungsproblemen und einem ‹Globus› [Globus hystericus, ‹Kloß-im-Hals›-Gefühl] leidet». Der Arzt notierte: «Appetitmangel. Palpitation [unangenehme subjektive Empfindung von ‹Herzklopfen›]. Schmerzen im Epigastrium [Oberbauch]. Rumoren im Bauch.» Parkes Weber konnte nichts Besorgniserregendes feststellen: Mrs. X. hatte offenbar ein Reizkolon. In den folgenden Wochen wurde die Patientin von «Blähsucht» und

«allen möglichen ‹Gefühlen› geplagt, insbesondere von
Brechreiz während der Darmentleerung». Überdies war Mrs.
X. stark beunruhigt. «Pat. befürchtet Geschwür im Bauch»,
notierte Parkes Weber am 31. August 1915. Im November
158 überwies er sie schließlich zum Röntgen in das Deutsche
Krankenhaus in London, mit dem er als Belegarzt zusam-
menarbeitete. Über das Ergebnis liest man in seinen Auf-
zeichnungen: «Zu meiner Verwunderung meldete Dr. James
Metcalfe, daß auf der Röntgenaufnahme am Lungenhilus
[der Ein- bzw. Austrittsstelle der Bronchien und Lungenge-
fäße am Lungenflügel] beidseitig eine beachtliche Verdik-
kung zu sehen ist – dazu in beiden Lungenflügeln zahlreiche
kleine Indurationen [Verhärtungen] – seiner Meinung nach
hat man es wahrscheinlich mit Lungentuberkulose im An-
fangsstadium zu tun.»

Aber in Anbetracht der prononcierten Psycho-Problematik der Patientin glaubte Parkes Weber dem Bericht des Konsiliarius nicht so recht. Arzt und Patientin blieben weiterhin auf die wechselnden «Gefühle» der letzteren fixiert, als da unter anderem waren: «Globus hystericus, Kribbeln in den Gliedmaßen (Ameisenlaufen) usw. [...] sowie alle möglichen eingebildeten Ängste und Besorgnisse um Leib und Leben der eigenen Person». Parkes Weber mußte seiner Patientin wiederholt versichern, daß sie keine Appendizitis habe.

Im Frühjahr 1917 zeigte sich bei Mrs. X. eine Schwangerschaft; gleichzeitig bildete sich irgendwo im Gefäßnetz so etwas wie ein Blutgerinnsel, das in die Arterie hinaufwanderte, die das linke Auge versorgte, woraufhin der größte Teil des linken Gesichtsfelds ausfiel. Aber Parkes Weber, längst völlig taub und blind für die Möglichkeit einer Tuberkulose, vermochte jetzt auch kein Interesse für die verstopfte Netzhautarterie aufzubringen. Als er die Patientin am 12. Juni 1918 sah, lenkte er das Gespräch umgehend auf ihre «neurotischen Probleme» zurück und notierte mit Interesse, daß die

Niederkunft ihre «Empfindungen» zeitweilig beseitigt hatte. Zum letztenmal hörte Parkes Weber von Mrs. X. im Jahr 1921, als er in der Charlotte Street, in der Nähe des neueröffneten Ladengeschäfts des Ehepaars, ihrem Mann über den Weg lief. In seiner abschließenden Zusammenfassung des Falls schrieb der Arzt: «Nervöse Dyspeptikerin, Neurasthenikerin. Hypochondrie mit Tendenz zu einer akut melancholischen Form von Wahnsinn.»[12] Es fällt nicht schwer, sich vorzustellen, daß Parkes Weber den Fall anders gehandhabt, daß er sein Augenmerk mehr auf die organischen Aspekte gerichtet hätte, wenn er es statt mit der galizischen Jüdin Mrs. X. mit einer Gräfin Y. oder Baronin Z. zu tun gehabt hätte. Dessenungeachtet war Mrs. X. ganz ohne Frage ein wenig hypochondrisch.

Sagen wir: Mrs. X. war eine Somatisiererin. War sie typisch für das Ostjudentum im allgemeinen? Zahlenmaterial zur Häufigkeit psychosomatischer Erkrankungen in Abhängigkeit von ethnischer Zugehörigkeit ist schwer zu beschaffen. Qualitative Beobachtungen dagegen gibt es in Hülle und Fülle. Es könnte natürlich sein, daß Ärzte mit ihrer Klassifizierung der Beschwerden jüdischer Patienten nur ihrem Antisemitismus Luft machten. Allerdings wurde ihr Standpunkt von jüdischen Ärzten geteilt.

Man muß diese Beobachtungen jüdischer und nichtjüdischer Mediziner im historischen Kontext sehen. Von 1870 an strömte eine gewaltige Flut von Juden aus Osteuropa in den Westen des Kontinents, teils angelockt von den neuen wirtschaftlichen Möglichkeiten, die sich hier aufgetan hatten, teils auf der Flucht vor den immer häufiger auftretenden Pogromen im Russischen Reich. Die Neuankömmlinge trafen im Westen auf jüdische Gemeinden, die sich aus arrivierten Bürgern zusammensetzten. Kleine jüdische Kolonien hatte es in den großen Städten Westeuropas und Englands seit dem späten achtzehnten Jahrhundert und stellenweise schon vor-

her gegeben. Bis zur zweiten Hälfte des neunzehnten Jahrhunderts hatten diese Gruppen es zur sozialen Anerkennung gebracht; eheliche Verbindungen mit christlichen Familien waren keine Seltenheit, und selbst der Aufstieg in den Adel
160 war Juden nicht mehr verschlossen. Viele Ärzte kamen aus den Reihen dieses begüterten, wohletablierten Judentums, wie die Namen bestimmter Wiener Medizinerdynastien wie Federn und Obersteiner bezeugen. Mithin hatten sich bis zu den siebziger Jahren des neunzehnten Jahrhunderts gerade die Juden, die mit höchster Wahrscheinlichkeit das Verhalten der Neuankömmlinge von Berufs wegen zu beobachten hätten, in einem exklusiven sozialen Milieu wohnlich eingerichtet, in dem man die Riten des orthodoxen Judentums als ebenso bizarr empfand wie die Kaftane und die Schläfenlocken der Schtetl-Juden.[13] Was die nichtjüdischen Beobachter anging, so waren sie zwar alles andere als Philosemiten, aber ihre Vorurteile gegen die Juden erschöpften sich zumeist in den Gemeinplätzen von den «Christusmördern» und «Geldraffern». Bis in die siebziger Jahre des letzten Jahrhunderts mußte man lange suchen, bis man jemanden fand, der die Juden für eine eigene Menschenrasse hielt, und niemand erwartete, an den Juden die biologischen Stigmata von Nervenleiden zu entdecken, die bei einem Volk womöglich Kennzeichen der «Entartung» oder «Degeneration» waren.

Auf diesen Schauplatz harmonischer Assimilation und Integration drängten nun unversehens die Ostjuden, und ihr Erscheinen war sowohl für Juden wie Nichtjuden ein Schock. Die Neuankömmlinge hatten soeben begonnen sich aus bitterster Armut zu befreien, sie wollten einen Schlußstrich unter Jahrhunderte der Absonderung ziehen. Sie hatten eine komische Art, die Sprache ihres westeuropäischen Gastlandes zu sprechen, und wirkten in der Kleidung und überhaupt im Aussehen nicht selten recht absonderlich. Der Volksmeinung galten sie als «verdreckt» und «unhygienisch», obschon in

Galizien, wo sie herkamen, die Kindersterblichkeit bei den Juden geringer als bei Nichtjuden war (zu einer Zeit, als die Kindersterblichkeit ein zuverlässiger Indikator der hygienischen Verhältnisse war, in denen eine Familie lebte).[14] In der Herablassung, mit der nichtjüdische wie arrivierte jüdische Ärzte den Ostjuden begegneten, spiegelt sich die Bereitschaft, den Neuankömmlingen das Schlimmste zuzutrauen.

Bei Nichtjuden reichte die Überzeugung, daß Juden besonders anfällig für Nervenkrankheiten seien, bis ins frühe neunzehnte Jahrhundert oder sogar in die Mitte des achtzehnten Jahrhunderts zurück, in die Zeit, als die ersten Beschreibungen von Nervenleiden auftauchten.[15] Beruhte diese Überzeugung auf einem Vorurteil, oder entsprach sie den Tatsachen? 1824 meinte Anton Müller, der Leiter der psychiatrischen Abteilung des Julius-Hospitals in Würzburg, daß jüdische Patienten schwerer zu therapieren seien: «Von sieben wurde nur einer vollkommen geheilt.»[16] Wenn Juden auf die therapeutische Behandlung schlechter ansprachen, dann konnte dies nur daran liegen, daß ihre nervösen Störungen tiefer verwurzelt waren.

Das klassische Mittel, etwas für seine Gesundheit zu tun, war zu jener Zeit die Badekur, und die Juden waren dafür bekannt, daß ihre Liebe den «starken» Heilquellen gehörte. 1934 wunderte sich ein ausländischer Besucher, der Brite Francis Head, darüber, daß die jüdischen Kurgäste im hessischen Bad Schwalbau die milderen Quellen verschmähten: «Die schlauen Juden gehen alle zum Stahlbrunnen, und ich vermute stark, daß sie aus gutem Grund von den allgemeinen Gepflogenheiten abweichen.»[17] Head sprach zwar nicht *expressis verbis* von nervösen Beschwerden, aber Heilbäder und Nerven waren im allgemeinen Bewußtsein unzertrennlich, und von den berühmten Badeorten Europas wurden späterhin viele zu notorischen Hochburgen jüdischer Genesungswilliger, so zum Beispiel in Österreich Bad Vöslau und

Bad Ischl, in der Schweiz Territet-Montreux und in Deutschland die Nordseeinsel Norderney.

Wenn deutsche Ärzte im ausgehenden neunzehnten Jahrhundert oft und gern auf die jüdische Nervosität zu sprechen kamen, dann lag dies nicht zuletzt auch daran, daß das Thema Nerven den Medizinern im Kopf herumspukte. Sie hatten gerade das neu aufgekommene zentralnervöse Paradigma für sich entdeckt.[18] Allerdings sahen sie bei der täglichen Arbeit tatsächlich zahlreiche augenscheinlich nervöse Juden osteuropäischer Herkunft. Der Breslauer Neurologieprofessor Ludwig Hirt, der in seiner Universitätsklinik viele Ostjuden behandelte, schrieb 1890: «Was die Race betrifft, so sind Slaven (Polen, Russen), Romanen (Franzosen, Italiener) und besonders die Semiten ungleich häufiger, als die Germanen von der Krankheit heimgesucht; die schwersten Formen der Hysterie kann man an Französinnen und polnischen Jüdinnen beobachten.»[19] Valentin von Holst, Chef der neurologischen Abteilung des Städtischen Krankenhauses Riga und Leiter einer privaten Nervenklinik, meinte 1903, daß die Juden einen Zug zur Hysterie als «nationale Belastung» hätten.[20] Und Harald Siebert, der wie Holst ausgedehnte Erfahrungen mit dem lettischen Judentum hatte sammeln können, schrieb 1917: «Weitaus am häufigsten erscheinen die nervösen Störungen bei den Juden.» Mit Bezug auf die jüdischen Einwohner der Stadt Libau (Liepaja) erklärte Siebert, daß derlei Störungen in der Arbeiterschicht vorwiegend Männer und im Bürgertum vorwiegend Frauen beträfen. «Bei aller Vielgestaltigkeit der Neurosen der jüdischen Rasse muß die große Suggestibilität beachtet werden, welche [...] fast bei den meisten Kranken in stärkerem oder schwächerem Grade beobachtet wird. [...] Diese labilen Konstitutionen sind eigentlich stets im Wechsel zwischen der manifesten psychoneurotischen Dysfunktion und scheinbarer Gesundheit. Dem beobachtenden Auge präsentieren sich die krankhaften Zustände als Lähmungen, Gefühlsstörungen, isolierte und universelle Krämpfe, Zittern, ferner von seiten innerer Organe als Sekretionsanomalien, perverse Atmungs- und Schluckbewegungen, Reiz- und Ausfallszustände des Magendarmkanals, wie Aufstoßen, Brechen, Darmatonie usw.»[21] Dies alles wurde als spezifisch jüdisch erachtet. Und deutsche Mediziner wurden nicht müde, sich in einem voluminösen Corpus von Literatur über die jüdische Nervosität[22] zu verbreiten.

In Frankreich waren Judentum und Nervosität für nichtjüdische Ärzte die zwei Seiten derselben Medaille. Vor allem zu Zeiten Charcots, der in allem, was nach nervösen Beschwerden aussah, ein «hysterisches Stigma» erkannte, galten die Juden allgemein als die nervöse Volksgruppe *par excellence*. Bei der Präsentation einer einundzwanzigjährigen Jüdin mit hysterischer Dyspnoe (Atemnot) erklärte Charcot 1888: «Bei der Rasse [der Israeliten] treten nervöse Affektionen jeglicher Art [...] unvergleichlich viel häufiger auf als sonst.»[23] 1891 brachte die medizinische Wochenschrift *Progrès Médical*, das Hausorgan der Charcot-Schule, einen redaktionellen Beitrag mit dem Titel *Über die Pathologie der Juden*, in dem es hieß: «Der Israelit ist nervös [...] wie auch Monsieur Charcot gern betont. Dieser neuropathische Grundzug kann sich in unterschiedlichster Weise manifestieren: als Neurasthenie beim Mann, als Hysterie bei der Frau. Die Häufigkeit von Neurosen bei Juden ist nicht zu verwundern, wird doch die Prädisposition bei ihnen durch Ehen zwischen Glaubensgenossen und oft auch zwischen Blutsverwandten eifrig genährt.»[24] Charcot machte sich ein Vergnügen daraus, die armen Teufel von männlichen Ostjuden, die sich bis nach Paris durchgeschlagen hatten, um ihn zu konsultieren, seinen Studenten als Beispiele einer eigenen Varietät von Pathologie zu präsentieren. Sie waren für ihn kollektiv *le juif errant* («der unstete Jude», die französische Bezeichnung für

Ahasver, den «Ewigen Juden» der mittelalterlichen Legende). Als beispielsweise ein Herr Klein aus Budapest, von der Reise erschöpft, in das Hospital wankte, meinte Charcot: «Er könnte schon früh zur hysterischen Neurose prädisponiert gewesen sein. Er ist Israelit, darauf bitte ich Sie besonders zu achten, und allein schon durch die Tatsache seiner bizarren Wanderungen stellt er sich uns als ein im Psychischen der Herrschaft von Impulsen Unterworfener dar.»[25] Auch hielt der Umstand, daß Freud selbst Jude war, Charcot nicht davon ab, seinem Schüler Lektionen über jüdische Degeneration zu erteilen. In einem Brief aus dem Jahr 1892 erklärte Charcot Freud, daß man sich nach «hereditären arthritischen Erkrankungen» wohl in jüdischen Familien umsehen müsse. Dort werde man das Leiden in Gemeinschaft mit hereditärer Neurosyphilis und Epilepsie antreffen.[26]

Für Charcots Schüler, von denen die meisten einflußreiche Neurologen wurden, waren des Meisters Lehren über die Juden unumstößliche Wahrheiten. Henry Meige dozierte 1894, ein Jahr nach Charcots Tod, über den *juif errant*: «Sie sind vor allem von der Sorge um ihre Gesundheit besessen, und ihr einziger Antrieb scheint die Suche nach einer neuen Behandlungsmethode zu sein, die indessen, kaum gefunden, alsbald wieder einer noch neueren zuliebe aufgegeben wird. Unter Tränen und Seufzern und heftigem Gestikulieren setzen sie mit nicht versiegendem Redefluß dem Arzt mit ihren Beschwerden zu. Und man würde niemals erleben, daß sie mit ihren Lamentationen aufhören, wenn man dem Gespräch nicht brüsk ein Ende machte.»[27]

Charcots berühmtester Schüler war Pierre Janet, und Janet präsentierte um 1903 seinen Studenten eine vierundzwanzigjährige Jüdin, deren Abulie (krankhafte Willens- und Entschlußlosigkeit) er mit den Worten kommentierte: «Wir wollen uns nicht mit dem Hinweis auf ihre israelitische Abstammung und die offenkundige Prädisposition der israelitischen Rasse zu seelischen Störungen begnügen, sondern auch erwähnen, daß unter den obwaltenden Umständen die Prädisposition in der Familie zwangsläufig verstärkt worden sein dürfte.»[28] Man ersieht daraus, daß der Vorstellung von einer speziellen «jüdischen Prädisposition» in der französischen Neurologie eine glanzvolle Karriere beschieden war.

Da es sie ganz empfindlich am Geldbeutel getroffen hätte, wenn ihnen ihre Klientel von reichen jüdischen Familien davongelaufen wäre, mußten diese französischen und deutschen Ärzte ihre Zunge im Zaum halten, um ihre Ansichten über die Degeneration der Juden nicht allzu lautstark auszuposaunen. In der angloamerikanischen Welt war man durch derlei Rücksichten auf das Geschäft in seiner Redefreiheit weniger behindert. In London und New York waren die jüdischen Gemeinden historisch jüngeren Datums als in Wien und Paris und der jüdische Mittelstand längst nicht so zahlenstark. Dementsprechend erlaubten sich angelsächsische Nervenärzte in aller Öffentlichkeit die boshaftesten Bemerkungen über die «jüdische Hypochondrie» und dergleichen. Der Harley-Street-Arzt Charles Taylor Schofield, der seinen jüdischen Patientenstamm am Londoner Warrington Crescent nur «das Neue Jerusalem» nannte, lästerte facharzttypisch hochmütig: «Die Häuser waren alle eins wie das andere. Sobald die Eingangstür aufging, drang einem ein opulenter Geruch von gebratenem Fisch [...] in die Nase. Man wurde ins Wohnzimmer geführt, wo die Möbel ausnahmslos aus Mahagony waren, nicht ein einziges Stück aus Eiche dabei. Auf dem Büfett stand die unvermeidliche Karaffe mit Wein.» (Allerdings vergaß Doktor Schofield auch nicht zu erwähnen, daß es unter seinen jüdischen Patienten keinen einzigen Trinker gab.) Gab es unter den Patienten viele psychosomatische Fälle? «Zu meiner Bestürzung fand ich [nach der Approbation im Jahr 1883] bald heraus, daß die Privatpatienten in aller Regel keine Krankheiten hatten, die einen Krankenhausaufenthalt erforderlich gemacht hätten. Sie hatten jeder einen eigenen Mischmasch von sonderbaren unbestimmten Beschwerden, der schwer zu klassifizieren war.»[29] Es ist nicht zu verkennen, daß jüdische Patienten nach Schofields Überzeugung stärker zu psychosomatischen Erkrankungen neigten als nichtjüdische. Diese Überzeugung könnte die Ausgeburt von Antisemitismus gewesen sein, sie könnte aber auch der zeitgenössischen Wirklichkeit entsprochen haben.

Für Cecil Beadles, der 1900 dem ärztlichen Mitarbeiterstab der Londoner Irrenanstalt Colney Hatch angehörte, war der «geistesgestörte Jude» fast schon ein Gegenstand der Abscheu:

> Für jeden, der in der Krankenanstalt oder in der Privatpraxis mit der Rasse in Berührung kommt, stellen sich die Männer als neurotisch und die Frauen als hysterisch dar. Neurasthenie [...] ist, wie es scheint, unter den in ärztlicher Behandlung Befindlichen sehr verbreitet. Erbliche Psychopathie dürfte in der Rasse eine bedeutende Rolle spielen. [...] Die psychischen Belastungen, die sich aus dem übereifrigen Zusammenscharren von Reichtümern ergeben, sowie die Sorgen und der Ärger, die die unvermeidlichen Begleiter dieser Gier nach weltlichen Gütern sind, tragen fraglos nicht wenig zur geistigen Zerrüttung dieser Menschen bei.[30]

Im weiteren zitierte Beadles Ernest White, einen anderen Londoner Psychiater, der Beadles' Vortrag nicht hatte beiwohnen können: «Die jüdischen Patienten stellen vielfach die Schreihälse und Randalierer unter den Anstaltsinsassen. Sie sind allesamt ungemein träge, legen häufig Unsitten und moralische Verkommenheit an den Tag und ruinieren ihre Kleidung.» Beadles setzte hinzu: «Dieses vortreffliche Resümee entspricht in jeder Beziehung dem Fazit aus der Beobachtung der jüdischen Psychopathen in der Anstalt Colney Hatch.»[31]

Amerikanische Ärzte, die nicht viele Vertreter des jüdischen Mittelstandes kannten, stilisierten jüdische Emigranten in ihren Beurteilungen betont zu Wesen aus einer anderen Welt. In seiner Besprechung der Leistungsbilanz der New Yorker Vanderbilt Clinic für das Jahr 1905 schrieb Smith Ely
Jeliffe: «Bei den Neurasthenikern überwogen wie in früheren Jahren mit Abstand die Ausländer, und besonders auffallend ist hier der Anteil der russischen Juden.»[32] 1911 schrieb der Harvard-Neurologe Philip Knapp über die Nervenklinik des Städtischen Krankenhauses Boston: «In den vergangenen fünfundzwanzig Jahren hat ein enormer Zustrom russischer und polnischer Juden nach Boston stattgefunden, wie sich besonders auffällig in der Klinik zeigte. Es ist eine allseits anerkannte Tatsache, daß diese neuen Einwanderer eine besonders neurotische Rasse sind.»[33]

Walter Alvarez ist uns schon mehrfach als einfühlsamer Kritiker des Medizinbetriebs begegnet, der sich gegen unsinnige Operationen aussprach. Zumindest mit seiner Voreingenommenheit gegenüber den Juden war er jedoch selbst ein typischer Vertreter des Medizinbetriebs seiner Zeit. Juden waren in seinen Augen unheilbare Hypochonder: «So manches Mal, besonders wenn ich einen völlig verängstigten Juden vor mir hatte, habe ich mich eine halbe Stunde lang bemüht, den Patienten zu beruhigen – nur um dann hinterher von seiner Frau zu erfahren, daß ihr Mann nach wie vor nicht die geringste Hoffnung geschöpft hatte und fest überzeugt war, er habe Krebs.» Nach Alvarez' Meinung waren die Juden Sprechzimmertouristen: «Der jüdische Angstneurotiker neigt besonders dazu, von Klinik zu Klinik zu laufen in der Hoffnung, daß er eines Tages doch noch seinen persönlichen Hattrick erzielt und hintereinander drei völlig gleichlautende Diagnosen zu hören bekommt.» «Nach meiner Erfahrung», spöttelte Alvarez, «sind Zuckungen im Bauch immer ein Anzeichen von Nervosität, und beinah ebenso zuverlässig deutet

‹Brennen› im Oberbauch, besonders bei Juden, auf eine Neurose hin.» Ein Patient, der über episodische Bauchschmerzen klagte, war selbstverständlich ein «nervöser Jude». «Sehr oft sehe ich Patienten – gewöhnlich sind es Patientinnen und gewöhnlich auch hochgradig nervöse Jüdinnen –, die darüber klagen, daß sie nach dem Stuhlgang noch eine Zeitlang Beschwerden im Becken oder im Bauch spüren [und] sich entkräftet und erschöpft fühlen.» Juden waren Leute, die nach dem Stuhlgang einen Schwächeanfall hatten.[34]

Die Frage ist hier nicht, ob die zitierten Mediziner Antisemiten waren, sondern ob ihr Urteil über Judentum und psychosomatische Krankheit durch Vorurteile verfälscht war. Es ist nicht zu verkennen, daß Alvarez und seine Kollegen in Amerika und Europa den Juden eine hereditäre Prädisposition zu psychosomatischer Symptomatik zuschrieben. Waren diese Ärzte einfach nur durch ein antisemitisches Vorurteil verblendet, oder gaben sie – wie verzerrt auch immer – ein Stück Verhaltenswirklichkeit wieder?

Um die Aussagen von nichtjüdischen Medizinern einschätzen zu können, sollte man wissen, daß auch die meisten jüdischen Ärzte an die spezielle Prädisposition ihrer jüdischen Patienten zu Hysterie und Neurasthenie glaubten. Schon im Jahr 1777 sprach Elkan Isaak Wolf, ein jüdischer Arzt in Mannheim, von der «außerordentlichen Empfindlichkeit des Nervenbaues» der Juden, die in der Einwohnerschaft der pfälzischen Kleinstädte zahlreich vertreten war. Für Wolf hatte diese Empfindlichkeit leicht einsehbare Gründe:

> Der unaufhörlich nagende Kummer, das beständige Nachsinnen auf den täglichen Lebensunterhalt, das marternde Schröckbild der in Zukunft durch das Alter abnehmenden Lebenskräfte, der Verlust des Reichthumes bei absterbenden Kapitalien ungültiger Wechsel, die endlich zu erschwingen sehr schwer fallenden Auflagen und Beiträge [= die kaum zu bewältigende Last an

> Steuern und Abgaben], sind jene Plagen, und unserm Geschlechte besonders eigene Leidenschaften, welche den Nerven unendlich nachtheilig sind; und es ist auch deswegen nicht zu bewundern, dass man bei uns so viele Nervenhipochondrien wahrnimmt, welche nach und nach in eine Tiefsinnigkeit und schwarze Galle [Melancholie] ausarten.[35]

Dies ist eines der frühesten Zeugnisse von jüdischen Ärzten, das für eine besondere Veranlagung zu Nervenkrankheiten bei Juden spricht. Natürlich muß Wolf nicht unbedingt recht gehabt haben, denn es könnte sein, daß Nichtjuden in gleichem Ausmaß über die gleichen Beschwerden klagten, ohne daß er davon wußte.

Wie die Ärzte im allgemeinen gegen Ende des neunzehnten Jahrhunderts ihre Stimmen zu einem Chor der Besorgnis über die Krankheiten der Nerven vereinten, so stimmten die jüdischen Ärzte im besonderen die gleiche Melodie über das Thema Nervenkrankheiten der Juden an. Der Münchner Psychiater Leopold Löwenfeld schrieb 1894: «Was die behauptete besondere Disposition der semitischen Rasse [zur Hysterie] betrifft, so steht nur die Thatsache fest, dass unter den Israeliten derzeit ein unverhältnismässig grosses Kontingent Neurasthenischer und Hysterischer sich findet. Ob dieser Umstand aber auf eine besondere Anlage der Rasse als solcher zurückzuführen ist, erscheint sehr fraglich.» Löwenfeld hielt es

> für weit wahrscheinlicher, dass die grosse Prädisposition der Israeliten nicht in einer Rasseneigenthümlichkeit, sondern in deren gegenwärtigen Lebensverhältnissen begründet ist. Als solche kommen in Betracht: im Osten Europas das physische Elend neben dem ungeheuren moralischen Druck [durch die Pogrome], das frühzeitige Heirathen und der grosse Kinderreichthum – im Westen die überwiegende Angehörigkeit der Israeliten zu den geistigen Arbeitern.[36]

Milieu und Erbanlage sind die Schuldigen, meinte der Elberfelder jüdische Arzt Heinrich Singer nach siebenjähriger Praxis als niedergelassener Arzt im Jahr 1904. «Die allgemeine nervöse Veranlagung der Juden» erklärte sich ihm zufolge aus einer Überlagerung des biologischen und des sozialen Faktors. «Die Krankheiten des Nervensystems haben eine so ausserordentliche Verbreitung unter den Juden gefunden, dass die Norm fast zu einer Ausnahme geworden zu sein scheint und wir Mühe haben, die gewohnten Grenzen von normal und pathologisch wiederzufinden.» Singer nannte die «‹Nervosität› (im weitesten Sinne des Wortes) [...] eine charakteristische Rasseneigenschaft der Juden», die freilich erst durch hygienische, soziale und ethische Mißstände zu einer solchen geworden sei. «Die hereditäre Belastung hat im Laufe der Zeiten immer grössere Dimensionen angenommen und durch engere Familienzucht eine weitere Steigerung erfahren.»[37]

Diese assimilierten und arrivierten westjüdischen Ärzte machten gerade das Ostjudentum gern zum Gegenstand bissiger Kommentare. So schrieb zum Beispiel der an einer Frankfurter Universitätsklinik tätige Max Sichel 1923: «Einzelne russisch-polnische Städte, allen voran Warschau, wurden früher als das unerschöpfliche Reservoir bezeichnet, das den ganzen Kontinent mit männlichen Hysterikern speiste.»[38]

Man könnte nun fragen, ob die Ärzte aus dem assimilierten Judentum nicht vielleicht einfach nur mit den Wertvorstellungen ihres kulturellen Umfelds auch deren antisemitische Tendenz übernommen hatten.[39] Doch auch jüdische Ärzte, die selbst im Osten geboren waren, teilten die Überzeugung von der besonderen Neigung der Juden zur «Nervosität». Der Wiener Allgemeinpraktiker Martin Engländer, der aus einer ungarischen Kleinstadt stammte und 1902 in Wien sein medizinisches Examen abgelegt hatte, meinte 1902: «Das jüdische Gehirn kämpft [...] seit Jahrtausenden einen schweren Kampf – bis zur Emanzipation bloß um eine notdürftige, nackte Existenz.» Dieser zweitausendjährige Überlebenskampf, so Engländer weiter, hinterließ Spuren im Nervensystem. «Nervosität» sei nur eine der Formen jüdischer «Degeneration», die «einen gemeinsamen Ursprung in der minderwertigen Organisation des zentralen Nervensystems» hätten. Die Nervosität sei bei Juden also gewöhnlich angeboren – «eine verhängnisvolle Mitgift auf dem Lebenswege». Neben der angeborenen gebe es auch eine erworbene Nervosität, von der die Juden durch die Härte ihrer Lebensumstände ebenfalls stärker betroffen seien, zumal sie jetzt in die Städte, die hauptsächlichen Brutstätten der Nervosität, drängten. Viele von Engländers jüdischen Patienten hatten Magen-Darm-Probleme. «Neurasthenie des Magendarmtraktes mit ihren zahllosen Beschwerden infolge schlechter Verdauung und gestörter Darmtätigkeit ist ein typisches Leiden der Städter mit ihrer rasanten geistigen und fehlenden körperlichen Betätigung.»[40] Ähnlich bescheinigte auch der in Sorau (Zary) in der Lausitz geborene Psychiater Arthur Stern der «russisch-jüdische[n] Bevölkerung», die damals in die Städte Westeuropas strömte, «ihre eigene Psycho-Pathologie, die hypochondrisch, ängstlich-depressiv gefärbt war».[41]

Nach Ansicht jüdischer Ärzte war die Nervosität der Ostjuden mehr kulturell als durch ärmliche Lebensumstände bedingt. Denn der gleichen Nervosität begegnete man auch in den privaten Heilanstalten mit reicher Klientel. Nach Auskunft von Salomon Behrendt und Salomon Rosenthal, den Chefärzten einer privaten Nervenheilanstalt für gläubige Juden in Sayn bei Koblenz, war Hysterie, nicht selten kombiniert mit Störungen der Stimmungslage, bei ihren Patienten auffallend häufig.[42] Laut Rafael Becker, der in der Schweiz in privaten Heilanstalten gearbeitet hatte, 1919 in-

dessen an einer staatlichen Anstalt tätig war, waren nicht nur die hauptsächlichen Geisteskrankheiten, sondern auch die «funktionellen nervösen Störungen» bei Juden häufiger zu beobachten, wenngleich Patienten des letzten Typs nicht
172 so oft in Heil- und Pflegeanstalten eingeliefert wurden. «Der Jude [...] der sieht, wie schlecht es um seine nationale Wiedergeburt steht, fängt zu glauben an, was ihm die Antisemiten sagen: dass sein Gott ein schlechter Gott sei, dass seine ganze Rasse keine vollwertige sei und zu nichts tauge. Mit einem Worte, der Jude fängt an, sich minderwertig zu fühlen.»[43]

Es wäre schwer gewesen, im Mitteleuropa damaliger Zeit einen medizinischen Fachschriftsteller jüdischer Herkunft zu finden, der nicht der Überzeugung gewesen wäre, daß psychosomatische Erkrankungen unter Juden ungleich häufiger seien als unter Nichtjuden, wenn auch über die Gründe dafür einigermaßen kontrovers diskutiert wurde. Über jüdische Patienten äußerten sich allerdings jüdische Ärzte verständnisvoller als nichtjüdische, die es gewöhnlich schafften, die Juden als überspannt und lächerlich erscheinen zu lassen. Jüdische Ärzte dagegen suchten gewöhnlich nach Entschuldigungen für Exzentrizitäten im Verhalten. Wenn beispielsweise in Hermann Oppenheims Berliner Klinik die Patienten «Gewalt! Gewalt!» schrien, sobald sie im Zuge der neurologischen Untersuchung mit einer Nadel gepiekt wurden, so bewies dies Oppenheim zufolge lediglich, wie sehr sie im Lauf ihres Lebens gelernt hatten, mit Verfolgung zu rechnen.[44] Die Neurasthenie habe für die Juden auch eine gute Seite, meinte Oppenheim, denn sie verlängere ihr Leben. Wie einer seiner Schüler später erklärte, wollte er damit sagen: «Die jüdische Sorge und Ängstlichkeit um die Gesundheit sind neben der Erblichkeit [...] ein ursächlicher Faktor der Langlebigkeit. [...] Ihre [der Juden] neurasthenische Ängstlichkeit führt sie häufiger zum Arzt und zur frühzeitigen Entdeckung vieler Krankheiten.»[45] Diese Ärzte variierten ein Thema, das schon über ein Jahrhundert früher von Elkan Isaak Wolf angeschlagen worden war: Jüdische Mediziner machten so gut wie nie allein die Erbanlage für die überhöhte Nervosität der Juden verantwortlich, sondern führten praktisch immer auch die Härte des materiellen Lebens und die Heiratsgewohnheiten als Gründe an.

Die jüdischen Mediziner, die sich publizistisch zu der Frage der gesteigerten Bereitschaft der Juden zu psychosomatischer Erkrankung äußerten, waren zwar in großer Zahl, aber doch nicht ausschließlich in Mitteleuropa zu Hause: Das Thema war Gegenstand einer internationalen Diskussion. Georges Wulfing, ein junger jüdischer Arzt in Paris, der vor dem Ersten Weltkrieg mehrere Jahre lang in der Abteilung von Pierre Marie im Krankenhaus Villejuif gearbeitet hatte, war zutiefst beeindruckt von Charcots Bemerkung, daß eine Untersuchung der «médecine nerveuse des Juifs» nottue. Wulfing konzentrierte daraufhin seine Aufmerksamkeit auf die Neurasthenie:

«Zu dieser Zeitkrankheit sind Juden besonders prädisponiert» nicht aufgrund ihres Hangs zum Wohlleben, sondern durch die Verfolgungen, die sie erdulden mußten. Nach zweitausendjähriger Mißhandlung «wird das jüdische Volk zu einem Volk, bei dem das Nervensystem die Oberhand über den Bewegungsapparat gewinnt – es ist, wie der Volksmund sagt, ‹ein Nervenbündel›.»[46] Zu dieser Ansicht kam Wulfing nicht im Alleingang; er zitierte vielmehr ausgiebig aus der zeitgenössischen Literatur, so daß seine Abhandlung einen Extrakt der Ansichten von Juden wie Nichtjuden darstellt. Der französische Psychiater Henri Stern beurteilte die jüdische Hypochondrie in exakt der gleichen Weise, als er ihr nach dem Zweiten Weltkrieg bei osteuropäischen Juden begegnete, die das KZ Bergen-Belsen überlebt hatten. Stern war 1947/48 ein halbes Jahr lang im Dienst einer amerikanischen Hilfsorganisation als Fachberater in dem in der britischen Besatzungszone gelegenen Lager tätig: «Ein weiterer Faktor, den man in Rechnung stellen muß, ist die allgemeine Neigung des Juden zur Hypochondrie», schrieb er im Hinblick auf die körperliche Verfassung der Lagerinsassen. «Sie ist eine weitere Manifestation der die jüdische Psyche marternden Unsicherheit. Sie zeigte sich mir am häufigsten in der ängstlichen Besorgnis, die im Krankheitsfall in Erscheinung trat.»[47]

Auch in der jüdischen Ärzteschaft der USA betrachtete man den ostjüdischen Hypochonder als einen alten Bekannten. Maurice Fishberg, ein in Rußland geborener junger Arzt mit einer Praxis in der West 115th Street in Manhattan, meinte 1901: «Neurasthenie und Hypochondrie findet man überwiegend bei Juden.» Und: «Geisteskrankheiten sind bei Juden häufiger.»[48] Der Bostoner Psychiater Abraham Myerson schrieb 1920: «Gehen Sie in einer x-beliebigen europäischen oder amerikanischen Großstadt in eine x-beliebige Nervenklinik, und Sie werden dort das jüdische Element unter den Patienten überrepräsentiert finden.» Laut Myerson «ist dem Juden [...] aufgrund sozialer Heredität [...] ein Charakter angeboren, durch den er sich von anderen Rassen unterscheidet und der ihn vielleicht zu Psychoneurosen und anderen Seelenkrankheiten prädisponiert.»[49] Die zitierten Impressionen beweisen für sich allein noch nicht, daß Hysterie und Geisteskrankheiten unter Juden verbreiteter waren als unter Nichtjuden. Sie sind jedoch ein Beweis dafür, daß diese Meinung nicht lediglich eine antisemitische Verleumdung war.

Das Problem bei den meisten dieser abstrakten Darstellungen, in denen diagnostische Kategorien im Vordergrund stehen und Verallgemeinerungen über eine nach Millionen zählende Population getroffen werden, besteht darin, daß sie keinen Zugang zur Realität der individuellen Krankheitserfahrung eröffnen. Eine Ausnahme bildet die Untersuchung, die Hyman Morrison, ein Examenskandidat der HarvardMedical School, der Jiddisch sprach und offenbar aus einer russisch-jüdischen Familie stammte, im Jahr 1907 durchführte: «Als ‹hebräische Nervenschwäche› pflegt man am Massachusetts General Hospital seit einiger Zeit das Leiden der jüdischen Kranken zu bezeichnen, die in den Kliniken vorstellig werden», schrieb er. «Die Patienten klagen über ‹brennende› und ‹stechende› Schmerzen, im allgemeinen in der Brust und im Oberbauch, nicht selten aber auch im ganzen Körper. ‹Es brennt mich›, ‹es stecht mich› und ‹Schmerzen überall› sind Ausdrücke, die in ihren Schilderungen häufig vorkommen.»

Morrison untersuchte 51 Fälle von «hebräischer Nervenschwäche», indem er die Patienten zu Hause aufsuchte. Fast alle waren erst vor kurzem in die USA eingewandert. 86 Prozent kamen aus Rußland, und alle waren arm und ungebildet. 75 Prozent waren Frauen. Bei seinem Besuch zeigten sich praktisch alle in tadelloser körperlicher Verfassung. In den Gesprächen, die er auf jiddisch mit ihnen führte, stellte sich dann heraus, daß «Schmerzen» oft Kummer bedeutete. Mit «Herz» war der Oberkörper gemeint. Bei 53 Prozent der 51 Patienten bestanden die Hauptbeschwerden in Stuhlverstopfung, für die Morrison die sitzende Tätigkeit und ungeregelte Lebensweise der Patienten in der Neuen Welt verantwortlich machte. Die Patienten selbst hatten allerdings große Furcht, sie könnten Krebs, Tuberkulose oder ein krankes Herz haben. Beispielsweise hatte eine Frau «ihres Herzes wegen einen der prominentesten Ärzte der Stadt aufgesucht. Sie war schon in beinahe allen Bostoner Kliniken vorstellig geworden, und überall hatte man ihr versichert, daß ihr Herz völlig in Ordnung sei, aber ihrer Meinung nach erzählten sich die Doktoren, wenn sie unter sich waren, immer ganz andere Dinge über sie.»

Morrison resümierte: «Die Juden, die stets ein ungemein

phantasievolles Volk waren, sind seit Jahrhunderten von Furcht umfangen, so daß diese zu einem ihrer stärksten, schon durch Bagatellen zu erregenden Affekte geworden ist.» Aber hinter den Symptomen der frisch Eingewanderten, zumal der
176 Frauen, steckten nicht nur die ein Stück Volkscharakter ausmachenden uralten Ängste. In Boston war das Leben für diese Menschen härter, als es in Rußland gewesen war. Fast alle mußten in der Neuen Welt einer Arbeit nachgehen; in Rußland hatten das viele nicht tun müssen. «Im North End und West End liegt so manche Wohnung direkt hinter einem Ladenlokal. Eine Frau, die so wohnt, erzählte mir, daß sie von morgens um sieben bis ein Uhr nachts auf den Beinen ist und zwischen der Küche und dem Geschäft – einer kleinen Imbißstube – hin und her läuft.» Eine andere war, «obwohl sie schwanger war und sich schlecht fühlte», den ganzen Nachmittag unterwegs gewesen, um bei säumigen Kunden Schulden einzutreiben, während ihr Mann sich um den Laden kümmerte. Morrison kam zu dem Ergebnis, daß es eine «hebräische Nervenschwäche» nicht gab und daß die psychosomatischen Erkrankungen dieser frisch eingewanderten Juden mit ihrer physischen Erschöpfung zusammenhingen.

Abschließend kam Morrison freilich auf einen weiteren Faktor zu sprechen. Das Problem lag möglicherweise ebensosehr an kulturellen wie an den materiellen Umständen. In den befragten Familien war es Tradition «seit unvordenklichen Zeiten[, daß] die Frauen krank [sind]. Das ist ihr allgemein akzeptiertes Vorrecht; ja, man erwartet es förmlich von ihnen. ‹Eine Frau ist die ganze Woche lang am Sterben, aber am Sabbat wird sie wieder gesund›», lautete ein Sprichwort, das Morrison zu hören bekam. Ein anderes: «Eine Frau hat neunundneunzig Seelen.» Die Frauen selbst hatten sich nach und nach diese Überzeugung zu eigen gemacht, und ihre Selbstdiagnosen wurden beflügelt durch die Nähe von Krankenhäusern und Kliniken in den jüdischen Wohnbezirken von Boston. «In Rußland würde eine jüdische Frau es sich kaum leisten können, wegen jedem kleinsten Wehwehchen zum Doktor zu laufen, und Krankenhäuser und Apotheken sind dort große Seltenheiten.» In Boston jedoch hatte man sie in nächster Nähe. «Das erleichtert der Jüdin die fortwährende Selbstbeobachtung; sie sucht jetzt wegen Sachen, die sie in der alten Heimat ignorieren und vergessen mußte, das Krankenhaus oder den niedergelassenen Arzt auf.» Mit einem Wort, Morrison zeichnete ein Milieu, in dem somatische Hypervigilanz nicht lediglich eine Streßreaktion, sondern eine kulturelle Norm war.[50]

Morrisons Studie bringt zu Bewußtsein, wie sehr die abstrakte Umsetzung symptomatischer Befunde in eine ärztliche Diagnose in die Irre führen kann. Stuhlverstopfung und Sodbrennen wurden unter der Ägide von Harvard-Klinikern zu einer erblichen «hebräischen Nervenschwäche». Zu anderen Zeiten wurde aus den Abdominalbeschwerden anderer Frauen eine «ovariale Reflexhysterie» oder eine «Selbstvergiftung», Diagnosen, die als Rechtfertigung für lebensbedrohliche Eierstockexstirpationen oder Dickdarmresektionen herhalten mußten. Von da ist es nur noch ein Schritt bis zu der Annahme, daß derlei abstrakte Krankheitszustände nicht nur für Individuen, sondern für ganze Volksgruppen wie beispielsweise die Juden charakteristisch sind. Das Tay-Sachs-Syndrom tritt bei osteuropäischen Juden überproportional häufig auf, aber mit Rückschlüssen von solchen organisch bedingten Leiden auf solche, die psychisch bedingt sind, sollte man äußerst vorsichtig sein.

Alles in allem war das Unterscheidungsmerkmal der Ostjuden weniger ein spezifisches Krankheitsbild als eine spezifische Komponente im Krankheitsverhalten. Nicht weil sie mehr an psychosomatischen Erkrankungen gelitten hätten, sondern weil sie häufiger zum Arzt gingen, erschienen die Juden als ein besonderer Fall.

Ostjuden als hypochondrische Patienten

Toby Cohn, ein prominenter Berliner Nervenarzt der zwanziger Jahre, hatte unter seinen Patienten einen Hypochonder.
178 Dieser, so schrieb Cohn, «ein deutscher Jude, diktierte täglich seiner Sekretärin seitenlange Berichte über seine Temperatur – die er übrigens mit 36,5 schon für gesteigert hielt –, seine verschiedenen Sensationen und gesundheitlichen Erlebnisse in die Schreibmaschine und legte diese naturgemäß äußerst monotonen und langweiligen Elaborate täglich dem Arzte vor».[51] So sah die gewöhnliche Varietät der Hypochondrie aus.

Solcherlei Hypochondrie konnte gleichermaßen Juden wie Nichtjuden befallen. In einer größeren Arbeit zur Geschichte der psychosomatischen Krankheiten ist sie lediglich insofern von Interesse, als sie zum Schicksal einer ganzen Kultur geworden zu sein scheint. Kennzeichnend für die Ostjuden waren nicht häufigere Erkrankungen als bei anderen Ethnien, sondern eine übersteigerte Achtsamkeit auf Krankheitssymptome im Verein mit Hochachtung vor der Autorität der Ärzte. Man kennt Kulturen – eine von ihnen war die im vorigen Kapitel erwähnte Gemeinde des Pfarrherrn Richard Napier im England des siebzehnten Jahrhunderts –, deren Mitglieder sich aufmerksam auf Symptome beobachteten, aber deswegen nicht auch schon Hochachtung vor der Autorität des medizinischen Berufsstands hatten. Und man kennt andererseits Kulturen wie die amerikanischen Mittelklassen der dreißiger und vierziger Jahre, die größte Hochachtung vor der ärztlichen Autorität hegten, aber dadurch nicht gleich besonders hellhörig für Krankheitssymptome am eigenen Körper wurden.[52] Die Ostjuden vereinigten in sich beide Eigenschaften: die übersteigerte Wachsamkeit in bezug auf die wechselnden Zustände des eigenen Körpers und den unbedingten Glauben an die Autorität des Arztes als eines Mannes der Wissenschaft. Der Berliner Neurologe Hermann Oppenheim sprach mit Blick auf diese Paarung ironisch von einem «*furor consultativus*» (Konsultationswut).[53]

Die jüdischen Kleinstädter aus Osteuropa drängten zunächst in die angesehenen Universitätskliniken nähergelegener Großstädte wie Königsberg oder Breslau, um dann, sofern sie über die nötigen Mittel verfügten, in Metropolen wie Berlin oder Wien weiterzuziehen. Paul Rosenstein, der erste als gynäkologischer Chirurg in den preußischen Staatsdienst aufgenommene Jude, erinnerte sich aus seiner Assistenzarztzeit an die Wartezimmer der Universitätskliniken in Königsberg und Breslau, die überfüllt waren von Ostjuden, «da diese Leute zu der Medizin in Polen und Galizien nicht genügend Zutrauen hatten». Angezogen wurden sie zum Beispiel von dem Ruf des großen Chirurgen Johann von Mikulicz, Rosensteins Chefarzt, der 1887 von Krakau nach Königsberg und von dort 1890 nach Breslau übersiedelt war.

> Wir waren leider in Deutschland dazu erzogen, diese Juden mit etwas Nichtachtung zu betrachten. Sie waren ja auch von ganz anderer Art, und ihre Sprache, das Jiddische, haben wir nicht verstanden. Wie erstaunt war ich daher, als sich in Königsberg jeder der christlichen Professoren und die Assistenten mit den Leuten leicht verständigten. So hat zum Beispiel der Oberarzt der chirurgischen Klinik perfekt Jiddisch gesprochen. Ich kam mir als Sohn eines Rabbiners mit meiner Unfähigkeit etwas komisch vor und muß zu meiner Schande gestehen, daß ich zu Anfang oft über die merkwürdigen Ausdrücke lachte. Unter der Anleitung des [nichtjüdischen] Oberarztes [Dr. Johannes] Storp habe ich aber sehr bald Jiddisch gelernt und habe es in meinem späteren ärztlichen Beruf als besonders dankbar empfunden, in dieser Schule gewesen zu sein.[54]

Emil Kraepelin, 1886–1890 Chef der Psychiatrie an der (seinerzeit deutschsprachigen) Universität Dorpat in Estland, «richtete […] eine Nervenpoliklinik ein, die ich in der [Dorpater] Medizinischen Klinik abhielt. Der Krankenzufluß war dürftig; es handelte sich zum großen Teil um polnische Juden mit allen möglichen unbestimmten nervösen Beschwerden, nur ausnahmsweise einmal um eine organische Nervenerkrankung.»[55] Der Psychiater Johannes Schultz, der spätere Erfinder des autogenen Trainings, erinnerte sich aus seiner Zeit in Breslau kurz nach der Jahrhundertwende an den «große[n] Zustrom echter Ostjuden aller Stände vom Landarbeiter bis zum Großkaufmann, die im Herbst und Frühling möglichst alle Polikliniken aufsuchten, um sich für Badereisen und Kuren beraten und untersuchen zu lassen». (Schultz, Nichtjude und damals mit einer jüdischen Frau verheiratet, erwähnt «die sorgfältige Körperpflege und Reinlichkeit, die Intelligenz und Lebhaftigkeit dieser Leute». Das steht im Gegensatz zu anderen Quellen, in denen gewöhnlich von der «Unsauberkeit» der ostjüdischen Patienten die Rede ist.)[56]

Sich untersuchen zu lassen scheint eine Sache von ganz eigentümlichem Gefühlswert gewesen zu sein. Der Berliner Psychiater Emanuel Mendel, selbst Jude, erzählte aus seinen Erfahrungen in der Poliklinik die folgende Anekdote:

> Ein polnischer Jude kommt.
> «Was fehlt Ihnen?»
> «Nichts!»
> «Warum kommen Sie denn hierher?»
> «Ich habe gehört, man wird hier umsonst untersucht. Untersuchen Sie mich mal. Vielleicht fehlt mir doch was.»[57]

Keine Frage, die Anekdote illustriert die von Rosenstein erwähnte «Nichtachtung» der Ostjuden. Aber sie zeigt auch, daß diese Patienten zur Untersuchung kamen, nicht weil sie ärztliche Hilfe gegen körperliche Beschwerden suchten, sondern aus Furcht vor einer unerkannten Krankheit.

Die orthodox-jüdische Hochachtung vor der ärztlichen Autorität konnte allerdings sonderbare Wege gehen. Vielfach überließen die Kranken es ihrem «Rebbe», wichtige
Entscheidungen für sie zu treffen, solche der Lebensplanung im allgemeinen und der Arztwahl im besonderen. Friedrich Torberg, ein österreichischer jüdischer Schriftsteller, der uns einen Schatz von Anekdoten aus den Wiener und Prager Kaffeehäusern der zwanziger Jahre hinterlassen hat, erzählt in einem seiner Bücher die Geschichte eines jüdischen Geschäftsmanns aus dem Osten des Habsburgerreichs mit einem «langwierige[n] und mindestens partiell somatische[n] Nervenleiden». Der «erschien eines Tages in Pötzls Privatordination». Der Wiener Psychiater Otto Pötzl war bis 1922 der Oberarzt von Julius Wagner-Jauregg, der zur fraglichen Zeit Weltruhm genoß. Aber auch Pötzl trug damals bereits den Ehrentitel eines Professors.

Zu jenem Nervenleiden merkt Torberg an, daß es

> nach allgemein vorherrschender (und von Pötzl keineswegs geteilter) Meinung in die Kompetenz von Wagner-Jauregg gefallen wäre. Als Pötzl im einleitenden Gespräch eine diesbezügliche Andeutung machte, die zugleich seine Genugtuung darüber verriet, daß ihm der Vorzug vor Wagner-Jauregg gegeben worden war, rückte sein Patient mit einem überraschenden Geständnis heraus: er hätte, ehe er sich überhaupt zur Reise nach Wien entschloß, nicht nur die medizinischen Kapazitäten seiner Heimatstadt konsultiert, sondern, wie das die dortigen Juden zu tun pflegten, auch rabbinischen Ratschlag eingeholt, und zwar – der Sicherheit halber und weil Geld bei ihm keine Rolle spielte – gleich bei den zwei bedeutendsten Rabbinern des Landes, dem Rabbi von Belz [in Galizien] und dem Rabbi von Sadagora [in der Bukowina].

Letzterer hatte zu Wagner-Jauregg geraten – «der Mann aus dem sehr nahen Osten sagte ‹Johregg›» –, ersterer hatte den Kranken «zu Ihnen, Herr Professor», verwiesen.

182 «Und?» fragte Pötzl, voll der Neugier, warum die Entscheidung zu seinen Gunsten gefallen sei.

Der Befragte sah ihn treuherzig an:

«Herr Professor», sagte er. «Ich weiß, Wagner-Johregg ist greßer von Ihnen. Aber *ich* glaub dem Belzer.»[58]

Für etliche Hypochonder orthodoxen Glaubens führte also der Weg zu den bewunderten und verehrten westlichen Ärzten über den «Rebbe».

Den Ärzten im Westen war die maßlose Krankheitsfurcht ihrer ostjüdischen Patienten durchaus bekannt, und dann und wann konnten sie es sich nicht versagen, die Besucher ein wenig auf den Arm zu nehmen. Im Gegensatz zu den Westjuden pflegten viele Ostjuden gewohnheitsmäßig mit dem Arzt über das Honorar für dessen Dienstleistungen zu feilschen. Ein betagter Jude hätte es gern gesehen, daß Mikulicz seine Frau operierte, fand jedoch das verlangte Honorar von sechshundert Mark zu hoch und fragte, ob Mikulicz die Operation nicht auch für dreihundert Mark ausführen könne.

«O ja, das kann ich wohl», meinte der Gefragte. «Dann nehme ich aber die stumpfen Messer.»

Bei anderer Gelegenheit erwiderte Mikulicz auf ein ähnliches Ansinnen: «O ja, aber dann zittert meine Hand beim Operieren.»[59]

Einzig ihre Hochachtung vor der ärztlichen Autorität veranlaßte die polnischen Juden, den ausgezeichneten Chirurgen, die ihnen in Krakau und Lemberg zur Verfügung standen, den Rücken zu kehren und die Kapazitäten an den deutschen Universitätskliniken aufzusuchen. Was den Ostjuden gestattete, so viele ihrer Familienprobleme und körperlichen Empfindungen in Gesundheitsprobleme zu transformieren, war ihr Glaube an die Wunder wirkende Kraft der Wissenschaft. Der Neurologe Adolf Strümpell registrierte an der Breslauer neurologischen Universitätsklinik, daß «diese [...] Leute [...] in allen schweren Krankheitsfällen, selbst unter schwierigen Verhältnissen, stets bestrebt sind, den wirklich besten und tüchtigsten Arzt aufzusuchen. Ihr unbedingter Glaube an die Autorität und das Wissen eines Universitätsprofessors hat wirklich zuweilen etwas Rührendes.»[60]

Übersteigerte Hochachtung vor den Errungenschaften der westlichen Medizin zieht sich durch alle Darstellungen jüdischen Lebens in Osteuropa. Bernhard Naunyn, zu Beginn der siebziger Jahre des letzten Jahrhunderts Professor der inneren Medizin in Königsberg, empfing während der Sommermonate in seinem Sprechzimmer oft bis zehn Uhr nachts aus dem Osten angereiste Juden und schrieb darüber ein halbes Jahrhundert später in seinen Lebenserinnerungen: «Der Jude geht durchaus dem wissenschaftlichen Rufe des Arztes nach, der führt ihn zum Professor, am liebsten zum klinischen Professor. Es ist erstaunlich, wie die Juden auch hier ihre Hochachtung vor der Wissenschaft zum Ausdruck bringen: daß ein echter Jude zum Kurpfuscher geht, dürfte kaum vorkommen.»[61] Der Schriftsteller Elias Canetti, der 1905 als Kind spanisch-jüdischer Eltern in der bulgarischen Kleinstadt Rustschuk geboren wurde und dort seine ersten Lebensjahre verbrachte, berichtete von Unterhaltungen über Gesundheitsfragen, die er in seinem Elternhaus hörte: «Man sprach oft von Verwandten, die nach Wien fuhren, um berühmte Ärzte zu konsultieren. Die Namen der großen Spezialisten jener Tage waren die allerersten Berühmtheiten, von denen ich als Kind hörte. Als ich später nach Wien kam, war ich verwundert, daß es all diese Namen: Lorenz, Schlesinger, Schnitzler, Neumann, Hajek, Halban als Leute wirklich

gab.»[62] Dem Internisten Ernst von Leyden blieben aus seinen Königsberger Jahren als «die originellsten unter meinen Patienten» die polnischen Juden in Erinnerung, «die alljährlich in großer Anzahl [...] nach Königsberg kamen, um sich dort
 ärztlichen Rat zu holen».

> Wunderliche Gestalten, wie man sie heute [1910] nur noch selten sieht, Typen einer vergangenen Zeit. Die Männer in langen schwarzseidenen Kaftanen, einen hohen Zylinderhut auf dem Haupte, zu beiden Seiten des Gesichtes die charakteristischen, langgedrehten schwarzen Pfropfenzieherlocken; die Frauen, denen die streng-jüdische Sitte verbietet, barhäuptig zu gehen oder ihr Haar zu zeigen, auf dem abrasierten Kopfe eine Nachahmung von Haar aus Seide oder Atlas. [...] Sie logierten [...] in dem zumeist von Juden bewohnten Handelsviertel [...] in Karawansereien ähnlichen Gebäuden.

Es gab zwar unter diesen Besuchern etliche wohlhabende, aber die meisten von ihnen waren arm – «äußerst bedürftig», wie von Leyden es ausdrückte. «Trotz ihrer Dürftigkeit begnügten sie sich keineswegs mit dem Rat eines der vielen Ärzte, die in der Stadt praktizierten, nein, es mußten Professoren sein, die sie konsultierten.» Aber ein einzelner Medizinprofessor genügte auch nicht, vielmehr wurden immer gleich drei Vertreter dieses Berufsstandes zu einer Konsultation zusammengerufen.

> Die Zahl Drei wurde gewählt, damit, wenn Meinungsverschiedenheiten vorkamen, abgestimmt und eine Majorität erzielt werden konnte. Diese Konsultationen fanden fast immer in ihren großen Logierhäusern statt, wobei gleich eine große Anzahl nacheinander absolviert wurde, was oft viele Stunden in Anspruch nahm. Zumeist wurde ich mit den beiden Chirurgen Wagner und Burow [...] dorthin berufen. Zwar waren die Honorare,

die der einzelne Patient zahlte, nur gering, aber die Menge glich das aus. Der Brauch war, das Honorar stets in Silbertalern, die sorgfältig in Papier gewickelt waren, auszuzahlen, und so kehrte man oft, die Tasche voll klingender Münze, heim.[63]

Zusammen mit zwei oder drei anderen «Konsiliaren» sei er «gelegentlich zwei bis drei Stunden hintereinander aus einem der minderwertigen jüdischen Gasthäuser in der [Königsberger] Vorstadt in das andere herumgezogen», erinnerte sich Naunyn: «Drei, auch vier von uns Universitätsprofessoren mußten zu einem solchen ‹Konzilium› zusammentreten. Es gab schon damals in Königsberg Leute, die mit der Vermittlung dieser Angelegenheiten ihr Brot verdienten.» Das Honorar betrug bis 1876 sechs Mark pro Kranken und Konsiliar. (Die Professoren und nicht die Patienten feilschten dann eine Änderung herbei: Sie stemmten den Honorarsatz stufenweise auf zehn Mark hinauf.)[64] Nur weil der Rat einer medizinischen Koryphäe bei den Ostjuden in den Rang einer der höchsten Auszeichnungen erhoben worden war, die das Leben zu gewähren hatte, verwendete man in diesem Volk so viel Zeit und kollektive Energie darauf, ihn zu erlangen. Die Beschäftigung mit körperlichen Symptomen wurde zu einem zentralen Anliegen im Gemeinschaftsleben.

Die Sitte, gleich mehrere Ärzte zu konsultieren, überlebte sogar die Schrecken der Konzentrationslager – wurde durch sie vielleicht noch akzentuiert. In seinem Bericht über das befreite Lager Bergen-Belsen schrieb Henri Stern, die gewöhnlichste Äußerungsform der Hypochondrie sei es,

> mehrere Ärzte zu gleicher Zeit und insbesondere einen «Professor» zu beschäftigen. Es gab Familien, die für einen einzigen Patienten eine ganzes Bataillon von Ärzten mobilisierten, wobei sie sorgfältig darauf achteten, daß den einzelnen verborgen blieb, welche Behandlungen die anderen verschrieben hatten.

So daß also Mißtrauen und Hypochondrie zum Schaden des Patienten miteinander wetteiferten, und es war schwer, solche Einfaltspinsel von der Unsinnigkeit ihrer Winkelzüge zu überzeugen.[65]

Um mit den bewunderten Glanzlichtern des Professorenstands in Verbindung treten zu können, nahmen diese Menschen die härtesten Reisestrapazen und im Anschluß daran stundenlanges Herumsitzen in Wartezimmern auf sich. In den Warteräumen der Breslauer Universitätskliniken habe er «manchmal in den Mittagsstunden noch denselben alten Juden mit derselben ergebenen Miene ruhig warten sehen, den ich zufällig schon am Morgen bemerkt hatte», schrieb Strümpell in seinen Erinnerungen. Ein beeindruckendes Beispiel der «wirklich erstaunlichen Geduld» jüdischer Patienten erlebte Strümpell im eigenen Haus:

Eines Abends gegen sieben Uhr, als ich gerade im Begriff war, mit meiner Frau in eine Gesellschaft zu gehen, kam noch eine alte polnische Jüdin mit ihrer Tochter zu mir, um für diese meinen ärztlichen Rat zu erbitten. Ich sah, daß der Zustand der Tochter nicht bedenklich war, und sagte daher der Mutter, daß ich jetzt beim besten Willen keine Zeit mehr habe, sie möchte am nächsten Tage zur festgesetzten Sprechstundenzeit wiederkommen. Wir gingen fort und dachten nicht weiter an die Patientin. Als wir ziemlich spät, nach zwölf Uhr, heimkehrten und die Haustür aufgeschlossen hatten, hörten wir im Finstern ein eigentümliches Geräusch und bemerkten alsbald beim Schein des angezündeten Wachskerzchens zwei weibliche Gestalten auf der Treppe sitzen. Etwas erstaunt sahen wir sie an und erkannten die alte Jüdin mit ihrer Tochter wieder. Freundlich lächelnd sagte sie, sie habe sich erlaubt, hier auf mich zu warten, und bäte mich nun, ihrer Tochter doch jetzt etwas zu verschreiben. Halb zornig, halb belustigt gewährte ich ihr nun doch ihre Bitte.[66]

Wenn es übertriebener Eifer war, den diese Frau bei der Jagd nach der heilsamen Verschreibung des großen «Herrn Professors» an den Tag legte, dann war der Grad der Übertreibung allenfalls geringfügig. Von weiterreichender Bedeutung ist, daß in solcherlei Übereifer, ärztlichen Rat zu erhalten, sich eine tiefsitzende Befürchtung, organisch krank zu sein, verrät – eben Hypochondrie. Die westlichen Professoren erzählten ja ihre Anekdötchen gerade deshalb mit solchem Gusto, weil sie wußten, daß den meisten ihrer ostjüdischen Patienten überhaupt nichts fehlte.

Das Epizentrum des ostjüdischen *furor consultativus* war freilich nicht eine der Universitätsstädte in der Provinz, sondern Berlin. In der Position der international führenden Metropole medizinischer Leistungsfähigkeit vielleicht nur von Wien angefochten, war Berlin seinerzeit das reichhaltigste Sammelbecken von «Professoren» überhaupt. Im *pas de deux* der Konsultation agierten in Berlin die großenteils jüdischen Psychiater, Neurologen und anderen Spezialisten einerseits und die jüdischen Patienten andererseits.

Die Gruppe der «Professoren» wiederum zerfiel in die Ordinarien der medizinischen Fakultät einerseits und die niedergelassenen Fachärzte mit *venia legendi* und dem Status des außerordentlichen Professors («Extraordinarius»), aber ohne den prestigeträchtigen Lehrstuhl andererseits. Alle zusammen verkörperten sie die akademische Medizin. Die Tradition der Juden in der akademischen Medizin beginnt in Berlin mit Ludwig Traube, der in den fünfziger Jahren des letzten Jahrhunderts in den Lehrkörper der Friedrich-Wilhelm-Universität aufgenommen wurde. Rudolf Virchow, Nichtjude und zu der Zeit der berühmteste Grundlagenwissenschaftler Deutschlands, holte in den späten sechziger und in den siebziger Jahren eine Anzahl junger jüdischer Mediziner als Assistenzärzte an die Charité. Damit war vielen Juden der Zugang zu einfacheren Universitätsposten, wenn auch nicht zur Professur geöffnet.[67] Um die Jahrhundertwende waren fünf Prozent der Einwohner Berlins und ein Drittel der in der Stadt ansässigen Ärzte Juden.[68] Bis zum Jahr 1933 steigerte sich der jüdische Anteil an der Ärzteschaft auf fünfzig Prozent; der Lehrkörper der medizinischen Fakultät bestand zu diesem Zeitpunkt zu einem Drittel aus Juden.[69] Vom Zugang zu den besten Professuren abgeschnitten, bildeten die jüdischen Spezialisten einen akademischen Kosmos für sich, dessen Fundamente Privatkliniken und dessen Lebensnerv die von wohlhabenden Patienten gezahlten Honorare waren. Der Spezialist für Volksgesundheitspflege Alfred Grotjahn schrieb Anfang der dreißiger Jahre:

> Um die in der Fakultät vereinten Ordinarien als Fixsterne kreisten dann noch als Planeten kaum minderer Leuchtkraft eine Anzahl Privatdozenten und Extraordinarien, die namentlich in den klinischen Fächern jenen kaum nachstanden oder sie gar an Bedeutung als Lehrer für uns Studierende oder als Konsiliarärzte für das wohlhabende einheimische und noch mehr für das alljährlich von Osten her über Berlin hereinflutende fremde Publikum übertrafen. Da sie als Juden an andere Universitäten nicht berufen werden konnten, schufen sie sich in Berlin eigene Kliniken und eigene Schülerkreise. Zu ihnen gehörten der Neurologe [Emanuel] Mendel, der Dermatologe [Oskar] Lassar, der Pädiater [Adolf] Baginsky, der Chirurg [James] Israel, der Frauenarzt [Leopold] Landau, der Syphilidologe [Georg] Lewin, um nur die bedeutendsten zu nennen.[70]

Das jüdische Element schien in den Reihen der großen Berliner Konsiliarärzte so groß zu sein, daß andernorts antisemitische Sottisen gegen den «jüdisch-berlinische[n] Geist» vom Stapel gelassen wurden.[71] Eine Reihe von nichtjüdischen Berliner Ärzten, die sich mit der Vorstellung schmeichelten, sie selbst seien die Matadore hehrer Wissenschaftlichkeit, fühlten sich berechtigt, ihre jüdischen Kollegen als Geldraffer zu verachten.[72]

Die Nervenärzte bildeten im Kosmos der Berliner akademischen Medizin eine Welt für sich. Sie waren praktisch allesamt Juden.[73] In den komfortablen Wohnvororten im Westen und Süden: in Wilmersdorf, Charlottenburg und Schlachtensee niedergelassen, zogen sie magnetisch eine internationale Klientel von Somatisierern an, die «oft mit Bündeln von Rezepten von Pariser, Wiener und englischen Ärzten» die Szene betraten, wie der Psychiatrieprofessor Karl Bonhoeffer notierte. Bonhoeffer selbst sah in diesen Heilung suchenden Globetrottern

> psychopathische[...] Neurotiker, für die der Nervenarzt und seine Sprechstunde einen Teil ihres Lebensinhaltes bildet. Diese Kategorie, die in jener Zeit vor dem Kriege im Westen Berlins sich in reichem Maße vorfand, suchte ich mir bald fernzuhalten, da es gegen das Interesse meiner eigentlichen Aufgaben war, eine Dauerbehandlung dieser zeitraubenden Klientel zu übernehmen.[74]

Die Konsiliarärzte jedoch, die (anders als Bonhoeffer) keine Lehrstuhlinhaber waren und kein Gehalt vom Staat erhielten, waren durchaus bereit, diese Hypochonder als Patienten zu akzeptieren.

Viele dieser «internationalen Hypochonder» waren Juden. Hermann Oppenheim, der eine große und gewinnbringende Poliklinik für Nervenkrankheiten leitete, sprach 1908 von dem «gewaltige[n] [...] Vertrauen» der Ostjuden «zu den Ärzten des Auslandes, [...] speziell zur deutschen Wissenschaft. [...] Es geht so weit, daß ihnen die Vorstellung von der Unheilbarkeit vieler Krankheiten ganz verloren gegangen ist, oder daß die Idee: In Berlin wird oder muß das Leiden geheilt werden, sie vollkommen beherrscht und jede andere Er-

wägung und Überlegung zurückdrängt.»[75] Der Internist Johannes Alfred Goldscheider beschrieb seine ostjüdischen Patienten 1926 so: «Sie sind schrecklich besorgt um ihre Gesundheit, und zwar sowohl für sich als auch für andere
190 (Eltern für ihre Kinder, Kinder für die Eltern), und sie haben ein für Suggestionen extrem empfängliches subjektives Krankheitsgefühl. [...] Darin, so scheint mir, besteht zu einem großen Teil die jüdische Pathologie.»[76] (Goldscheider war selbst Jude.)

Da nur wenig von den Krankenakten der Ärzte und Privatkliniken den Holocaust und den Zweiten Weltkrieg überstanden hat, verliert sich die Spur, die wir verfolgen, hier im Dunkeln. Über die soziale Zusammensetzung, die Herkunft, die Religionszugehörigkeit der Patienten, die zur Konsultation nach Berlin gereist kamen, wissen wir wenig mehr als das bisher Gesagte. Daß die im vorstehenden zitierten Berliner Ärzte die jüdische Komponente des Zustroms hervorhoben, mag entweder seinen Grund darin gehabt haben, daß diese tatsächlich ziemlich massiv war, oder aber die Autoren, assimilierte Westjuden, verfolgten damit den Zweck, psychologisch auf Abstand zu den geschilderten Ostjuden zu gehen, von denen sie wußten, daß sie in den Augen ihrer nichtjüdischen Kollegen komische Figuren waren. Tatsache ist auf jeden Fall, daß die Berliner Nervenärzte an dem Auftreten ihrer ostjüdischen Patienten etwas Eigentümliches fanden. Als Quelle dieser Eigentümlichkeit identifizierten sie eine ängstliche Besorgnis um die Gesundheit – die eigene oder die der nächsten Angehörigen – im Verein mit blindem Vertrauen in die westliche Medizin. Diese Eigenschaften nahmen sich für westliche Augen alle beide einigermaßen absonderlich und provinziell aus, so daß die assimilierten Ärzte im Westen von einer typisch ostjüdischen «Hypochondrie» zu sprechen begannen. Diese Hypochondrie hat es zuzeiten wahrscheinlich wirklich gegeben, und möglicherweise wurde sie auch im Rahmen der Kulturtradition von Generation zu Generation weitergegeben und gelangte so bis in die Neue Welt.[77]

Das ausgebreitete Material ist gewiß kein ausreichender Beweis für die Existenz einer genetischen Komponente in der Psychosomatik der Juden osteuropäischer Herkunft. Indes traten psychiatrische Störungen anderen, zweifelsfrei genetisch basierten Typs wie beispielsweise die manisch-depressive Erkrankung bei Ostjuden erwiesenermaßen häufiger auf als in der Gesamtpopulation.[78] Es ist nicht undenkbar, daß im Zuge zukünftiger Forschungen auch für die Somatisierung ein gleichartiger genetischer Ursprung nachgewiesen wird. Für den Augenblick genügen jedoch kulturelle Argumente, um den Ostjuden in der Geschichte der psychosomatischen Krankheiten einen Platz für sich zuzuweisen.

Der Versuch, den Zusammenhang zwischen Volkszugehörigkeit und Krankheit nachzuzeichnen, führt heute noch in unwegsames Gelände. Auf der Basis unseres derzeitigen Wissensstandes ist es praktisch unmöglich, die Funktionsregeln einer Kultur und biologisch basierte Komponenten voneinander zu scheiden. Bisher war das ganze Thema mehr oder weniger tabu. Praktisch nirgendwo in der umfangreichen Literatur zur interkulturellen Psychiatrie wird auch nur in Erwägung gezogen, daß kulturspezifisches Krankheitsverhalten sowohl eine biologische wie eine soziale Wurzel haben könnte. In Anbetracht der explosionsartigen Erweiterung unseres Wissens über die genetischen Aspekte der Psychiatrie wäre es wohl an der Zeit, das Thema Volkszugehörigkeit und Krankheit endlich aus der Abstellkammer hervorzuholen.

5 Das kulturelle Gesicht der Melancholie

Die Melancholie, die zutiefst schwermütige Form der Depression, vermittelt eine ausgezeichnete Anschauung davon, wie die Gesellschaftsschichten und deren Wertvorstellungen einerseits, der biologische und genetische Faktor andererseits die Inszenierung körperlicher Symptome gestalten können. Eine Depression – zu deren Symptomen tiefste Niedergeschlagenheit, Verlust des Selbstwertgefühls und zahllose somatische Beschwerden gehören – hat ihre Wurzel gewöhnlich in der Biologie des Gehirns, in durch Neurotransmitter bewirkten Störungen der Zellaktivität. Aber diese Zerrüttung in den Gehirnzellen muß in Geist und Gemüt des Kranken sozial und psychologisch interpretiert werden. Warum fühle ich mich heute so über alle Maßen elend? Warum fehlt mir jegliche Energie? Warum bin ich so niedergeschlagen? Die Bewertung – oder Abwertung – dieser schwankenden Wahrnehmung des eigenen Körpers durch das kulturelle Umfeld bleibt nicht ohne Einfluß auf die Art und Weise, wie der Leidende sie interpretiert (und inszeniert). Ist jemand der Überzeugung, daß andere seine tiefe Traurigkeit als ein Zeichen von Verrücktheit werten, wird er vielleicht seine Gemütsverstimmung zu überspielen suchen. Ist er der Ansicht, sein chronisches Erschöpfungsgefühl wird als Beweis für eine vermeintlich organische Erkrankung namens CFS (*chronic fatigue syndrome*, «Erschöpfungssyndrom») akzeptiert, wird er unter Umständen hervorkehren, wie müde er sich immerzu fühlt.

Die Depression ist also dort lokalisiert, wo zwei Wege sich kreuzen. Da ist erstens der biologische Weg in die Krankheit: die Vorgänge, die sich tief im Inneren des Gehirns abspielen. Und da ist zweitens der soziale Weg in die Krankheit: die Hilfestellung, die die Kultur uns bei der Interpretation unserer körperlichen Empfindungen gibt. Die Depression hat eine unbestreitbare biologische Seite. Sie tritt im typischen Fall familiär gehäuft auf, spricht auf Antidepressiva an und ist in ihren wesentlichen Elementen zu allen Zeiten und allerorten anzutreffen. Aber die Depression hat auch eine kulturelle Seite. Manche von ihren Symptomen wechseln mit den Epochen, indem sie sich den epochenspezifischen Vorstellungen von legitimen oder akzeptablen Krankheitsbildern anpassen. Damit greift die Depression in den Bereich der psychosomatischen Erkrankung über, denn Depressive werden typischerweise von physischen Symptomen befallen. Ja, die körperlichen Beschwerden und die Abgeschlagenheit im Gefolge der Depression sind unter Umständen deren einzige äußerliche Manifestation und in vielen Fällen das, was der Arzt hauptsächlich in den Blick bekommt.

In der jahrhundertealten Tradition der medizinischen Nomenklatur galt der – mit einem inzwischen veralteten Ausdruck – als «Melancholie» bezeichnete Zustand der depressiven traurigen Verstimmung immer als ein Verwandter des Irreseins, der «Verrücktheit». In tiefste Schwermut versunkene Menschen fangen in vielen Fällen an zu halluzinieren oder Wahnvorstellungen zu entwickeln, beides ein Detail psychotischer Krankheitsbilder. «Melancholie», das hat einen Beiklang, der hochgradige Verwirrtheit und Realitätsverlust signalisiert. Die Bedeutungsentwicklung des Ausdrucks «Melancholie» wurde durch die im Bürgertum umgehende anhaltende Furcht vor dem Wahnsinnigwerden geprägt. Als Leiden, das die Einweisung in eine geschlossene Anstalt rechtfertigte, war die Melancholie eine Diagnose, mit der sich niemand bedacht sehen wollte. Die Furcht vor erblicher Psychose und Degeneration sollte die Umwandlung der Melancholie mit der Konnotation von gestörter psychologischer Verfassung zu einem akzeptableren Krankheitstyp, der mit somatischen Symptomen zusammenhängenden Depression, in die Wege leiten. Die psychosomatischen Aspekte der depressiven Erkrankung sind so gesehen der Niederschlag einer komplexen Wechselwirkung zwischen der Furcht vor dem Wahnsinnigwerden sowie der Hoffnung auf organische Bedingtheit auf seiten der Patienten und dem fortwährenden Wandel der psychiatrischen Theorie sowie dem Wunsch, der zahlungskräftigen Bourgeoisie entgegenzukommen, auf seiten der Ärzte. Das Verlangen nach sozialer Akzeptanz und die Furcht vor sozialer Ausgrenzung haben bei der Ausgestaltung der physischen Symptome schwer depressiver Bürgerlicher eine maßgebliche Rolle gespielt.

Körperliche Symptome und Depression

In den Problemen des Herbert C. kommt die psychosomatische Seite der Depression exemplarisch zur Anschauung. Herbert C., ein neununddreißigjähriger Junggeselle, der in London «als Assistent seines Vaters im Teppichhandel» gearbeitet hatte, wurde im März 1890 in das Sanatorium Holloway House, eine Privatklinik für Nervenleiden in Virginia Water (Grafschaft Surrey), aufgenommen. In seiner Krankengeschichte gab es Episoden von Depression; die erste hatte mehrere Jahre zuvor stattgefunden, als seine älteste Schwester starb, die zweite, als ein in Amerika lebender Bruder – auf dessen Besuch er sich sehr gefreut hatte – starb. Für die Dauer der zweiten Episode war Herbert in der Londoner Psychiatrischen Anstalt Colney Hatch untergebracht worden. «Während des Aufenthalts dort hatte er zweimal einen konvulsivischen Anfall, beide Male infolge maßloser Furcht. Er hatte dort Gesichtshalluzinationen, sagt, er habe Männer in weißen Kutten gesehen, die Feuer spien, und andere Male habe er einen Leichenzug vorbeipilgern sehen. Man verlegte ihn in die Sicherheitszelle, und das hat ihn sehr verschüchtert.»

Nach der Entlassung aus Colney Hatch im Jahr 1885 war Herbert drei Jahre lang gesund, verfiel aber 1888 beim Tod seiner Mutter erneut in Depression. Jetzt, 1890, hatte er von sich aus um die Einweisung in das Holloway House, eine 1885 eröffnete private Nervenklinik «für die untere Mittelschicht», gebeten. Auf Frederick McKettrick, einen schottischen Medizinstudenten, der damals als Hilfskraft in der Klinik arbeitete, wirkte Herbert «trübsinnig und labil [...] Er bricht leicht in Tränen aus, da die Affektkontrolle vermindert ist. Es besteht eine leichte Beeinträchtigung sowohl des Kurzzeit- wie des Langzeitgedächtnisses.» Geschwächt war auch Herberts Intelligenz; er war beispielsweise nicht in der Lage, 53 von 92 zu subtrahieren. «Er glaubt, daß er ein schweres Verbrechen begangen habe, und hält sich für einen gemeingefährlichen Irren, daher seine große Verschüchterung.» Oft «läßt er ein gewaltiges Seufzen hören und sagt, daß Musik stark auf ihn einwirkt, indem sie ihm Dinge aus der Vergangenheit in Erinnerung ruft und ihn zum Weinen bringt». Von Anfang an mied Herbert in Holloway House die Gesellschaft der anderen Patienten und auch die Arbeit, «weil sie zu schwer für ihn sei, wie er sich beklagte. Der wahre Grund ist» – jedenfalls nach Meinung des eher puritanischen jungen Schotten –, «daß er lieber faulenzt oder nach Möglichkeit im Haus herumsitzt.» Herbert C. war eindeutig depressiv, aber er hatte auch physische Symptome. «Er ist hypochondrisch und redet oft und viel über seine Verdauung. Muskelaktion sehr verlangsamt [...] Er sagt, er hat ein Gefühl im Kopf, als ob ihm die halbe Kopfhaut abgezogen würde.»[1]

Herbert war das Inbild sowohl der biologischen wie der kulturellen Gestaltungsmomente in der Depression. Er wies sämtliche Aspekte der zeitlos-klassischen Depression auf, so zum Beispiel traurige Verstimmtheit, Gedächtnistrübung, Appetitlosigkeit, Schlafstörungen, Erschöpfungsgefühl.[2] Aber zugleich war sein Erleben der Depression auch durch seinen kulturellen Kontext geformt. Schuldgefühl als solches ist ein universales Merkmal der Depression. Wie es sich allerdings im konkreten Fall manifestiert – etwa als Wahn, ein schweres Verbrechen begangen zu haben –, ist mehr oder weniger ein Kulturspezifikum. Ebenso sind psychosomatische Symptome als solche universale Merkmale der Depression, aber die besondere Spielart, in der sie bei Herbert auftraten, war durch die zeitgenössische Kultur geformt. In Colney Hatch hatte er die für die Hysterie des neunzehnten Jahrhunderts typischen konvulsivischen Anfälle gehabt: Symptome, die die motorische Seite des Nervensystems betrafen und sich als Ausfall von Muskelfunktionen darstellten. In Holloway House bekundete Herbert körperbezogene «hypochondrische» Besorgnisse allgemeiner Art (seine Verdauung usw. betreffend) und gab überdies an, er habe ein Gefühl, als werde ihm die Kopfhaut abgezogen. Nach halbjährigem Aufenthalt wurde er wieder entlassen, allem Anschein nach in gesundem Zustand.

Herberts Erfahrung bringt uns zu Bewußtsein, daß inzwischen manches anders geworden, aber manches auch gleich geblieben ist. Psychosomatische Erkrankungen im Gefolge von Depression sind weit verbreitet, weil die Depression ein sehr weit verbreitetes Phänomen ist. Ein paar statistische Zahlen genügen, um das zu dokumentieren. Für den Durchschnittsmenschen heute ist die Wahrscheinlichkeit, daß er irgendwann im Lauf seines Lebens Opfer einer Depression wird, 1:8 beziehungsweise 12 Prozent.[3] (Das allgemeine Risiko, manisch-depressiv zu werden, beträgt auf die gesamte Lebenszeit bezogen 0,5 Prozent.) Die Prävalenz von Depressionssymptomen ist in der weiblichen Bevölkerung 60 Prozent höher als in der männlichen.[4] Zur Ermittlung des prozentualen Anteils von Depressiven an der Bevölkerung wurden zahlreiche Befragungen von Haustür zu Haustür durchgeführt. Die Ergebnisse der einzelnen Umfragen unterscheiden sich etwas voneinander, teils infolge von Unterschieden zwischen den befragten Populationen, teils aber auch, weil nicht selten bei den einzelnen Befragungen unterschiedliche Kriterien für das Vorliegen von «Depression» zur Anwendung kamen, namentlich in der Frage, ob chronische Schmerzen, Abgeschlagenheit und dergleichen auch dann zu berücksichtigen sind, wenn der Befragte sich von trauriger Verstimmung frei weiß. Grundsätzlich weisen jedoch alle Umfrageergebnisse in dieselbe Richtung.

Man kann unterscheiden zwischen dem Vorliegen einiger *Symptome* von Depression und dem Vorliegen einer klinischen depressiven *Erkrankung*. Depressive Symptome sind extrem weit verbreitet und treten mindestens bei jedem zehnten Menschen auf, wie es laut einer Erhebung in der Landbevölkerung des US-Bundesstaats Tennessee der Fall ist.[5] Im Höchstfall ist jeder Fünfte von ihnen betroffen: 20 Prozent der Einwohner von Kansas City/Missouri gaben Anfang der siebziger Jahre an, daß sie an Symptomen von Depression litten.[6] Nehmen wir an, die Wahrheit liegt in der Mitte zwischen Tennessee und Kansas City. Das bedeutet aber noch immer, daß zu jedem beliebigen Zeitpunkt jeder siebte US-Bürger depressive Symptome hat.

Andere Studien versuchen, über das Katalogisieren einzelner Symptome hinauszugehen und die Häufigkeit der klinischen Depression als eines eigenständigen Krankheitsbilds zu bestimmen. Für das klinische Bild sind die statistischen Werte etwas niedriger als im Fall der einzelnen depressiven Symptome, aber eine 1957 in Island durchgeführte Untersuchung führte immerhin zu dem Ergebnis, daß zu jedem Zeitpunkt 4 Prozent der Bevölkerung (2,7 Prozent der Männer, 4,9 Prozent der Frauen) offen depressiv sind.[7] Unter vergleichbaren Untersuchungen liegen die Isländer mit ihren Ergebnissen im Mittelfeld. Die Spitzenreiterposition hält die australische Bundeshauptstadt Canberra, unter deren Einwohnern bei einer 1976 durchgeführten Erhebung ein Dauerbestand von 11 Prozent klinisch Depressiver ausgemacht wurde.[8] Dürfte man das Ergebnis dieser speziellen Untersuchung verallgemeinern, hätten zu jedem beliebigen Zeitpunkt 10 Prozent der Weltbevölkerung die mit der klinischen Depression verbundenen physischen Symptome – traurige Verstimmung, Schlafstörungen, Appetitlosigkeit und Abgeschlagenheit, um nur die wichtigsten zu nennen. Aber selbst wenn die Erhebungen, die mehr zu dem Ergebnis 4 Prozent tendieren, repräsentativer sein sollten, leidet zu jedem beliebigen Zeitpunkt weltweit jeder Fünfundzwanzigste an einer Depression, mit der Folge, daß ihm die Lebensfreude genommen ist, er nicht Sinn noch Ziel in seinem Dasein zu entdecken vermag und trotz generell günstiger Prognose für seine Krankheit suizidgefährdet ist.

Der wichtigste Punkt ist vielleicht, daß ein Drittel aller Depressiven zugleich beachtliche Somatisierer sind. Mithin ist die Gesamtzahl der durch Depression verursachten psychosomatischen Erkrankungen zu jedem beliebigen Zeitpunkt enorm. Die Betroffenen leiden oft an einer sogenannt larvierten Depression, das heißt, sie werden beim Arzt mit Klagen über Schmerzen, Erschöpfung, Verdauungsbeschwerden und ähnliches vorstellig, sind aber unfähig, ihre gedrückte Stimmung und ihre Angstzustände zu beschreiben. Tatsächlich zählen solche larvierten Depressionen zu den psychiatrischen Problemen, mit denen es der Allgemeinpraktiker am häufigsten zu tun bekommt.[9]

Ärzte pflegen schon seit langem zu versagen, wenn es um die Diagnose einer solchen larvierten Depression geht, und die Symptome fälschlich als Anzeichen einer organischen Erkrankung zu behandeln. 1844 schleppte sich der einunddreißigjährige Edward Bulwer-Lytton, ein Angehöriger der englischen Oberschicht, der seinen Lebensunterhalt mit dem Schreiben von Romanen verdiente (sein bekanntestes Werk ist wohl *Die letzten Tage von Pompeji*), zur Kur nach Malvern. Er litt seit vielen Jahren an einer klinischen Depression, aber seinen Ärzten war es irgendwie gelungen, dies zu übersehen. «Früher stellte ich allen, mit denen ich öfter zusammenkam, am liebsten die kleinlaute Frage: ‹Haben Sie mich jemals zwölf Stunden lang ohne Schmerzen oder Beschwerden erlebt?›» Vor der Reise nach Malvern hatte er seine Ärzte konsultiert und den Rat zur Fortsetzung der Medikamenteneinnahme gegen Magenbeschwerden erhalten. «Was hatte ich noch nicht ausprobiert? Eine Blausäurekur! Nichts half besser gegen die Magenreizung, die ohne Frage die Hauptursache meiner Leiden war!»

Bulwer-Lytton zeigte alle Anzeichen einer ins Somatische verschobenen Depression. Nach seiner eigenen Auskunft waren seine Nerven «gründlich zerrüttet. [...] Der kleinste Versuch zu körperlicher Ertüchtigung erschöpfte mich.» Jegliche Lebensfreude hatte ihn verlassen. An die Stelle der gesteigerten Vitalität, die er früher nach seinen Morgenspaziergängen verspürt hatte, waren ganz andere Empfindungen getreten: «Kopfschmerzen, Mattigkeit, ein Ermüdungsgefühl über den Augen und gegen Mittag eine Schwächung des gesamten Organismus, das war alles, was mir die morgendliche Brise und der gemächliche Spaziergang am Meeresufer jetzt noch einbrachten.» Er hatte das Lesen aufgegeben, freilich nur um in der Folge zusätzlich zu seiner «Schwermut» eine «unerträgliche Langeweile» kennenzulernen. Obwohl er nach modernen Beurteilungsmaßstäben eindeutig depressiv war, lokalisierte Bulwer-Lytton den Ursprung seiner Symptome im Magen.[10]

Keine Frage, psychosomatische und depressive Erkrankung überlappen in beträchtlichem Umfang. Ob der Patient
200 sich dem Arzt in – unschwer als Depression zu diagnostizierender – dysphorischer Stimmung präsentiert, oder ob er im Sprechzimmer über Brust- und Rückenschmerzen klagt, hängt davon ab, ob das kulturelle Umfeld Verstimmung akzeptiert oder stigmatisiert. In einigen asiatischen Kulturen, in denen Verstimmung einem Tabu unterliegt, klagen die Kranken vornehmlich über physische Symptome.[11] Auch beim historischen Blick auf die Verhältnisse im westlichen Kulturkreis zeigt sich, daß man hier vor 1800 gegenüber gedrückten Gemütszuständen toleranter war als danach.[12] Erst im neunzehnten Jahrhundert nahm die Melancholie das häßliche Gesicht der Degeneration an, so daß der Trübsinn sich in den Untergrund zurückziehen und das Feld den Rückenschmerzen überlassen mußte.

Die Melancholie

Die schwere Depression besitzt eine biologische Komponente; sie zeigt sich in Gestalt der Melancholie oder tiefen Schwermut und hat sich historisch wahrscheinlich kaum verändert. So weit zurück in die Vergangenheit wir den Blick auch richten, stets sehen wir, daß Melancholie und Selbstmord innerhalb einer Familie von Generation zu Generation weitergegeben werden. Für die Zürcher Familie Schmid zum Beispiel begann das Abtrudeln in die Pathologie mit dem Selbstmord des Richters Jakob Schmid im Jahr 1728. Von Jakobs sechs Kindern verübten zwei Söhne Selbstmord. Die Abkömmlinge der vier übrigen Kinder Jakobs waren, soweit bekannt, allesamt Melancholiker oder begingen Selbstmord.[13] Es ist nicht zu verkennen, daß Depression in der Familie Schmid genetisch verankert war und von einer Generation an die nächste vererbt wurde.

Die Melancholie der Familie Schmid war Bestandteil des umfassenderen Leidens Depression. Diese weiterreichende Erkrankung ist zwar biologisch bedingt, das faktische Auftreten der Melancholie – die Bereitschaft von Kranken mit dem untergründigen biologischen Stigma der Depression, diese Schwermut tatsächlich zur Darstellung zu bringen – ist aber allem Anschein nach keine fixe Größe, sondern etwas, das von Gesellschaft zu Gesellschaft, von Epoche zu Epoche schwankt.[14] Im Erbgut und in der Biologie des Gehirns verankert, fehlt die Melancholie bei Vorliegen einer Depression niemals ganz. Aber wie weit sie im Krankheitsbild in Erscheinung tritt, scheint kulturell bedingt zu sein.

Die Melancholie ist der abendländischen Medizin seit deren Anfängen bekannt. Man findet sie bereits in dem aus dem fünften vorchristlichen Jahrhundert stammenden Corpus der Hippokratischen Schriften beschrieben.[15] Doch aus der medizinischen Literatur der Antike und des Mittelalters läßt sich kein zuverlässiger Eindruck von der Häufigkeit der Störung gewinnen. Die neuzeitliche Geschichte der Melancholie beginnt im Jahr 1621 mit dem umfangreichen dreibändigen Traktat *The Anatomy of Melancholy* des zurückgezogen lebenden englischen Klerikers Robert Burton (1577–1640), der Pfarrer an der Sankt-Thomas-Kirche zu Oxford und selbst ein Melancholiker war. Burton besaß zwar nicht die Erfahrung des Mediziners, muß aber über seine Pfarrkinder völlig im Bilde gewesen sein und auch über seine eigenen Symptome bestens Bescheid gewußt haben. Er schildert klar die drei wichtigen Komponenten der depressiven Erkrankung: die Stimmungskomponente, die kognitive Komponente und die körperlichen Symptome, was den

Schluß zuläßt, daß alle drei im zeitgenössischen Bild der Melancholie massiv vertreten waren. Über die gedrückte Stimmung schrieb Burton:

> 202 Trübsinn ist [neben ängstlicher Besorgnis] ihr zweiter Grundzug und unzertrennlicher Begleiter. [... Die Melancholiker] grämen sich ohne ersichtlichen Grund fort und fort, können aber nicht sagen, warum. Nie lachend, dafür traurig, grüblerisch [...] Und wenn sie auch oftmals lachen und ausgelassen zu sein scheinen (wie dies von Zeit zu Zeit bei ihnen vorkommt), sind sie doch gleich wieder dumpf und teilnahmslos und trübselig, lustig und traurig zugleich, aber meistens traurig: Die freundlichen Gedanken sind alsbald dahin, der Trübsinn bleibt ihnen allzeit treu und nagt an ihnen wie der Geier, der an des Titus Eingeweiden fraß, und sie wissen dafür keine Abhilfe. Kaum haben sie nach beschwerlichen Alpträumen am Morgen die Augen aufgetan, da beginnt ihr kummervolles Herz auch schon zu seufzen. Sie sind in einem fort am Sichsorgen, Sichhärmen, Sichgrämen, Seufzen, Klagen, Lamentieren, Nörgeln, Murren, Granteln, Flennen.

Burton schlug das Thema der Entscheidungsunfähigkeit an, das seither in der Literatur aller Epochen über die Melancholie widerhallt: «Sie sind unbeständig in ihrem Tun, wankelmütig, flatterhaft, unfähig, in irgendeiner Angelegenheit eine Entscheidung zu treffen, sie wollen und wollen nicht, sind wegen jeder Bagatelle hin- und hergerissen.»

Bei der psychotischen Depression ist die Stimmung so verdüstert, daß die Kranken sich nicht selten der unglaublichsten Verbrechen bezichtigen oder sich von Gott unwiderruflich verdammt glauben. Auch darüber kann man bei Burton lesen: «Manche fürchten, der Himmel könne über ihnen einstürzen, manche, daß sie verdammt sind oder sein werden. Sie werden von Gewissensskrupeln geplagt, zweifeln an Gottes Gnade, sind überzeugt, daß sie gewiß zur Hölle fahren und des Teufels sein werden, und veranstalten ein großes Wehklagen darüber.»

Burton schildert auch ausführlich die bei Depressiven häufig auftretenden Störungen der kognitiven Funktion, die Konzentrations- und Gedächtnisschwäche: «Wie jemand, der von Flöhen gebissen wird oder nicht einschlafen kann, sich in seinem Bett hin- und herwälzt, so wird ihr ruheloser Geist umgetrieben und wendet sich bald hierhin, bald dorthin. Sie haben nicht die Geduld, ein Buch auszulesen, ein Spiel oder zwei zu machen, ein, zwei Kilometer spazierenzugehen, eine Stunde stillzusitzen [und sind] innerhalb eines einzigen Augenblicks himmelhoch jauchzend und zu Tode betrübt.»

Schließlich beschrieb Burton auch das Somatisieren, die körperlichen Beschwerden, bei Depression. Er hatte selbst seine Erfahrungen damit gemacht, denn als er im Juli 1597 in London seinen Arzt Simon Forman aufsuchte, notierte sich der über den Fall: «Starke Schmerzen [im] Kopf und starke Blähung und Melancholie.» Einen Monat später: «Starke Stuhlverstopfung und Flatulenz.» Im Oktober 1597: «Brennen an Händen und Knien und Darmwinde.»[16] In der *Anatomy of Melancholy* schrieb Burton später: «Die hypochondrische oder mit Blähung einhergehende Melancholie [...] ist nach meiner Auffassung die drückendste und häufigste.» Nachdem er in einer Reihe von Zitaten die Ansichten von antiken Autoren zum Aufruhr in den Eingeweiden ausgebreitet hatte, apostrophierte er den Leser: «Geh nun, wer auch immer du seist, und rühme dich deiner gegenwärtigen glücklichen Lage, rühme dich deiner Temperatur, deiner gesunden Glieder, frohlocke, triumphiere, prahle. Du siehst, wie rasch vergänglich dein Zustand ist und wie bald du in Trübsal gestürzt werden kannst [...] wie viele plötzliche Zufälle deinen Untergang bewirken können, wie klein dein Besitz an Glück in diesem Leben ist.»[17] Wahrere Worte wurden nie gesprochen.

Erwähnungen von Melancholie fließen im medizinischen Schrifttum des ausgehenden siebzehnten und des achtzehn-

ten Jahrhunderts so umstandslos mit ein, daß das Leiden seinerzeit keine Seltenheit gewesen sein kann. Der berühmte englische Arzt Thomas Sydenham zum Beispiel sprach in seinem 1682 geschriebenen *Brief an Dr. Cole* beiläufig von dem schluchzenden Herrn. Der Patient hatte zwar Tage zuvor noch Fieber gehabt, war aber bei Sydenhams Ankunft «auf den Beinen, vollständig angekleidet und sprach vernünftig. Auf meine Frage, warum man eigentlich nach mir geschickt habe, erhielt ich von einem seiner Freunde zur Antwort, *das würde ich bald sehen* [Hervorhebung im Text]. Ich setzte mich also und begann mich mit ihm zu unterhalten. Nach kurzer Zeit bemerkte ich, wie er die Unterlippe vorschob [...] und zuletzt brach er unter beinah konvulsivischem Schluchzen und Stöhnen in einen Tränenstrom aus, wie ich ihn in meinem Leben noch nie gesehen hatte.» Diese Art Verhalten war Sydenham mehr von Frauen als von Männern gewohnt.[18] Am 10. Juni 1736 schrieb James Clegg, der Arzt-Pfarrer von Chapel en le Frith in Derbyshire, in sein Tagebuch: «Bis Nachmittag im Haus. Mr. Oldham kam mit seiner Tochter. Sie ist an der Melancholie erkrankt. Ich habe mich lange mit ihr unterhalten, habe mit ihr gebetet.»[19] Nach solchen Beispielen muß man im informellen medizinischen Schrifttum des späten siebzehnten und des achtzehnten Jahrhunderts nicht lange suchen.[20]

Aus Lehrbüchern des achtzehnten Jahrhunderts geht hervor, daß der Durchschnittsarzt alle Aussicht hatte, bei der täglichen Arbeit auch der Melancholie zu begegnen. Über die «Vapeurs», die das Inbild des Leidens waren, schrieb der junge Londoner Arzt John Purcell 1702: «Wer lange an diesem Übel leidet, wird von schrecklichen Seelenqualen und

schwerer Melancholie bedrückt und denkt allzeit an Dinge, die ihn aufs höchste bestürzen, entsetzen und verstören können, so daß er es am Ende für ein Ding der Unmöglichkeit hält, daß er noch einmal genesen solle, und sehr böse auf jeden wird, der vorbringt, daß da noch Hoffnung sei.» Dies ist
eine bündige Beschreibung der melancholischen Trübsal. Purcell fuhr fort: «Die Melancholie der Hysterischen ist anfangs leicht zu heilen, aber wenn sie tiefe Wurzeln geschlagen hat und die Kranken die Gesellschaft anderer Menschen scheuen und fliehen, dann ist sie nur mehr schwer zu kurieren; ja, es steht zu fürchten, daß sie versuchen werden, ihrem Leben ein Ende zu machen.»[21] Ein anderer Londoner Nobelarzt, Richard Blackmore, schilderte 1725 den wohlbekannten Salonlöwen oder «Hypochonder», der eben noch «die ganze Gesellschaft mit einem wahren Sturzbach von Bonmots und Scherzreden unterhält», um schon in der nächsten Minute «mit erschöpften und erschlafften Lebensgeistern jählings in seine stumpfe, teilnahmslose Melancholie zu verfallen. [...] So schwankt sein Leben in stetem Wechsel hin und her zwischen Schwarz und Weiß, ruhigen und stürmischen, sonnigen und trüben Zeiten, und niemals bleibt das Quecksilber seines Lebensbarometers an einem festen Punkt stehen.» Spätere Medizinergenerationen sollten für diese Geistesverfassung dann Termini wie «Zyklothymie» und «bipolare Depression» beziehungsweise «weiches bipolares Spektrum der endogenen Depression» prägen, festzuhalten bleibt jedoch, daß sie bereits zu Anfang der georgianischen Epoche eine wohlbekannte Erscheinung war.[22]

Spätestens Ende des achtzehnten Jahrhunderts hatten die Ärzte dann regelmäßig Anlaß, die Hauptkomponenten der typischen Depression – die affektiven, kognitiven und somatischen Symptome – zu beschreiben. James Sims, der in London eine Nobelpraxis betrieb, notierte 1799 zum Thema Melancholie: «Wenn Melancholie im Anzug ist, verfallen die

Betroffenen in Schweigen und Grübeln; sie mögen nicht angesprochen oder abgelenkt werden und scheinen immerzu in ernste Betrachtungen versunken. Späße, Lachen und jegliche Fröhlichkeit scheinen ihnen Verdruß zu machen.» Diese gedrückte Stimmungslage konnte sehr schnell zur regelrechten Psychose werden: «Sie glauben, daß alle ihre Freunde zu Feinden geworden sind.» Oder: «Sie bezichtigen sich eines Anschlags, den sie gegen einen Bekannten oder Verwandten verübt, oder eines Verbrechens, das sie begangen haben wollen, Taten, die weder von Gott noch von den Menschen jemals vergeben werden können. Aber nicht selten sind diese Taten reine Einbildung.»

Sims berührte auch Störungen der kognitiven Funktion, wenngleich die medizinischen Autoren damaliger Zeit wenig Gespür für psychologische Stillagen hatten. «Ihr Gedächtnis, das der am ärgsten erkrankte Teil von ihnen ist, macht sie in einem fort schlechter, als sie sind, und redet ihnen manchmal ein, daß an ihrem Körper die absonderlichsten, lächerlichsten und beschämendsten Veränderungen eingetreten seien.»

Schließlich ging Sims auch auf die somatischen Veränderungen im Gefolge der Melancholie ein, Veränderungen, die das Körperinnere betrafen, wie zum Beispiel Devitalisierung, Appetitmangel, Schlafstörungen. «Sie genießen nur wenig Schlaf, und der ist angstgetönt und endet oft mit jähem Erwachen unter großem Schrecken», schrieb er. «Sie fallen vom Fleisch, selbst wenn ihr Appetit alles andere als schlecht ist. Zu anderen Zeiten verweigern sie die Nahrungsaufnahme und verschreiben sich tagelangem, ja wochenlangem Fasten.» Und überdies schien ihr Körper allgemein verlangsamt zu sein (das Phänomen, das später den Namen «psychomotorische Retardation» erhalten sollte): «Wenn sie sich fortbewegen müssen, bewegen sie sich langsam, gemessen, feierlich oder träge, mit übereinandergeschlagenen Armen. Ihre Rede ist langsam.»[23]

Spätestens Anfang des neunzehnten Jahrhunderts waren alle Aspekte der typischen Depression, wie wir sie heute verstehen, in der medizinischen Literatur bestens bekannt, wenn auch unter anderem Namen als heute. Das Hauptgewicht jedoch lag in den Schilderungen damaliger Zeit auf der Stimmungskomponente – der Melancholie oder «Schwermut» –, nicht auf Schmerzen, Müdigkeit, Schlafstörungen oder sonst einem nichtaffektiven Element der Krankheit.

Obschon die Melancholie in welcher Epoche auch immer anhand der medizinischen Literatur stets zu identifizieren ist, hängt es von den Depressiven selbst ab – von ihrem Gefühl, was noch legitimer Ausdruck von somatischer Erkrankung und was bereits ein Zeichen von «Verrücktheit» ist –, ob Melancholie offen gezeigt oder ob sie maskiert wird. In früheren Zeiten galt die tiefe Schwermut der Melancholie als Geistesgestörtheit. Da sie nicht für Geisteskranke gehalten werden wollten, mußten Depressive des neunzehnten Jahrhunderts sich große Mühe geben, ihr Leiden nicht als psychiatrische, sondern als nervöse Erkrankung, nicht als seelisches, sondern als körperliches Problem zu inszenieren, denn eine Nervenkrankheit wurde seinerzeit auf eine physische Affektion der Nerven zurückgeführt, galt nicht als Beweis von Degeneration und fiel nicht in die Zuständigkeit des «Irrenarztes», sondern des «Nervenarztes».[24] Die gegen Ende des neunzehnten Jahrhunderts florierenden psychiatrischen Privatkliniken für das gehobene Bürgertum zum Beispiel firmierten allesamt als Nervenkliniken. «Geisteskrankheiten» würden nicht aufgenommen, hieß es in den Werbeanzeigen.[25]

Interessant ist, daß die Unterklasse zwar dieses Verlangen nach dem – von der Melancholie klar unterschiedenen – Nervenleiden teilte, aber in Ermangelung des feineren Gespürs der Bessergestellten für das in diesem Bereich Akzeptable, unter Umständen die falschen Signale aussandte. Elise G., eine zweiunddreißigjährige niederösterreichische Bäurin, wurde im Dezember 1902 von einem Kind entbunden und fühlte sich danach geschwächt und unruhig. Anders als bei den vorausgegangenen Entbindungen blieb das Kind diesmal am Leben. Der Arzt empfahl der Mutter eine Luftveränderung: Sie solle das Kind zurücklassen und zur Erholung für eine Weile zu ihren auswärts lebenden Eltern ziehen. «Das war ihr Unglück», kommentierte ein Arzt, der sie später behandelte, ihren Entschluß, diesen Rat zu befolgen. «Sie habe immer um das Kind lamentiert, glaubte, ihrem einzigen Kinde müsse etwas geschehen. [...] Sie weinte immer und schrie, man solle ihr Kind bringen, oder sie heimfahren lassen.» Die Mutter taxierte die Lage und meinte dann, sie werde sie «nach Wien zu einem Professor bringen, der Leute heile, die immer weinen», was heißen sollte: zu einem Nervenarzt. Aber Elise landete schließlich doch im Irrenhaus, weil sie sich Symptome ausgesucht hatte, die als Anzeichen von Melancholie und nicht von Nervosität galten.[26] Als Bauersleute hatten sie und ihre Angehörigen wohl nicht mitbekommen, daß die Strategie, mit der man in der Mittelklasse eine Geistesgestörtheitsdiagnose abzuwehren suchte, darin bestand, physische Symptome zu zeigen und in den Vordergrund zu stellen.

Die melancholiefreie Depression aus historischer Sicht

Das Bemühen, dem Stigma der «melancholischen Verrücktheit» auszuweichen, brachte im Lauf des neunzehnten Jahrhunderts eine Reihe von Diagnosen in Mode, die vermeintlich eigenständige Nervenleiden darstellten, in Wirklichkeit jedoch unterschiedliche Aspekte der Depression verkörperten. Die meisten dieser neuen Bezeichnungen waren spätestens zur Zeit des Ersten Weltkriegs in dem Begriff der Depression aufgegangen, und der Begriff der Melancholie war bis dahin obsolet geworden. Die neuen diagnostischen Schlagwörter schlossen körperliche Symptome ein und unterstrichen die nichtpsychotische Seite der traurigen Stimmungslage. Im Endeffekt bewirkten sie das Abrücken der Aufmerksamkeit von der tiefreichenden Verstimmung, die als Anzeichen von «Verrücktheit» aufgefaßt werden konnte, und die Verschiebung des ganzen Phänomens Depression aus der Zuständigkeit des Psychiaters in die des Neurologen, aus der psychiatrischen Anstalt in die eichenholzgetäfelten Sprechzimmer in der Harley Street und der Park Avenue.

Die erste dieser mit «Depression» gleichbedeutenden Diagnosen trug den Namen «Hypochondrie». Bis zur Mitte des neunzehnten Jahrhunderts hatte «Hypochondrie» die Psychoneurose des Mannes bezeichnet, das Gegenstück zur «Hysterie» des weiblichen Geschlechts. (Später wurde sie dann zum Namen der ans Wahnhafte grenzenden ängstlichen Besorgnis um die eigene Gesundheit.)[27] Doch viele dieser frühen Hypochonder hatten eindeutig eine nichtpsychotische Depression, so etwa die «Hypochondrie»-Patienten des James Rymer, der Ende des achtzehnten Jahrhunderts in Surrey als praktischer Arzt tätig war. Nachdem Rymer in seinem *Traktat über Verdauungsbeschwerden und Hypochondrie* die üblichen Kümmernisse und Darmverstimmungen der Hypochonder beschrieben hatte, merkte er an: «Die Folge dieser körperlichen Leiden ist oft eine seltsame Affektion der Seele und des Gemüts. Der Kranke verwandelt sich in einen Menschen, den bloße Kleinigkeiten ärgern und verdrießen; er wird niedergeschlagen, verzagt, mißtrauisch, verliert allen Glauben an seine Heilung und überhaupt jegliche Zukunftshoffnung und faßt einen Abscheu gegen jegliche Gesellschaft.» «All die großen Kräfte und starken Leidenschaften des Gemüts» wurden laut Rymer «gedämpft durch die niederdrückende Wirkung der Melancholie und einer Reihe eingebildeter Übel.» Mit dem Konzept der Hypochondrie dürften Rymer und seine Patienten versucht haben, die stigmatisierenden Aspekte der Melancholie zu unterlaufen und statt ihrer die physischen in den Vordergrund zu rücken. Möglicherweise war es aber auch einfach so, daß die physischen Aspekte jetzt im Erleben der Patienten eine stärkere Resonanz fanden. Was für Rymer noch Hypochondrie war, sollte eineinhalb Jahrhunderte später zur Depression werden.[28]

Das Bild der Hypochondrie, das der junge Pariser Arzt Jean-Baptiste Louyer-Villermay im Jahr 1802 zeichnete, gibt im wesentlichen die endogene Depression mit Angstzuständen und Selbsttötungstendenz wieder. Nachdem gastrointestinale Symptome den Beginn der Erkrankung signalisiert hatten, pflegten sich Angstzustände und Thoraxschmerzen einzustellen. Andere Schmerzen zuckten durch den ganzen Körper. Schließlich bemächtigte sich der Kranken ein namenloses Grauen. Sie mieden menschliche Gesellschaft, fuhren nachts aus Alpträumen empor und fanden keinen Schlaf mehr, bis sie zuletzt den Himmel um Schlaf anflehten, der nicht kommen wollte. Im weiteren Verlauf der Krankheit ging ein wahrer Hagel von Symptomen auf Louyer-Villermays arme «Hypochonder» nieder: Hitze- und Kälteschauer, Kopfschmerzen, Schwindel, «Tinnitus aurium» (Ohrensausen), Überempfindlichkeit des Gehörs, Geschmacks usw., «eine tiefe Traurigkeit», Gliederschwere bis hin zur Gehstörung, «extreme Reizbarkeit bei ohnehin vorhandener Mürrischkeit, das Ganze verstärkt durch die körperliche Verfassung». Mit den «Hypochondern» konnte es am Ende so weit kommen, daß sie sich nach dem Tod sehnten und Selbstmord verübten.[29] Auch Louyer-Villermays «Hypochondrie» sollte anderthalb Jahrhunderte später als «Depression» definiert werden.

Ein letztes Beispiel: 1835 notierte Evans Riadore, daß «hypochondrische Beschwerden» oft von «gedrückter Stimmung» und Erschöpfung begleitet seien. «Tätige Pflichterfüllung und harte Arbeit jedweder Art scheinen ihnen in der Regel ein Greuel zu sein», bemerkte er tadelnd. «Gedrücktheit und hypochondrische Beschwerden trifft man am häufigsten bei Personen unter dreißig an, und sie sind stärker bei den Frauen als bei den Männern verbreitet.»[30] Die Beschreibung hört sich sehr nach Depression an. Keiner der zitierten Autoren verwendete für den Gegenstand seiner Beschreibung den Ausdruck «Melancholie».

Einer der ersten, die in der Hypochondrie eine Variante der Depression erkannten, war der Wiener Psychiatrieprofessor Max Leidesdorf. Er war Besitzer einer teuren Privatklinik für Nervenleiden im Vorort Döbling und hatte reichlich Gelegenheit, seine Patienten über längere Zeiträume zu beobachten. In seinem 1860 veröffentlichten *Lehrbuch der psychischen Krankheiten* ordnete er die Hypochondrie in die «psychischen Depressionszustände» ein. Hypochondrie und Melancholie unterschieden sich lediglich dadurch, daß der Hypochonder eifrig ärztlichen Rat und Hilfe suchte, der Melancholiker hingegen, sofern er überhaupt etwas tat, seinen Selbstmord vorbereitete.[31] In der Zeit nach Leidesdorf nahm der Ausdruck «Hypochondrie» mehr und mehr die Bedeutungen «exzessive Beschäftigung mit den eigenen psychosomatischen Symptomen» und «Krankheitswahn» an.

Noch mehr terminologische Äquivalente von «Depression» kamen auf. In der Zeit von 1860 bis zum Ersten Weltkrieg führte man die exzessive Beschäftigung mit der gesundheitlichen Verfassung des eigenen Körpers, wenn sie bei Menschen mit trauriger Gemütsstimmung auftrat, auf «Dysthymie» oder «Neurasthenie» zurück. Die beiden Diagnosen waren eng verknüpft mit dem Lebensstil des Mittelstands, insbesondere mit der umhegten Welt der privaten Nervenklinik. Ihre Popularität verdankten sie ohne Frage dem in bürgerlichen Kreisen verbreiteten Bestreben, dem Stigma sowohl der Melancholie und «Verrücktheit» als auch der «Degeneration» auszuweichen. Das letzte Drittel des neunzehnten Jahrhunderts war die große Zeit der Degenerationslehre, derzufolge eine Geisteskrankheit beinah unweigerlich auch eine Erbkrankheit war, und zwar eine Erbkrankheit, die sich von Generation zu Generation verschlimmerte.[32] Insofern Melancholie Degeneration bedeutete, gehörte sie zu den Dingen, mit denen sich niemand gern in Verbindung gebracht sah. Eine nach organischer Bedingtheit klingende neurologische Diagnose war da bei weitem vorzuziehen.

Karl Kahlbaum, der Besitzer einer privaten Nervenklinik im ostpreußischen Görlitz, setzte 1863 die Bezeichnung Dysthymie in die Welt.[33] Als propere Klassifizierung der periodischen nichtpsychotischen Melancholie erfreute sich der Begriff der Gunst der Ärzteschaft in der Sorte von privaten Nervenkliniken, wo man keine geschlossene Abteilung und keine vergitterten Fenster kannte. So zum Beispiel empfahl Theodor Tiling, der Chefarzt einer privaten Nervenklinik in Sankt Petersburg, Kahlbaums «Dysthymie» als Diagnose für das Patientenmaterial der «offene[n] Curanstalten ohne den Charakter eigentlicher Irrenanstalten»: «Die an Dysthymie leidenden Kranken sind nicht verschlossen und zurückhaltend, sondern sprechen sich dem Arzte gegenüber offen und rückhaltlos aus; sie klagen über ein Gefühl von Druck und Schwere im Scheitel und der Stirne und der Magengegend, das sie für Angst oder Gewissensbisse halten.» Die Patienten selbst, so Tiling, stuften ihre Symptome (mit Ausnahme der Schlafstörungen) nicht als physische, sondern als psychische ein und konnten in der Regel irgendeine «moralische» Verfehlung oder ein «erschütterndes Unglück» als Ursache ihrer Leiden namhaft machen. Von Schuldgefühlen und Verzweiflung geplagt, fürchteten sie den Absturz in den Wahnsinn.

Nach Tilings Beobachtung trat die Dysthymie zwar periodisch auf, verschlimmerte sich jedoch in den seltensten Fällen zu gravierender Geistesgestörtheit. Obschon Dysthymiekranke stark durch selbstzerstörerische Tendenzen gefährdet waren – drei von Tilings Patienten hatten sich umgebracht –, endeten nur ganz wenige von ihnen in der Irrenanstalt.[34] Gewiß, der Begriff «Dysthymie» unterstrich eher die Verstimmung als die somatischen Symptome. Aber zugleich besagte er, daß eine leicht depressive Stimmungslage nicht gleichbedeutend mit Irresein war und daß der Mittelschichtpatient nicht unbedingt in einer psychiatrischen Anstalt behandelt werden mußte, sondern in einer schicken Privatklinik Heilung suchen konnte. Bei den Leuten, die sich den Aufenthalt in einer solchen Klinik leisten konnten, und bei den Ärzten, die dort arbeiteten oder gern gearbeitet hätten, machte die Diagnose verständlicherweise Furore.[35]

«Neurasthenie» hingegen war ganz aus dem Stoff der Nervenkrankheit geschneidert und dürfte keinerlei Assoziation von «Verrücktheit» erweckt haben. Der Begriff war 1869 von George Beard wiederbelebt worden und erreichte den Zenit seiner Popularität um 1900. Inhaltlich besaß er zwei Schwerpunkte: die chronische Erschöpfung (CFS) und die Depression ohne Melancholie. Tatsache ist, daß sich beide Bereiche überschneiden: CFS-Kranke sind häufig, wenn auch nicht immer und unbedingt, Depressive – und umgekehrt.

Warum zogen Ärzte in den achtziger und neunziger Jahren des neunzehnten Jahrhunderts den Ausdruck «Neurasthenie» dem Begriff «Depression» vor? Weil «Depression» nicht «neurologisch» genug klang in einer Epoche, in der psychiatrisch Kranke eine neurologische und keine psychiatrische Diagnose hören wollten. «Neurasthenie», das hieß soviel wie organische Erkrankung des Nervensystems und war eine gleichsam maßgeschneiderte Diagnose für Patienten, die an Verstimmung, Bedrückung und Angstzuständen litten und daneben gewisse psychosomatische Symptome zeigten. Es waren die Patienten, die Ludwig Hirt im Jahr 1890 so beschrieb:

214 [...] zunächst wird die Stimmung des Patienten eine gedrückte, er sieht alles in den schwärzesten Farben und er zweifelt vor allem an seiner Genesung. Er wird reizbar und unduldsam, in geselligen Kreisen missliebig, in seiner Familie gefürchtet. Seine Arbeitsleistungen werden geringer; was er früher mühelos erledigte, macht ihm jetzt Pein und er braucht die doppelte, ja die dreifache Zeit dazu. [...] Der Schlaf ist meist gestört, manchmal ist sogar andauernde Schlaflosigkeit vorhanden. [... Oft] klagen die Kranken [...] über lästigen Druck im Kopf, welcher von leichtem Schwindelgefühl begleitet ist.[36]

Die Neurasthenie mit ihrer Betonung der physischen Symptome wurde zu einer bei psychisch angeschlagenen Vertretern des Bürgertums besonders geschätzten Diagnose. Der Pariser Psychiater Maurice de Fleury erlebte es nicht selten, daß Patienten, kaum daß sie ihm gegenüber im Sprechzimmer Platz genommen hatten, sich selbst die Diagnose stellten: «Herr Doktor, ich habe Neurasthenie.» Unter Umständen «ziehen sie dann aus einer Tasche irgendwelche vollgekritzelten Zettel hervor – Charcot hat für diesen Typ die Bezeichnung ‹der Mann mit den Notizzetteln› *[l'homme aux petits papiers]* geprägt – und bitten unter Hinweis auf ihr schlechtes Gedächtnis um die Erlaubnis, ihre Krankengeschichte vorlesen zu dürfen, die sie umsichtigerweise in Schriftform gebracht haben».

Und welcher Art sind ihre Beschwerden? «Da ist zunächst eine dauernde tiefe Müdigkeit, am ausgeprägtesten freilich in den Morgenstunden, unmittelbar nach dem Aufstehen.» Die Kranken konnten sich kaum auf den Beinen halten; wenn sie standen, hatten sie immerzu das Bedürfnis, sich zu setzen, und wenn sie saßen, das Bedürfnis, sich hinzulegen. Dazu kam noch ein dumpfer, quälender Schmerz im Hals und im Nacken, unter Umständen auch in der Lumbalregion.

«Die Nächte sind ein Jammer. Entweder schlafen sie erst zu vorgerückter Nachtstunde ein, nachdem sie sich lange im Bett hin und her gewälzt haben, oder sie verfallen, noch während sie mit der Verdauung des Abendessens beschäftigt sind, in einen dumpfen Schlaf, aus dem sie um zwölf oder ein Uhr in der Nacht hellwach hochfahren, um dann bis zum Morgengrauen vergeblich auf die Rückkehr in den Schlaf zu hoffen.» Daneben gab es Verdauungsprobleme: Die Kranken aßen bei Tisch mit gutem Appetit, aber statt sich gestärkt zu erheben, waren sie nach der Mahlzeit gebläht, träge, schläfrig und unfähig zu arbeiten. Und so ging der Katalog der physischen Leiden weiter. Wenn der heruntergebetet war, kamen Fleurys Patienten auf ihre Geistesverfassung zu sprechen: auf ihre Gedächtnisschwäche, die Unfähigkeit, Zahlen und Namen zu behalten, die Panikzustände, in die sie gerieten, weil sie immer wieder schon nach kurzem vergaßen, was sie gerade getan hatten. «Die Arbeit wird ihnen sauer, wird zur Qual, zur Unmöglichkeit. Sie müssen sich Zwang antun, um ein Gespräch in Gang zu halten oder einen Brief an irgendeinen Lieferanten zu schreiben; was ihnen früher mühelos von der Hand ging, erfordert jetzt das Aufbieten konzentrierter Willenskraft.» Und dazu noch dieses Gefühl der «Leere im Kopf»! Zuletzt, so Fleury, bemächtigte sich der Kranken *la fatigue de vivre*: Sie wurden manifest trübsinnig und lebensmüde, verfielen der Hypochondrie, aßen nicht mehr und dachten an Selbstmord. Das alles machte Fleury zufolge die «Neurasthenie» aus.[37]

Andere Darstellungen der Neurasthenie schlossen Symptome wie obsessiv-kompulsive Züge und Persönlichkeitsstörungen ein, die man normalerweise nicht zur Depression rechnen würde. Aber Kristallisationspunkt aller Beschreibungen war entweder ein chronisch erschöpftes und ob seiner Müdigkeit bedrücktes Individuum oder ein Depressiver mit den physischen Kernsymptomen der Schlafstörungen, des Appetitmangels und eines bunten Sortiments von anderen physischen Beschwerden im Verein mit Selbstmordgedanken.

Ärzte, deren Klientel sich aus der Mittelschicht rekrutierte, hatten tagtäglich mit Neurastheniefällen zu tun. Für Heinrich Averbeck, den «Dirigierenden Arzt und Besitzer von Heilanstalt und Bad» zu Laubbach am Rhein, war die «akute Neurasthenie» «der Zusammenbruch der nervösen Energie, der Bankerott des Nervensystems». «Bei den höheren Beamten», so hatte er beobachtet, «findet sich [...] die Form der akuten Cerebro-Sympathico-Asthenie sehr häufig; dieselbe drückt dem Patienten den Charakter des ‹Verbrauchtseins› auf.» In anderen akademischen Berufen «drückt die akute Cerebro-Sympathico-Neurasthenie dem Patienten den Stempel des ‹Verknöchert-› oder ‹Versimpeltseins›, des ‹Pedanten› auf». Armeeoffiziere, die sich vordem mit ihrer «kolossalen Schneidigkeit» gebrüstet hatten, kreuzten in Laubbach als Neurastheniepatienten auf, deren Zustand Averbeck auf die Formel brachte: «Der Geist ist ‹stumpf› geworden.»[38] In der Privatklinik Maria-Grün bei Graz behandelte Hugo Gugl Fälle «jener hochgradigen Neurasthenie», die nahe an die Melancholie herankam. Aber im Gegensatz zu echten Melancholikern, so Gugl, trugen sich diese Kranken nicht mit Selbstmordabsichten und fanden «Trost beim Arzte». Für solche Kranke empfahl er «die Aufnahme [...] in offene Anstalten» wie die seine,

> denn es fehlt ihnen nicht die Krankheitseinsicht, sie suchen freiwillig die Anstalt auf, sie bedürfen keiner besonderen Aufsicht in dem Sinne, dass man sie auf Schritt und Tritt bewachen muss [...], und fallen ihrer Umgebung nicht als psychisch ge-

stört auf, werden ihr auch nicht lästig, wenn die richtigen Massnahmen getroffen werden. Sie in Irren- oder ähnliche Anstalten zu bringen, wäre ein grober Fehler.[39]

In Universitätsstädten war die eigentliche Zielgruppe der Neurasthenie das überanstrengte und magenleidende Völkchen der Studenten. Denn für einen Studenten, so ein französischer Mediziner,

> ist es schrecklich, Stunden in tiefster Einsamkeit mit der Nase im *Corpus iuris* Kaiser Justinians oder in Testuts *Lehrbuch der menschlichen Anatomie* verbringen zu müssen. Welcher Reiz auch immer in derlei Studien liegen mag, seine Phantasie lassen sie brachliegen. Zuallererst einmal wird er, falls er zu früh nach der Mahlzeit an die Arbeit geht, über seinem Buch einschlafen, denn im Normalfall leidet ein Student an einer mehr oder minder ausgeprägten Magen-Darm-Schwäche. Nach einer Stunde rädernden, von Alpträumen und jähem Aufschrecken interpunktierten Schlafs erwacht er aus seiner Betäubung, und während er sich die Augen reibt, streifen Selbstmordgedanken sein Bewußtsein ... Er nimmt die Lektüre an der Stelle wieder auf, wo er sie zuvor unterbrochen hat, aber seine Aufmerksamkeit will sich nicht auf den Text vor ihm konzentrieren, zwischen seine Augen und das Buch schieben sich Tausende von sachfremden Bildern, die ihn in den vielsagendsten Haltungen in der Gesellschaft von weiblichen Idealformen zeigen. [...] Nicht selten wirft er, erschöpft von dem Kampf [gegen die Triebregungen], lustlos das Buch hin, läßt sich in einen Sessel fallen und schaut zu, wie auf dem Zifferblatt der Uhr die Stunden verrinnen, während er über die Nichtigkeit dieses elenden Daseins nachdenkt, in dem einem die einzigen Freuden versagt sind, derentwegen es sich überhaupt zu leben lohnt ...

Nach Meinung des Autors zählte erzwungene sexuelle Enthaltsamkeit zu den Ursachen der Neurasthenie.[40] Für diesen

Arzt stellten neurasthenische Studenten Fälle von organischer Erkrankung dar. Würden solche Studenten heute in der psychologischen Beratungsstelle einer Universität aufkreuzen, kann man sich kaum vorstellen, daß dort eine andere Diagnose als Depression auf sie wartet.

In Paul Hartenbergs Praxis im Paris der Belle Epoque zeigte die Melancholie ihr Gesicht in Gestalt eines etwa vierzigjährigen Geschäftsmanns, der dem Arzt erklärte: «Herr Doktor, ich bin gekommen, weil ich in einem fort müde bin und weil ich außerstande bin zu arbeiten. Wenn ich morgens aufstehe, bin ich noch müder, als wenn ich abends ins Bett gehe. Den ganzen Tag bin ich matt, und meine Glieder fühlen sich an wie gerädert. Schon nach der kleinsten Anstrengung bin ich total erschöpft. Ich kann keine Spaziergänge und auch keinerlei Leibesübungen mehr machen. Es macht mir schon Mühe, mich bloß auf den Beinen zu halten.»

Aber das war es nicht allein. Der Besucher fuhr fort:

> Aber ich bin nicht bloß körperlich müde, auch mein Gehirn ist müde. Mir ist dauernd so, als wäre mein Schädel in einen Schraubstock gespannt. Ich habe ein Gefühl, als wär' mein Kopf völlig leer. Mein Verstand streikt. Meine Gedanken laufen durcheinander, und ich kann mich auf nichts mehr konzentrieren. Mein Gedächtnis wird immer schwächer. Wenn ich beim Lesen unten auf der Seite angekommen bin, weiß ich schon nicht mehr, was ich oben gelesen habe. Ich vergesse immerzu meine Termine und meine Geschäfte.
>
> Und zu alledem bin ich noch trübsinnig und langweile mich immer und überall zu Tode. Alles, was für andere ein Vergnügen bedeutet, macht mir überhaupt keinen Spaß mehr. [...]
>
> Wollen und Energie – davon ist bei mir nichts mehr vorhanden. Ich weiß nicht mehr, was ich will, ich weiß nicht mehr, was ich tun soll. Ich bin unsicher, ich zögere, ich habe nicht den Mut, einen Entschluß zu fassen. Obendrein habe ich den Appe-

tit verloren und schlafe schlecht. Mein sexuelles Verlangen ist gleich Null.

Hartenbergs Diagnose lautete auf Neurasthenie[41] – ein zur fraglichen Zeit (1912) im Pariser Bürgertum sehr verbreitetes Leiden: Und das ist es auch noch ein knappes Jahrhundert später, nur daß es jetzt Depression heißt. Es gibt kaum Anhaltspunkte dafür, daß die heute zu beobachtende hohe Prävalenz der Depression in der Mittelschicht nicht auch schon in früheren Zeiten vorhanden gewesen wäre. Der Unterschied liegt darin, daß die krasse Verstimmung der Melancholie in den Hintergrund der Szene gedrängt wurde und an ihrer Stelle die somatischen Beschwerden ins Rampenlicht rückten.

Im Zuge der Demontage der Melancholie wurden zuletzt somatische Beschwerden für sich allein Indizien von Depression. Einer der ersten Psychiater, die den Begriff Depression benutzten, war im Jahr 1818 der Leipziger Professor Johann Christian Heinroth.[42] 1856 betonte der am Pariser Hospital Bicêtre beschäftigte Arzt Louis Delasiauve die Notwendigkeit, die «Depression» begrifflich zu trennen von der umfangreichen Gruppe der in Frankreich als *lipémanies* bezeichneten Psychosen.[43] Auch andere Mediziner begannen Zweifel zu äußern, ob es berechtigt sei, «Melancholie» – eine hauptsächlich in Anstalten gebräuchliche Diagnose – auch auf ambulante Patienten anzuwenden, die gedrückter Stimmung waren oder Angstzustände hatten und dazu eine Anzahl physischer Symptome sehen ließen. In der 1896 veröffentlichten einflußreichen fünften Auflage seines Lehrbuchs der Psychiatrie beschrieb Emil Kraepelin unter der Bezeichnung «einfache Depression» ein Krankheitsbild, das in früheren Auflagen des Werks noch als «depressives Irresein» figuriert hatte.[44] In Europa war dies wohl der psychiatriehistorische Wendepunkt.

In Amerika war der Wendepunkt im Jahr 1904 mit einer Tagung der New York Neurological Society erreicht, an der Adolf Meyer teilnahm, ein Schweizer Psychiater, der zwölf Jahre zuvor in die Vereinigten Staaten gekommen war.
220 Meyer, zur fraglichen Zeit Leiter der psychiatrischen Forschungen in den Krankenanstalten des Staates New York und später Professor der Psychiatrie an der Johns Hopkins University, war in den Jahren vor dem Ersten Weltkrieg wohl die angesehenste Persönlichkeit in der amerikanischen Psychiatrie. Das Thema jener Tagung lautete «Die Klassifizierung der Melancholien». Als Meyer in der Diskussion das Wort erteilt wurde, erklärte er, er «wäre eher für eine andere Klassifizierung. Insgesamt strebte er die Abschaffung des Begriffs Melancholie an. [...] Wenn wir für die gesamte Klasse den Begriff Depression anstelle von Melancholie gebrauchten, würden wir damit in unaufwendiger Form genau das bezeichnen, was gemeint ist.»[45] Meyers Position verbreitete sich in den angloamerikanischen Standardlehrbüchern und wurde für das zwanzigste Jahrhundert zum Dogma. So wechselte die Melancholie Anfang des zwanzigsten Jahrhunderts den Namen und hieß fortan Depression.

Inzwischen war die depressive Erkrankung aus dem Kontext von Psychose und Degeneration herausgelöst und zur Diagnose für den Einsatz in der ambulanten Behandlung gutbürgerlicher Patienten domestiziert worden. Ein weiterer Schritt bei der Umgestaltung der Depression zu einer Störung, die fast so harmlos wie ein gewöhnlicher Schnupfen war, war das Konzept der Depression ohne depressive Verstimmung beziehungsweise der depressiven Äquivalente, das in der Zwischenkriegszeit von Walter Cimbal popularisiert wurde, einem Oberarzt an der psychiatrischen Klinik des städtischen allgemeinen Krankenhauses Altona (Cimbal sollte während des Dritten Reichs in der Geschichte der Psychiatrie eine unrühmliche Rolle spielen). Mit trauriger

Verstimmung, Angstzuständen und Agitiertheit wurde hier ganz Schluß gemacht. Auf einer psychiatrischen Fachtagung hielt Cimbal 1929 ein Referat über «Vegetative Äquivalente der Depressionszustände». «Vegetative» Symptome waren solche, die man sich vom vegetativen (oder autonomen) Nervensystem ausgehend dachte: eine etwas verschwommene Kategorie, insofern man in sie alle Symptome einordnete, die nicht mit mentalen Prozessen zusammenhingen. Für Cimbal lag eine Depression dann vor, wenn der Patient neben dem Gefühl der Unlust «die Gefühle der Hemmung, der körperlichen Gedrücktheit und Schwäche, der Widerstands- und Leistungsunfähigkeit» hatte.[46]

Cimbals Arbeit war nur ein Auftakt. Die psychiatrische Diagnostik sollte sich zu guter Letzt von seinen präzisen Vorgaben betreffend Schwäche und Leistungsunfähigkeit verabschieden und ein bestimmtes Schema der psychosomatischen Symptomatik als Zeichen der Depression ansprechen. Spätestens in den achtziger Jahren waren auch Kranke, die von keinerlei depressiver Stimmung wußten, aber gewisse physische Symptome zeigten (erforderliches Minimum: Schmerzen, Appetitlosigkeit, Schlafstörungen), legitime Kandidaten für die Diagnose «Affektstörung». Selbst wenn der Patient keine traurige Verstimmung fühle, schrieb eine Autorität im Jahr 1986, «muß man Ausschau halten nach bekräftigenden Anzeichen von Depression und nach Symptomen wie Interesselosigkeit, mangelnde Freude an den Verrichtungen des täglichen Lebens, an Essen und Sex, nach Schlafstörungen, nach Antriebslosigkeit. Zeigt sich in der Anamnese irgendeine Gruppierung dieser Symptome, berechtigt dies zu einer präsumtiven Diagnose auf depressive oder Angststörung oder auch beides.»[47] So sollte die Depression zur gängigsten psychiatrischen Diagnose werden, beim Arzt beliebt, weil sie zu verstehen gab, daß manche Typen physischer Symptome psychischen Ursprungs waren, und für den Patienten akzeptabel, weil sie von der Nebenbedeutung «Geisteskrankheit» frei war.

Obschon die Depression sich ihre Opfer in allen Gesellschaftsklassen sucht, waren die treibenden Kräfte hinter dem terminologischen und begrifflichen Wandel von der «Melancholie» zur «Depression» der Mittelstand und seine – den Verlust dieser Klientel fürchtenden – Ärzte. Degeneration und Wahnsinn aus dem Krankheitsbild zu entfernen hieß den Bürgern entgegenkommen, die sich für ihre Söhne und Töchter eine «gute Partie» wünschten. Ein Wunsch, der leichter in Erfüllung ging, wenn die Heiratswilligen nicht etwaiger Gebrechen wegen in den Verdacht gerieten, vergiftetes Erbgut in die Ehe mitzubringen. Neurasthenie und «neurotische» Depression betrachtete man als heilbar – heilbar durch den Aufenthalt in teuren Privatkliniken und Kurorten. Das Bündnis von Klasseninteressen und neuen medizinischen Theorien verwandelte somit die sozial inakzeptablen Formen von Depression in akzeptable.

Wandlungen im körperlichen Erleben der Depression

Ebenso wie die objektive ärztliche Diagnose scheint sich auch die subjektive Seite der Depression – das, was der Kranke von ihr in seinem Körper verspürt – gewandelt zu haben. Im körperlichen Erleben der Depression gibt es Variablen und Konstanten. Mit Konstanten sind die somatischen Symptome gemeint, die seit jeher die Depression begleiten, die ständige Eskorte des Kernsymptoms Verstimmung. 1874 stellte Richard von Krafft-Ebing, damals Professor der Psychiatrie in Graz, einen Katalog der wichtigsten physischen Begleiterscheinungen der Melancholie zusammen. Als

Symptome, die dem Nervensystem zuzuschreiben sind, zählte er unter anderen auf: «geringe Ausdauer und Energie der Muskelaktion, zögernde Bewegungen, leise Rede, Schlaffheit und Schwäche der Muskulatur. [...] In der Regel ist der Schlaf gestört, durch schwere Träume unerquicklich. Die Kranken fühlen sich beim Erwachen abgeschlagen und ermattet. Kopfweh, neuralgische Sensationen im Rücken und den Gliedern, Palpitationen [‹Herzklopfen›] sind häufige Beschwerden.» Außerdem registrierte er «Störungen des Appetits, Druck in der Magengrube, Anorexie, Stuhlverstopfung».[48] Diese Symptome waren es, die mehr oder minder immer und jederzeit als Begleiterscheinungen einer depressiven Stimmung auftraten.

Auch bei der psychotischen Depression gibt es gängige physische Momente – phantasmagorische Körperbilder und gestörte Wahrnehmungen von den Vorgängen im Körperinneren. Kein außenstehender Beobachter kann bestreiten, daß diese Wahrnehmungen für den Kranken Realitätsstatus besitzen, doch was der Kranke erlebt, beruht nicht auf irgendwelchen organischen Vorgängen, folglich handelt es sich um Halluzinationen. Nehmen wir ein Beispiel: Im April 1889 wurde Caroline D., die Frau eines Gemüsehändlers, in die private Nervenheilanstalt Holloway House in Virginia Water bei London eingewiesen. Normalerweise «gesund und ausgeglichen», war sie jetzt seit ungefähr eineinhalb Jahren intermittierend leidend. Einem der Ärzte, die ihre zwangsweise Einweisung verfügten, erklärte sie, sie «trägt Holzstückchen mit sich herum, die sie ausgehustet haben will. Hat Beulen auf dem Bauch gehabt, die bis zum Halsansatz hinaufwanderten. Hat ein Gefühl wie von Kügelchen im Kopf und nachts von kriechenden Käfern am ganzen Körper.» Dem zweiten Arzt, dessen Unterschrift für die Einweisungsverfügung benötigt wurde, erzählte sie, sie sei «voll von etwas, das sich bewegt, und hat echtes Menschenhaar im Gedärm».

In der bei der Aufnahme in die Anstalt angefertigten Personenbeschreibung heißt es: «eine hochgewachsene, kräftig gebaute, fettleibige Frau [mit] traurigem, depressivem Gesichtsausdruck. Weint häufig. Zunge feucht und belegt.
224 Stuhlverstopfung. Appetit schlecht; sagt, sie kann nicht schlucken. Ihr seelisches Leiden besteht in Hypochondrie, verbunden mit dem Wahn, daß sie Holzstückchen aushustet. Sie behauptet außerdem, unmittelbar nacheinander mehrere verhaltene Aborte gehabt zu haben, und die nicht ausgestoßenen Feten seien nach oben gewandert und hätten sich um ihren Schlund herum festgesetzt. Manchmal sagt sie, in ihrem Schlund seien Drähte befestigt.» Diese Angaben machte sie um den 23. April.

In der Folgezeit begann sie sich dem Griff der Krankheit, die im Rückblick als psychotische Depression erscheint, zu entwinden. 25. Mai: «Ihr Geisteszustand hat sich leicht gebessert. Sie erinnerte sich, daß sie mir erzählt hatte, die verhaltenen Aborte seien zur Kehle aufgestiegen und blockierten dort die Speiseröhre, und jetzt ist sie überzeugt, daß das Unsinn ist, obgleich sie noch immer diese Empfindungen hat.»

25. Juni: «Sie ist nach wie vor mürrisch und hypochondrisch, klagt in einem fort über kuriose Empfindungen in allen möglichen Körperregionen, für die sie alle möglichen absonderlichen Interpretationen parat hat.»

Am 1. Juli holte ihr Ehemann sie zu einem «Urlaub an der See» ab. «Sie hat zwar noch diese Empfindungen, aber es geht ihr entschieden besser, und sie wirkt nicht mehr so trübsinnig.» Sechs Wochen später wurde sie endgültig als «geheilt» entlassen.[49]

Enthält diese Fallgeschichte von halluzinatorischer Körperwahrnehmung etwas, das kennzeichnend wäre für den Sozialtyp der biederen englischen Kleinbürgerin? Vergleichen wir sie mit der einer Frau, die einen ganz anderen Sozialtyp repräsentiert: mit der Fallgeschichte einer Landarbeiterin, die ungefähr um dieselbe Zeit wegen «trauriger Verstimmung» (Melancholie) in die Psychiatrische Landesanstalt Kierling-Gugging bei Wien eingewiesen wurde. Die zweiundfünfzigjährige ledige Barbara L., die bei einem Winzer in dem Weinbaugebiet bei Wien arbeitete, wurde am 18. April 1901 in Kierling-Gugging eingeliefert. Drei Monate zuvor hatte sie mitangesehen, wie der sechzehnjährige Sohn ihrer Schwester beim Fällen einer riesigen Pappel zu Tode kam. Etwa eineinhalb Monate nach dem Unfall begannen sich bei ihr psychiatrische Symptome zu zeigen: Sie beklagte vor Bekannten ihre «Sündigkeit», floß über von Selbstvorwürfen und hatte Schlafstörungen. Gleich nach der Einlieferung in die Anstalt setzten somatische Halluzinationen ein. «Sie könne nichts essen. Da sie keinen Magen, keinen Bauch etc. habe.» Vor der visitierenden Gerichtskommission klagte sie am 4. Juni mit monotoner Stimme, «man wolle, dass sie zerhackt würde, sie habe keinem Menschen nichts gethan, ‹ich bin nicht krank›, ‹ich bin nicht schlaflos› etc. etc.» Vier Wochen später, am 30. Juni, «riss [sie] einen Haken vom Bett los, zerkratzte sich damit den Bauch.»

Sie sagte, «sie könne es vor Schmerzen nicht mehr aushalten, man solle ihr ein Messer geben».

15. August: «[Sie sagt,] sie habe keinen Kopf, keine Hände. Ihr Bauch sei schon ganz voll von Speisen seit vielen Jahren; bittet um ein Messer, damit sie sich den Bauch aufschneiden könne. Bittet dann wieder, man möge sie von dem Tode durch den Strang retten. Sie habe keinen Athem mehr, es wird ihr ganz schwindlig.» Barbara L., die uns hier eine gängige Form des Somatisierens bei psychotischer Depression präsentiert, war, als sie im November 1901 in die Obhut von Bekannten entlassen wurde, noch nicht vollständig geheilt.[50]

Trotz des enormen kulturellen Unterschieds zwischen den

Mittelschicht-Engländerinnen in Holloway House und den Unterschicht-Österreicherinnen in Kierling-Gugging sorgte die biologische Komponente der Depression für eine Menge Gemeinsamkeiten zwischen den beiden Gruppen. In ihrer

physischen Symptomatik unterschieden sie sich eigentlich kaum. Von den neunzehn im Jahr 1889 in Holloway House mit der Diagnose «Melancholie» aufgenommenen Frauen, deren Krankenblätter ausgewertet wurden, hatten 26 Prozent somatische Wahnideen gegenüber 14 Prozent der 35 melancholischen Österreicherinnen in stichprobenartig ausgewählten Patientenjahrgängen des Zeitraums 1885–1905. (Der Unterschied ist statistisch nicht signifikant.[51]) Sowohl in dem einen wie dem anderen von zwei einander kraß entgegengesetzten Kulturmilieus hatte also etwa jeder fünfte schwer Depressive solche Wahnideen.

Auf einer anderen Ebene freilich sind kulturelle Faktoren durchaus von Bedeutung. In diesem oder jenem bestimmten historischen Zeitabschnitt reflektieren die mit der Depression einhergehenden physischen Symptome das aktuell vorherrschende allgemeine psychosomatische Krankheitsschema. So ist beispielsweise im zwanzigsten Jahrhundert in der Bevölkerung insgesamt eine zunehmende Anfälligkeit für körperliche Symptome zu beobachten, und diese erhöhte somatische Sensibilität scheint sich auch bei der psychotischen Depression bemerkbar zu machen, insofern hier Wahnideen und Halluzinationen somatischen Inhalts häufiger geworden sind (dieser Befund gründet freilich nur auf einigen wenigen Untersuchungen). Nur 17 Prozent der depressiven Patienten der psychiatrischen Universitätsklinik Basel hatten im Zeitraum 1878–1914 «hypochondrische Ideen» gegenüber 24 Prozent in den Jahren 1915–1930 und 23 Prozent in den Jahren 1940–1951.[52] In der staatlichen Anstalt Edinburgh (Royal Edinburgh Asylum) stieg der Prozentsatz der Depressiven mit Krankheitswahn von sieben Prozent im Jahr 1892 auf 29 Prozent im Jahr 1942/43. Daß dies vor dem Hintergrund eines starken Rückgangs der Depressionen mit Wahnbildung im allgemeinen geschah, macht es um so interessanter, daß der harte Kern der Psychotisch-Depressiven sich auf Ängste und Besorgnisse um den eigenen Körper verlegte (und damit von Verfolgungswahn oder Beobachtungswahn abrückte).[53]

Nichtpsychotische und nicht in geschlossenen Anstalten untergebrachte Depressive – die große Mehrzahl also – neigten schon immer dazu, sich an psychosomatischen Symptomen zuzulegen, was gerade in Mode war. Im achtzehnten Jahrhundert waren konvulsivische Anfälle Mode, also produzierten Depressive neben den üblichen somatischen Veränderungen hysterische Anfälle. John Purcell schrieb 1702: «Bei Hysterischen läßt sich die Melancholie im Anfangsstadium leicht heilen, aber wenn sie Wurzeln geschlagen hat und die Kranken die Gesellschaft anderer Menschen scheuen und ihr aus dem Weg gehen, dann ist sie schwer zu beheben, ja, es steht zu befürchten, daß sie ihrem Leben ein Ende machen.»[54] Mit den «Hysterischen» meinte Purcell Leute, die Krampfanfälle hatten. «Zuweilen geht dem hysterischen Anfall ein stärkerer oder schwächerer, längerer oder kürzerer Zustand der Melancholie voraus», erklärte Étienne-Jean Georget 1821. «Die Kranken sind traurig, grämlich, empfindlich, reizbar; sie flüchten sich in das Alleinsein, um Ströme von Tränen zu vergießen. [...] Oft sind sie so traum- oder gedankenverloren, daß sie nicht hören, was man zu ihnen sagt. Der Nachtschlaf wird lückenhaft oder flieht sie ganz.»[55] Georget beschrieb wahrscheinlich Kranke, deren Grundproblem eine Depression war, die sich jedoch unbewußt Krampfanfälle als passende Garnierung ihrer Verstimmung ausgesucht hatten.

Im neunzehnten Jahrhundert, dem Jahrhundert der Lähmungen, finden wir auch viele Depressive, die ihre Beine weder zum Stehen noch zum Gehen gebrauchen können. Alfred Beni-Barde berichtet von einer jungen Frau aus angesehener Familie, die von ihren Eltern «mit liebevoller Fürsorglichkeit» erzogen worden war. Sie hatte einen vielversprechenden Maler geheiratet, der «allen weltlichen Genüssen zugetan war und auch Seitensprünge in gefährliche Liebschaften, wie man das ehemals zu nennen pflegte, nicht verschmähte».

Eines Tages stand das Ehepaar auf einem Stadtbummel gerade bewundernd vor der Auslage eines Juweliers, als unversehens eine zweite junge Frau auftauchte, «die dem Maler sehr gut bekannt war und ihm jetzt in aller Öffentlichkeit eine lautstarke Szene machte. Sie warf ihm vor, er habe sie schnöde sitzengelassen und mit ihr zugleich die kleine Tochter, die sie von ihm habe. Sie fuhr mit geballten Fäusten, in deren jeder sie ein Fläschchen Vitriol versteckt hielt, auf sein Gesicht los.

Entsetzt über diese für sie ebenso überraschende wie verletzende Szene, entfernte sich die junge Ehefrau wortlos und flüchtete sich zu ihren Eltern. Der Ehemann, der den Auftritt körperlich unversehrt überstanden hatte, kam ihr alsbald nachgeeilt, und zwischen den Ehegatten kam es nun zu einer naturgemäß recht lebhaften Auseinandersetzung.» Die besorgten Eltern rieten ihrer Tochter, bei ihnen wohnen zu bleiben; dem Schwiegersohn legten sie nahe, unter irgendeinem Vorwand eine Reise zu machen; bei seiner Rückkehr erwarte man dann von ihm die Freundlichkeit, in die Scheidung einzuwilligen.

Dieser schmerzliche Konflikt hatte fatale Auswirkungen auf die Gesundheit der jungen Frau. Sie, die, von einigen Migräneanfällen und vorübergehenden Magenverstimmungen abgesehen, in ihrem ganzen Leben niemals krank gewesen war, begann jetzt abzubauen. Sie klagte über «große nervöse Reizbarkeit», Erschöpfung, Herzklopfen, Beschwerden in der Magengegend und schmerzhafte Muskelkrämpfe, Symptome, die alle zu gleicher Zeit auftraten. Der Hausarzt der Familie, der renommierte Internist Pierre Potain, hielt es daraufhin für angezeigt, sie zwecks hydrotherapeutischer Behandlung zu Beni-Barde zu überweisen.

«Als ich sie zum ersten Mal sah, war ich überrascht, wie heruntergekommen sie war», schreibt Beni-Barde. «Ihr Gesicht war blaß und ausdruckslos, ihr Blick traurig und matt, ihre einstmals klangvolle Stimme tonlos. Sie redete wenig und zog aus diesem Sprechen am Rande des Verstummens die Befriedigung, daß sie der Notwendigkeit überhoben war, ihre Gedanken zu koordinieren.» Sie meinte, ihre geistigen Fähigkeiten hätten einen Knacks bekommen, und hatte bereits einen mit der Familie befreundeten Chirurgen gebeten, sie zu kitten (was heißen könnte, daß sie eine Operation am Geschlechtsapparat verlangt hatte). Sie war vergeßlich geworden und konnte sich nicht mehr konzentrieren. Zu diesen psychischen Problemen kamen physische hinzu: Ihre Augen reagierten auf helles Licht mit unangenehmem Stechen. Beim kleinsten Geräusch bekam sie Ohrensausen, und ihre Nase konnte auch nicht den leisesten Geruch ertragen. Sie befürchtete, in eine unheilbare Nervenkrankheit abzugleiten. Am interessantesten war die enorme Muskelschwäche, die sie morgens nach dem Aufstehen verspürte, denn während viele ihrer Symptome zum mehr oder minder ewigen Bestand an somatischen Begleiterscheinungen der Depression gehörten, waren Hinfallen und Kollabieren morgens nach dem Aufstehen eine Besonderheit der für das neunzehnte Jahrhundert typischen motorischen Hysterie. Beni-Barde kurierte seine Patientin mit einer hydrotherapeutischen Behandlung, und sie fand sich damit ab, bei ihren Eltern zu leben.[56]

Die Zahl der jungen Frauen, die ihre Depression in Form von Entkräftung und Lähmung somatisierten, war in der Pariser Oberschicht Legion. Der Nervenarzt Maurice Krisha-

ber, der in Ungarn aufgewachsen war und in Wien studiert hatte, unterhielt in Paris eine schicke Nobelpraxis. Gegen Ende der sechziger Jahre des neunzehnten Jahrhunderts suchte ihn eine zweiundzwanzigjährige Frau armenischer
230 Herkunft auf. Sie war als Sechzehnjährige mit einem zweiundvierzigjährigen Mann verheiratet worden, der mit ihr nach Italien gegangen war. Dort hatte sie ein Kind bekommen. Dann hatte sie sich von ihrem Mann getrennt, hatte das Kind zurückgelassen und war drei Monate zuvor in Paris eingetroffen, wo sie jetzt, unaufhörlich rauchend und Tee trinkend, halb verarmt ein vereinsamtes Leben führte. Zu Krishaber kam sie, weil sie an Schlafstörungen und Ohnmachtsanfällen litt und kurze Zeit zuvor im Gefolge eines Schwindels einen jähen Anfall von Querlähmung gehabt hatte, bei dem sie zu Boden gestürzt war (ohne jedoch das Bewußtsein zu verlieren). Nach der Erstkonsultation zog die Patientin sich auf Dauer ins Bett zurück, wo sie sowohl eine gesteigerte Empfindlichkeit (Hyperästhesie) für Licht, Geräusche und das Gewicht der Bettdecke als auch eine extreme Reizbarkeit entwickelte. In den nächsten zwei Jahren war sie von Schlafstörungen, Alpträumen und einem starken Angstgefühl geplagt, im darauffolgenden Jahr hatte sie das Gefühl, in einem Traum zu leben. «Die Patientin versuchte [...] zu gehen, aber schon bei den ersten Schritten stellten sich die Herzschmerzen wieder ein.» Sie brachte es schließlich doch noch so weit, daß sie gehen konnte, aber nur indem «sie häufig mit den Händen ihre Beine berührte, um sich zu versichern, daß sie diese in Bewegung gesetzt hatte, denn sie konnte sie nicht mit den Augen lenken, ohne daß ihr schwindlig wurde, hatte indessen kein Bewußtsein, eine Bewegung auszuführen, wenn sie dies nicht auf irgendeine Weise kontrollierte». Im Lauf ihrer langwierigen Behandlung entwickelte sie noch zahlreiche andere Symptome, die sich auch nach einem von Krishaber verordneten Kuraufent-

halt in Sankt Moritz nicht gebessert hatten. «Mir kommt es so vor, als sei ich nicht ich selbst», erklärte die Patientin des öfteren. Sie unternahm mehrere Selbstmordversuche. Zu guter Letzt verschwanden sämtliche Symptome wieder bis auf die traurige Verstimmung, und sie kehrte nach Armenien zurück, wo sich dann die vollständige Heilung einstellte.[57] Der Fall ist ein Musterbeispiel epochenspezifischer Beschwerden: Eine junge Frau wird unter dem Druck ihrer Lebensumstände depressiv, flüchtet sich ins Bett, wird gehunfähig und beginnt (mit dem Gefühl, «nicht ich selbst» zu sein) sich einem «zweiten Bewußtsein» zu nähern – das alles ist charakteristisch für das neunzehnte Jahrhundert.

Einen besonderen Komplex stellte im Symptompool (zu diesem Begriff vgl. *Moderne Leiden*, Reinbek: Rowohlt 1994, S. 23 ff.) die Hysterie à la Charcot dar. Ende des neunzehnten und Anfang des zwanzigsten Jahrhunderts fiel die Symptomwahl depressiver Somatisierer häufig auf die spezifischen von Charcot beschriebenen «hysterischen Stigmata». Im März 1922 wurde die neunundvierzigjährige Madame R. mit allen Anzeichen einer somatisierten Depression in der neurologischen Universitätsklinik Montpellier vorstellig: «Die Patientin klagt, sie sei niedergeschlagen, habe keine Kraft, glaube nicht an ihre Heilung, habe Kopfschmerzen, diffuse Magenschmerzen, mitunter begleitet von Erbrechen, das unabhängig von den genossenen Speisen sei. Insbesondere in den letzten zwei Monaten hat sich die melancholische Depression verschärft, und die Patientin soll – allerdings ohne große Überzeugungskraft – die Absicht bekundet haben, sich das Leben zu nehmen.» Sie lebte in unglücklicher Ehe, die zudem infolge einer angeborenen Mißbildung ihrer Vagina nie vollzogen worden war.

Bei der körperlichen Untersuchung «werden Schmerzpunkte im Bereich mehrerer hysterogener Zonen sowie eine ausgeprägte Hypästhesie [verminderte Empfindlichkeit für

Berührungsreize] der rechten Körperhälfte festgestellt». Die Empfindlichkeit der Hornhaut wurde als herabgesetzt registriert, und im Schlund schien die Patientin vollkommen empfindungslos zu sein. «Ihr Gesichtsfeld ist verengt.» Der
232 Leser von *Moderne Leiden* wird sich erinnern, daß all diese «Befunde» Charcotschen «Stigmata»[58] entsprechen, so daß anzunehmen ist, daß die Patientin von irgendwoher Kenntnisse dieser Dinge bezogen hatte, die sie in die Lage versetzten, die «Stigmata» für Ärzte, die mit ihnen rechneten, zu reproduzieren.

Der interessanteste Teil von Madame R.s körperlicher Untersuchung sollte freilich erst noch kommen. Die Ärzte entdeckten ihre mißgebildete Vagina. Die Mißbildung lief im Effekt auf eine Verengung der Scheidenlichtung hinaus. «Da wir glaubten, daß zwischen dem Zustand melancholischer Depression und dieser Vaginalanomalie ein direkter Zusammenhang bestehe, versuchten wir letztere zu beseitigen und nahmen zu diesem Zweck mittels Dilatatoren zunehmenden Durchmessers eine stufenweise Dehnung vor.» Mit vollem Erfolg! Im Alter von neunundvierzig Jahren war Madame R. endlich in der Lage zu «ehelichem Verkehr, der ihren Gatten [!] voll befriedigte und eine totale Veränderung ihres Geisteszustands herbeiführte». Ihre Depression löste sich auf. Kein Zweifel, die Geschichte hat ein glückliches Ende, aber sie zeigt auch, wie eng die Darstellung der Depression bei Madame R. mit der Vorstellung zusammenhing, die die Patientin davon hatte, wie eine echte Nervenkrankheit auszusehen habe – sie hatte die Klinik letzten Endes in dem Glauben an die Realität der Hysterie à la Charcot aufgesucht. Sie hatte die medizinwissenschaftliche Doktrin von der Reflexbrücke zwischen Genitalapparat und Gehirn vollkommen verinnerlicht und war sich mit ihren Ärzten einig darin, daß die erfolgreiche Behandlung der Vagina *eo ipso* pathologische Zustände des zentralen Nervensystems kuriere.[59]

In seiner psychologischen Klinik in Paris lernte Pierre Janet bei den jungen Patientinnen, die an Depression litten, alle erdenklichen modischen Symptome kennen. Aus komplizierten theoretischen Gründen betrachtete Janet deren Probleme nicht als Depression, sondern als «Abulie» (krankhafte Willens- und Entschlußlosigkeit). Doch die fundamentalen Probleme dieser Patientinnen, die mit allen Symptomen aufwarteten, von denen sie in der Zeitung gelesen hatten, hingen mit ihrer Stimmungslage zusammen. Manche glaubten, sich in jenem chronischen Trancezustand zu befinden, der seinerzeit als «Katalepsie» bezeichnet wurde (Janet selbst gebrauchte diesen Begriff allerdings nicht). Mademoiselle E. war vollkommen gesund gewesen, bis vor sechs Monaten – «letzten Oktober» (um die Jahrhundertwende: das genaue Jahr ist der Quelle nicht zu entnehmen) – ihre Mutter starb. Von da an begann sie sich der Schuld an diesem Tod und aller möglichen eingebildeten Verbrechen zu bezichtigen. Im Dezember besserte sich ihr Zustand, im Januar erlitt sie einen Rückfall, im Februar trat erneut eine Besserung ein. Im April, «vor vierzehn Tagen», begannen die Selbstbezichtigungen von neuem. Die Kranke weigerte sich zu essen. Nach und nach stellte sie jegliche Bewegung, jegliche Reaktion auf Außenreize ein, und seit zehn Tagen befand sie sich im «Stupor». In der Salpêtrière, in die sie daraufhin eingeliefert wurde, kam sie von Zeit zu Zeit zu sich und fragte: «Wo bin ich?», aber die Antwort hörte sie dann schon nicht mehr. Sie ließ sich widerstandslos füttern, vorausgesetzt, die Nahrung war flüssig und wurde ihr mit dem Löffel eingeflößt. «Vor fester Nahrung beißt sie die Zähne zusammen.» Dieses Zusammenklemmen der Kiefer und Fortrinnenlassen von Nahrung aus den Mundwinkeln war bei Kataleptikern allgemein zu beobachten.

Einen Monat nach ihrer Vorführung als Demonstrationsfall im klinischen Unterricht begann sich Mademoiselle E. zu erholen, indem sie zuerst wieder aß und dann auch wieder sprach. Nach weiteren drei Monaten war sie vollständig genesen und in der Lage, ihre Geschichte zu erzählen, die eine lange Geschichte war und von so manierierten Formen der Pathologie handelte wie dem «Gefühl, daß alles fremd und kurios für einen ist», oder davon, «daß man die Dinge wie durch einen Schleier oder wie in einem Traum sieht». Das alles erinnert exakt an die Art von schicker Bewußtseinsspaltung, die in Paul Solliers Privatklinik im Pariser Vorort Boulogne-sur-Seine zu beobachten war.[60] Denselben Phänomenen konnte man ersichtlich auch bei den weniger gut betuchten Patienten Janets in der Salpêtrière begegnen. Aber Mademoiselle E. war wohl zugleich auch genuin depressiv und berichtete nach ihrer Genesung von der Niedergeschlagenheit und dem Lebensüberdruß, die sie im Anschluß an den Tod ihrer Mutter empfunden hatte.[61]

Hat das zwanzigste Jahrhundert seine eigenen zeittypischen somatischen Begleiterscheinungen der Depression hervorgebracht? Die charakteristischen Züge der psychosomatischen Erkrankung allgemein sind im zwanzigsten Jahrhundert Schmerz und chronische Erschöpfung. In welchem Umfang treten diese zwei Momente im Zusammenhang mit Depression heute häufiger als früher auf? Eine sehr schwierige Frage. Erschöpfung und Abgeschlagenheit scheinen ganz natürliche Begleiter der depressiven Stimmung zu sein, bei der alle körperlichen und seelischen Funktionen verlangsamt sind. Doch wie steht es mit dem Schmerz? Sind die Schmerzen bei Depression in irgendeiner Weise bezeichnend für das ausgehende neunzehnte und das zwanzigste Jahrhundert?

Erst zum Ende des neunzehnten Jahrhunderts begegnen in Berichten über subjektive Niedergeschlagenheit markante Hinweise auf körperliche Schmerzen, allerdings diente der Schmerz auch davor schon häufig als Metapher für seelisches

Leid. Als Kostprobe aus dem Quellenmaterial sei aus dem Schreiben einer Privatpatientin zitiert, die Anfang der sechziger Jahre des neunzehnten Jahrhunderts um Aufnahme in Max Leidesdorfs Privatklinik in Wien nachsuchte. «Die noch jugendliche, sehr gebildete, äusserst gesittete Kranke» berichtete über ihre subjektiven Empfindungen:

> Was seit einem Jahre in mir vorgeht, weiss kein Mensch. Niemand ahnt, zu welch entsetzlicher *Seelenpein* [Hervorhebung von mir – E. S.] es mit der Zeit angewachsen ist, wie ich geheuchelt und mich immer mehr in das Böse hineingearbeitet habe! Eine fortwährende Unruhe trieb mich von dem Einen zum Andern. Ich hatte nirgend Ruhe, nirgend Rast. Ich versuchte mich zu beschäftigen. Alles, alles vergebens!

Die Kranke gab weiterhin an, daß sie an angsterregenden Zwangsgedanken leide und auch nach zwei fehlgeschlagenen Suizidversuchen von dem Gedanken an Selbstmord nicht loskomme.[62]

Ein zweites Beispiel: Auf dem Höhepunkt einer psychotischen Depression und häuslichen Kummers schrieb die amerikanische Frauenrechtlerin Charlotte Perkins 1887 in ihr Tagebuch: «Ich leide stark an nervöser Erschöpfung und ich glaube, auch an einer Gehirnkrankheit. Niemand wird jemals ermessen können, was ich seit fünf Jahren zu erdulden habe. Schmerzen Schmerzen Schmerzen, bis mir der Verstand stillgestanden ist.» Späterhin präzisierte sie, welcher Art die Schmerzen waren, die sie verspürte: «Ich reiste nach Hause [von einer Mitchell-Ruhekur in Philadelphia] und befolgte diese Anweisungen monatelang ganz genau und war schließlich gefährlich nahe daran, den Verstand zu verlieren. Die Seelenqual wurde so unerträglich, daß ich nur mutlos dasaß und den Kopf hin und her bewegte – um irgendwie unter den lastenden Schmerzen wegzutauchen. Keine kör-

perlichen Schmerzen, nicht einmal das kleinste ‹Kopfweh›, nur seelische Folterqualen, und die in ihrer Nachtmahr-Düsterkeit so massiv, so dinglich-real, daß es irgendwie logisch schien, ihnen einfach mit Hakenschlagen entwischen zu
236 wollen.»[63]

Diese Schilderungen sind typisch dafür, wie im neunzehnten Jahrhundert Schmerzen bei Depression dargestellt wurden: Die Kranken präsentierten sie als Seelenqual, ohne dabei an eine somatische Komponente zu denken.

Später jedoch sollte der physische Schmerz in der subjektiven Beschreibung der Depression eine herausragende Rolle spielen. So zum Beispiel im Fall der Prinzessin X., die Anfang September 1917 von ihrem Sohn und ihrem Leibarzt zur Behandlung der jüngsten Episode ihrer lebenslangen manisch-depressiven Erkrankung in eine Wiener Privatklinik gebracht wurde. Sie war damals seit ungefähr einem Monat depressiv, mit Entschlußlosigkeit und Andeutungen von Verarmungswahn, Selbstvorwürfen, Schlafstörungen und «hartnäckige[r] Obstipation». Nach Ansicht ihrer nächsten Angehörigen hatte sie sich bei der Pflege ihrer kranken Tochter und eines gleichzeitig erkrankten Enkelkinds «überanstrengt».

Bei der Aufnahme war sie «vollkommen orientiert und geordnet», klagte jedoch über ein Gefühl, als habe sie «einen eisernen Reifen um den Kopf. [...] Früher sei sie so lustig gewesen, habe sich für alles interessiert, habe immer eine Menge Ideen auf einmal im Kopf gehabt. [Jetzt hingegen] könne sie nicht denken, nichts falle ihr ein, sie könne nichts mehr auffassen, ihr Gedächtnis nehme immer mehr ab, kurz, sie habe das Gefühl, als gehe sie der Verblödung entgegen. [...] Sie glaube, Gott strafe sie wegen der vielen Sünden, die sie begangen habe.» So weit ließ Prinzessin X. die typische endogene Depression erkennen, von der wir bereits mehrere Beispiele kennengelernt haben. Auf der somatischen Seite indessen klagte sie über mehr als nur die einst von Krafft-Ebing katalogisierten physischen Beschwerden. Sie war müde, so schläfrig, daß sie sich «zu gar keinem Entschluß aufraffen» konnte. «Sie sei überhaupt jetzt viel empfindlicher Schmerzen gegenüber als sonst. Sie habe jetzt immer so ein schmerzhaftes Gefühl an den Halswirbeln, das quäle sie sehr.» Nach zwei Monaten wurde sie geheilt und schmerzfrei aus der Klinik entlassen.[64] Obwohl dies noch der Bestätigung durch systematische quantitative Untersuchungen bedarf, sieht es doch so aus, als habe Prinzessin X. zur depressiven Avantgarde des zwanzigsten Jahrhunderts gehört, zu jenen Kranken, für deren Symptomatik nicht so sehr die Stimmungslage (im Sinne der offenen Melancholie), sondern vielmehr kognitive und physische Symptome das Gravitationszentrum waren. Das dominierende Symptom war bei ihr der Schmerz. Wenn es um die allerneueste Mode auf dem Gebiet der psychosomatischen Symptome ging, war die Oberschicht allemal der Trendsetter für den Rest der Gesellschaft.

Zu dieser Oberschicht-Avantgarde gehörte auch die fünfundzwanzigjährige Miss Y. aus Durham, die Frederick Parkes Weber im Jahr 1908 behandelte. Ihre Hauptbeschwerden waren fortdauernde Schmerzen an ihrer inzwischen acht Jahre alten Appendizitisoperationsnarbe. Außerdem litt sie seit acht Monaten an Erbrechen. «Mit dem Erbrechen [sind] keine eigentlichen Schmerzen im Bauch- oder Brustraum verbunden», notierte Parkes Weber im Krankenblatt, «sondern ‹Übelkeitsgefühl› unter dem unteren Teil des Brustbeins! In diesem Jahr von Kopfschmerzen und dem Gefühl, etwas zerberste im Kopf, befallen. […] Vor sechs Wochen ‹Hexenschuß›. Früher dann und wann rechtsseitig Ischialgie.»

Parkes Weber untersuchte die «gutgebaute, ziemlich schmächtige, ziemlich blasse» Patientin, ohne daß sich ein organischer Befund ergab. «Der Mann, mit dem sie etwa drei Jahre lang verlobt gewesen ist, hat die Verlobung kürzlich gelöst und ist nach Südafrika gegangen – und das erklärt meiner Meinung nach zum Teil die Magenbeschwerden etc.» Parkes Weber verschrieb Kuren in Baden-Baden, Territet und Sankt Moritz; am oberen Rand des Krankenblatts notierte er: «Brechreiz mit unklarer Ursache; psychische Depression».[65] Gegenüber Prinzessin X. verkörperte Miss Y. eine noch fortgeschrittenere Form der somatisierten Depression im zwanzigsten Jahrhundert: Bei minimaler Verstimmung lag der Akzent ganz auf der somatischen Seite, insbesondere auf Schmerzen.

Charakteristisch für die Depression im zwanzigsten Jahrhundert ist schließlich auch noch ein somatoformes Krankheitsbild, das aus der Fixierung auf eine bestimmte Diagnose hervorgeht, bei der man seine sämtlichen Probleme nicht auf irgendeine innere Schuld oder Unzulänglichkeit, sondern auf einen äußeren Faktor wie etwa ein Virus oder einen Immundefekt zurückführt. Solche durch nichts zu erschütternden Selbstdiagnosen wie beispielsweise CFS (*chronic fatigue syndrome*, «Erschöpfungssyndrom») oder Fibrositis haben seit den sechziger Jahren enorm an Boden gewonnen.[66] Viele (wenn auch nicht alle) dieser Kranken, die sich einer dieser quasi-wahnhaften diagnostischen fixen Ideen verschrieben haben, leiden an einer Depression. So brachte eine Untersuchung beispielsweise ans Licht, daß 67 Prozent der CFS-Kranken zum gegebenen Zeitpunkt depressiv verstimmt waren und daß 50 Prozent vor ihrer derzeitigen Erkrankung schon einmal eine typische Depression erlebt hatten.[67] In einer Stichprobe aus den CFS-Kranken, die im Londoner Institute for Psychiatric Research untersucht wurden, fanden Simon Wessely und Mitarbeiter einen mindestens 47prozentigen Anteil von Affektstörungen – und «Affektstörung» bedeutet in der Regel das gleiche wie «Depression».[68] Wenn sich auch die Modekrankheiten der Gegenwart vielleicht nicht einfach auf die Depression reduzieren lassen, so stellen sie doch bis zu einem gewissen Grad nur neue somatoforme Ausprägungen altbekannter Erschütterungen der Stimmungslage dar.

In dem Kräftefeld zwischen den Polen Biologie und Kultur macht die Depression einen Spagat. Einerseits besitzen die typische Depression und die manisch-depressive Erkrankung eine eindeutige biochemische Grundlage in Irregularitäten der Neurotransmitter im Gehirn und erbbedingten Affektstörungen.[69] Nach neueren Forschungen hat es den Anschein, daß eine der chemischen Grundlagen der Melancholie ein Fehler im Biochemismus einer bestimmten Gruppe von Verbindungen, der sogenannten Amine, ist.[70] Andererseits spiegeln die physischen Symptome der Depression auch – wie psychosomatische Erkrankungen allgemein – übergeordnete kulturelle Konzepte von legitimen und illegitimen Krankheitsbildern wider. Im achtzehnten Jahrhundert bildeten die Betroffenen über die normalen physischen Begleiterscheinungen der depressiven Verstimmung hinaus noch eine Pseudoepilepsie aus, im neunzehnten Jahrhundert bestand dieser Zusatz in Lähmungen, eigenartigen Empfindungsstörungen (Anästhesien), Gesichtsfeldeinengung und Katalepsie, und im zwanzigsten Jahrhundert besteht er im Schmerz- und Erschöpfungssyndrom. Diese Störungen sind nicht biologisch, sondern kulturell bedingt. Sie unterstehen der Gewalt der im übergreifenden Sozialverband des Kranken vorherrschenden Ansichten über die angemessene Darstellung von Leid. Nicht die individuellen Lebensumstände und die Biographie, sondern vielmehr das kulturelle Umfeld entscheidet darüber, welche besonderen physischen Symptome der Depressive sich zulegt. Wie im Fall der Volks- und Klassenzugehörigkeit und anderer sozialer Faktoren sehen wir auch hier wieder die kulturelle Lebenswelt des Kranken die Art seiner psychosomatischen Symptome bestimmen.

6 Jugend und psychosomatische Krankheit

Zu den sozialen Kategorien, die offenbar für bestimmte Arten der Symptomgestaltung verantwortlich sind, zählt auch das Alter. Menschen derselben Altersgruppe besitzen gewöhnlich gemeinsame Krankheitskonzepte, die sie sich in ihrer Jugend angeeignet haben. Beispielsweise führen heute ältere Leute ihre Leiden gern auf eine «Hypoglykämie» zurück, denn diese Diagnose war in den fünfziger Jahren in Mode, während jüngere Leute mit Vorliebe das «CFS» (*chronic fatigue syndrome*, «Erschöpfungssyndrom») – eine bei Älteren selten vorkommende Diagnose – als Wurzel ihrer Probleme identifizieren. Es besteht demnach zwischen bestimmten Typen von psychosomatischen Symptomen und bestimmten Altersgruppen eine Affinität ganz unabhängig davon, in welchem historischen Zeitabschnitt die Individuen aufgewachsen sind. In der Gruppe der Männer über 65 gibt es sechsmal soviel Probleme mit dem Reizdarmsyndrom wie in der Gruppe der Männer unter 45.[1] In der Vergangenheit war die Anfälligkeit für eine psychisch bedingte Muskellähmung bei jungen Frauen sehr viel höher als bei älteren, und «Hysterie» galt als typisch für junge Frauen.[2]

Jugendliche sind sowohl aus biologischen wie aus kulturellen Gründen anfälliger für psychosomatische Störungen als ältere Menschen. In unserer Gesellschaft sind junge Leute häufig in ihrer Persönlichkeit noch ungefestigt, es mangelt ihnen an Selbstsicherheit, und sie wehren unter Umständen ihre Angst vor dem Erwachsenwerden mit Hilfe eines Schutzschirms von physischen Symptomen ab. Chronische psychosomatische Probleme haben womöglich eine genetische Basis und befallen dann naturgemäß eher jüngere als ältere Menschen, da die genetische Information in einem frühen Lebensabschnitt exprimiert wird. Aus vielfältigen sozialen und biologischen Gründen ist die Beziehung des Selbst zu seinem Körper in der Jugend eine andere als im reifen Alter.

Diese Dinge waren den Ärzten schon immer bekannt, ohne daß sie deswegen auch gleich die Kausalzusammenhänge hätten erklären können. Die Anfänge der medizinwissenschaftlichen Theoriebildung über Unterschiede in der Symptomproduktion zwischen jung und alt datieren weit in die Vergangenheit zurück. Der Edinburgher Arzt John Buchan, der mit seinem populären Gesundheitsratgeber und medizinischen Hausbuch einen Bestseller des achtzehnten Jahrhunderts schrieb, riet 1769 zur «gebührenden Rücksichtnahme auf das Alter des Kranken», denn diese sei unter anderem «sowohl bei der Erkundung als auch bei der Behandlung von Krankheiten ungemein förderlich».

«In der Kindheit sind die Fasern locker und geschmeidig, die Nerven in höchstem Grade reizbar und die Säfte dünnflüssig; im Alter hingegen sind die Fasern starr und steif, die Nerven werden beinah unempfindlich und viele Gefäße undurchlässig. Diese und andere Eigentümlichkeiten machen, daß zwischen den Krankheiten der Jungen und den Krankheiten der Alten große Unterschiede sind.»[3] Wenngleich derartige Darstellungen in physiologischer Terminologie abgefaßt waren, wurden sie im achtzehnten Jahrhundert zur Erklärung der Hysterie jüngerer Menschen herangezogen.

Medizinwissenschaftliche Autoren des neunzehnten Jahrhunderts sahen durch die Bank einen Zusammenhang zwischen Hysterie und Jugendalter. Die Hysterie, schrieb der Londoner Modearzt Russell Reynolds 1872, «setzt gewöhnlich etwa in der Pubertätszeit ein, das heißt im Alter von zwölf bis achtzehn Jahren. Sind sie jedoch erst einmal ausgebildet, bleiben die Symptome unter Umständen das ganze Leben lang erhalten.»[4] Männer litten unter ihr ab einem Alter von fünfunddreißig Jahren. «Nach meinen Erfahrungen», schrieb Leopold Löwenfeld, der Ende des neunzehnten Jahrhunderts eine ausgedehnte Privatpraxis betrieb, «scheint mir das Alter von fünfzehn bis fünfundzwanzig Jahren die Ausbildung der Hysterie am meisten zu begünstigen.»[5] Für Löwenfeld und seine Zeitgenossen war die Hysterie hauptsächlich eine Jugendkrankheit.

Statistisches Material deutet ebenfalls auf einen frühen Ausbruch der Krankheit hin. Hector Landouzy trug als Assistenzarzt an Pariser Krankenhäusern in den dreißiger Jahren des neunzehnten Jahrhunderts Datenmaterial über 355 Hysterikerinnen zusammen. Bei 43 Prozent dieser Frauen hatten sich die Symptome spätestens im zwanzigsten Lebensjahr gezeigt, und nur bei einer Handvoll traten sie erstmals nach dem fünfunddreißigsten Lebensjahr auf. Unter Hysterie verstand Landouzy die Standardsymptome damaliger Zeit wie Globussyndrom («Kloß-im-Hals-Gefühl»), konvulsivische Anfälle und dergleichen.[6] Pierre Briquet unterteilte seine 450 Hysteriepatientinnen in der Charité in solche mit Prädisposition zu der Krankheit (mit Hysteriefällen in der Krankengeschichte der Familie) und solche ohne derartige Prädisposition: Die Nichtprädisponierten hatten den ersten Anfall im Durchschnitt mit zweiundzwanzig Jahren, bei den Prädisponierten schwankte das Alter, in dem der erste Anfall auftrat, zwischen vierzehn und einundzwanzig Jahren.[7] (Auch wenn wir uns von dem Begriff Hysterie lösen und uns junge Leute mit anderen psychosomatischen Diagnosen ansehen, bleibt das zahlenmäßige Mißverhältnis zwischen weiblichen und männlichen Erkrankten bestehen. In der zweiten Hälfte der dreißiger Jahre überwog im letzten Jahrhundert in den Pariser Krankenhäusern bei den «Neuralgikern» – «Neuralgie» bedeutete damals soviel wie lokalisierter Schmerz ohne erkennbare Ursache – der Altersklasse bis dreißig Jahre der weibliche Anteil den männlichen im Verhältnis vier zu eins.)[8] Von den 92 in den achtziger Jahren dieses Jahrhunderts in einer Klinik in Toronto behandelten Patienten mit seit längerem bestehenden psychosomatischen Erkrankungen waren 26 Prozent unter zwanzig Jahre alt, als ihre Symptome sich zum ersten Mal zeigten.[9]

Das lebensgeschichtlich frühe Auftreten der psychosomatischen Erkrankung ist wahrscheinlich ein unveränderliches Kennzeichen, das in fast allen Epochen und fast überall wiederkehrt. Möglicherweise haben Heranwachsende ein stärkeres Bedürfnis nach Bewältigungsstrategien als Erwachsene, oder sie neigen eher dazu, bei der Ausbildung solcher Strategien den Körper mit einzubeziehen – wer weiß: In diesem Gegenstandsbereich wurde bis jetzt noch so wenig geforscht, daß es schwer ist, hier irgendwelche Aussagen zu treffen. Wir wissen lediglich, daß für Jugendliche in der Leib-Seele-Beziehung eine erhöhte Anfälligkeit besteht.[10]

Unter den psychosomatischen Störungen, die Jugendliche erben, spielen Appetitstörungen eine herausragende Rolle. Das gilt insbesondere für Mädchen und junge Frauen. 1936 machte William Houston, Arzt und Professor der Inneren Medizin im US-Bundesstaat Georgia, darauf aufmerksam, wie anhaltend schwach der Appetit seiner jungen Patientinnen aus dem Mittelstand sein konnte. Er erinnerte sich an «Miss Thelma Smallwood», die es bis zu ihrem dreißigsten Lebensjahr zur klassischen Somatisiererin gebracht hatte. «Ihre robuste und fröhliche Schwester war glücklich verheiratet, aber die einzigen Männer, die für Miss Smallwood Aufmerksamkeit erübrigten, waren die verschiedenen Ärzte, die sie besuchten, ihr zuhörten und ihr Rezepte ausstellten. Ihr Leben war ein Martyrium, das sich zusammensetzte aus Kopfschmerzen, Rückenschmerzen, Menstruationsbeschwerden, Schlaflosigkeit und vor allem Beschwerden im Zusammenhang mit dem Essen.» Eigentlich sonderbar, bemerkte Houston, daß «sie die Dreißig ohne Blinddarmoperation erreicht hatte». Thelma stand Ratschlägen, wie ihr Zustand zu bessern sei, durchaus nicht unaufgeschlossen gegenüber, quittierte sie aber zum Schluß jedesmal mit der Bemerkung: «Ich weiß, daß ich das nicht schaffe.»

Thelma löste in Houston die Empfindungen aus, mit denen viele Ärzte auf chronisch neurotische Patienten reagieren: «Thelma gehörte zu der Sorte Patientin, die dem Arzt das Gefühl gibt, daß ihm die Kraft ausgesaugt wird und er am Ende nur noch schlapp herumhängt wie ein nasser Sack. Während er zuhört, wie sie mit leiser, tonloser Stimme die Schmerzenslitanei ihrer Symptome herunterbetet, regt sich in ihm das Verlangen, fluchtartig das Weite zu suchen und sich irgendwohin zu begeben, wo ein fruchtbarerer Ackerboden seiner therapeutischen Bemühungen harrt.»

«Ich habe nie Lust zum Essen», sagte sie. «Mama zuliebe gebe ich mir Mühe, etwas zu essen, aber wenn ich etwas esse, egal was, geht's mir hinterher nur noch schlechter.»

Houston verordnete Schokolade-Milkshakes, «einzunehmen um 10 Uhr, 16 Uhr und 21.30 Uhr, dazu jeweils dick mit Butter bestrichene Kekse». «Bei dieser Kost nahm Miss Smallwood zu, bis sie schon beinahe mollig war, lächelte öfter und weinte seltener. Diese Besserung war, wie ich leider dazu sagen muß, nicht sehr stabil. Jede neue Unruhe, jedes neue Problem in der Familie warf die Patientin wieder um, und die ganze Mühsal ging wieder von vorn los.»[11] Dr. Houston hat uns sehr präzise die kulturelle Adresse der Thelma Smallwoods dieser Welt bezeichnet: Sie gehörten der Mittelschicht an, waren jung und waren weiblich. Er hätte noch ein weiteres Merkmal hinzufügen können: Sie waren Spätviktorianerinnen. Thelma Smallwood und ihre Leidensgenossinnen waren Geschöpfe des neunzehnten Jahrhunderts. Ihre vornehme Appetitlosigkeit sollte sich zu einer neuen Jahrhundertseuche auswachsen, genannt Anorexia nervosa oder (Pubertäts-)Magersucht.

Eßstörung als Symptom

Eßstörungen bieten sich wie von selbst als Symbol für dysphorische Stimmungslagen an. Jugendliche sind in puncto Körpergewicht sehr sensibel und eignen sich leicht modische Ideen Eßgewohnheiten und Appetit betreffend an. Wo, wie es in der modernen Familie der Fall ist, das Geben von Nahrung ein symbolisches Äquivalent für das Geben von Liebe ist, kann zuviel essen oder zuwenig essen zum Medium unterschwelliger Botschaften werden. Wenn Nahrungsverweigerung sich zur – definitiv pathologischen – lebensbedrohlichen Selbstaushungerung auswächst, spricht man von Anorexia nervosa: eine Reminiszenz an die Zeiten, als man psychiatrische Leiden noch als «nervöse» bezeichnete (Anorexia ist von dem griechischen Verb *anorektein*, «ohne Appetit sein», abgeleitet). Eine Variante der Anorexia nervosa, häufig durch diese eingeleitet, ist die Bulimia nervosa, der «nervöse Heißhunger» (griechisch *bulimia* bedeutet eigentlich «stiermäßiger Hunger»), bei der Anfälle von pathologisch exzessiver Nahrungsaufnahme nicht selten mit rabiaten Maßnahmen zur Gewichtsreduktion wie selbstinduziertem Erbrechen und Laxanzienmißbrauch alternieren (das Leiden wird gelegentlich auch drastisch als Freß-Kotzsucht bezeichnet). Von solchen ihrer Natur nach psychosomatischen – die Beziehungen zwischen Seele und Leib zerrüttenden[12] – Eßstörungen sind Frauen zehnmal stärker betroffen als Männer.[13] Die Selbstaushungerung, wie sie im neunzehnten Jahrhundert aufkam, eröffnet einen wichtigen Einblick in den Mechanismus der kulturellen Symptomschöpfung bei Jugendlichen. Die Anorexia nervosa heute liefert ein nicht minder interessantes Beispiel dafür, wie das kulturelle Umfeld und der medizinische Berufsstand Symptome perpetuieren und legitimieren, die an und für sich genommen ebensowenig selbständige nosologische Entitäten sind, wie etwa die Spinalirritation oder die Ovarialhysterie dies waren.

In der Anorexia nervosa überschneiden sich Kultur und Biologie. Die Störung zahlt einen hohen Tribut an die Biologie und führt in etwa zehn Prozent aller Fälle zum Tod.[14] Zusammen mit der Depression mit ihrer notorischen Selbsttötungstendenz ist sie eines der wenigen psychiatrischen Leiden mit Todesrisiko. Daneben besitzt sie auch eine genetische Komponente. Forscher der Johns Hopkins University und des National Institute of Mental Health, die die Verwandten ersten Grades von 24 Magersüchtigen (und gleichzeitig eine Kontrollgruppe bestehend aus den Angehörigen von 43 normalen Personen) untersuchten, stellten fest, daß in den Familien der Magersüchtigen Affektstörungen aller Art weitaus häufiger waren. Die Weitergabe von Affektstörungen größeren Ausmaßes von Generation zu Generation einer Familie scheint über das Erbgut zu erfolgen, und die Autoren der Studie vermuteten, daß die Anorexie, die in Parallele zu diesen Störungen gehäuft auftritt, ebenfalls erbbedingt sein dürfte.[15] Eine in Großbritannien durchgeführte Untersuchung führte zu dem Ergebnis, daß bei 25 Paaren weiblicher eineiiger Zwillinge mit jeweils einem magersüchtigen Zwilling der andere Zwilling gegenüber dem ersten während 56 Prozent der Zeit ebenfalls magersüchtig war. Bei zweieiigen weiblichen Zwillingen dagegen war das Zeitverhältnis zwischen der Magersucht des zweiten und des ersten, hauptbelasteten Zwillings 1 zu 20, das heißt mehr als zehnmal geringer als im erstgenannten Fall. Aufgrund dieser und anderer Daten kamen die Autoren der Studie zu dem Schluß, daß «die Neigung zur Ausbildung von Anorexia nervosa in signifikantem Maß erbbedingt» ist.[16] Die Biologie ist also massiv an dem Leiden beteiligt.

Aber auch die Gesellschaft spielt eine Rolle. Die Anorexia nervosa ist ein hochgradig kulturspezifisches Phänomen und außerhalb Westeuropas und Nordamerikas so gut wie unbekannt.[17] Ebensowenig ist die Magersucht aus irgendeinem Kulturmilieu der Zeit vor 1800 bekannt, wenn man absieht von den selbstkasteienden Heiligen des Mittelalters und den vereinzelten fastenden Jungfrauen der frühen Neuzeit, die «Jahre» ohne zu essen hingebracht haben sollen.[18]

Der Begriff «Anorexia nervosa» wird häufig so gebraucht, als ob er eine eigenständige nosologische Einheit wie beispielsweise der Begriff «Mumps» oder der Begriff «Poliomyelitis» bezeichnete, eine von der Natur selbst vorgegebene Krankheit, die sich unter geeigneten Bedingungen zu jeder Zeit und an jedem Ort manifestiert. Aber ist das wirklich so? Ist die Anorexia nervosa eine eigenständige Krankheit, oder ist sie lediglich ein Element im Symptompool, dessen sich das Unbewußte als Ausdruck seelischen Kummers bedienen kann? Wenn die Pubertätsmagersucht lediglich eines von zahllosen austauschbaren psychosomatischen Symptomen ist, wäre es überzogen, von ihrer «Entdeckung» zu sprechen – man würde ja auch nicht von der Entdeckung der hysterischen Stimmlosigkeit oder der Reflexlähmung sprechen wollen. Diese Phänomene sind kulturell induzierte Artefakte. Von «Entdeckung» und «Erkrankung» zu sprechen trägt außerdem dazu bei, Patienten, die sich die Selbstaushungerung als Symptom zugelegt haben, in ihrem Verhalten zu bestärken, indem es sie ermutigt, sich noch tiefer in den Glauben zu verbohren, sie hätten eine echte Krankheit, keineswegs nur etwas, das ihnen eine fast schon schrullige Symptomwahl ihres Unbewußten beschert hat. (Der Einwurf, viele Magersüchtige bestritten, krank zu sein, überzeugt nicht. Anorektikerinnen klammern sich ganz im Gegenteil an ihre Diagnose und sträuben sich mit allen Kräften dagegen, sich von Symptomen zu verabschieden, die ihrer als Selbstverständlichkeit gehandelten Meinung nach pathologischer Natur sind.[19])

Medizinwissenschaftliche Autoren der Gegenwart schreiben der Anorexia nervosa gewisse vermeintlich fixe, stets präsente Kennzeichen zu, durch die sie sich von anderen Formen der Nahrungsverweigerung unterscheide. Legitimen Anspruch auf die Diagnose Magersucht hätten demnach nur Patienten, die außer verringerter Nahrungsaufnahme und Gewichtsverlust noch etliche zusätzliche Merkmale wie beispielsweise ein gestörtes Körperschema oder eine massive Furcht vor Übergewicht aufweisen.[20] Auch in medizinhistorischen Betrachtungen zu dem Phänomen Magersucht gehört es inzwischen zum guten Ton, zwischen echter Anorexia nervosa und anderen Erscheinungsformen der Selbstaushungerung zu unterscheiden. Weil man aber nicht wissen kann, ob ein Patient oder eine Patientin in der Vergangenheit ein gestörtes Körperschema besaß, schlugen einige Autoren die Hyperaktivität als zusätzliches Kriterium für die Anorexia nervosa vor, um so die Möglichkeit zur retrospektiven Anwendung der Diagnose zu schaffen.[21]

Das Dumme ist nur: Alles Herumreiten auf derlei zusätzlichen Erkennungsmerkmalen der «echten» Anorexia nervosa schafft die Tatsache nicht aus der Welt, daß Nahrungsverweigerung lediglich ein Symptom unter anderen und keine eigenständige nosologische Größe ist. Von daher gesehen führt die Suche nach zusätzlichen Bestimmungskriterien lediglich zu überflüssigen Einschränkungen und künstlichen Kategorien. Überall, wo die Nahrungsverweigerung nicht die Folge einer anderweitigen psychiatrischen Erkrankung wie zum Beispiel einer Depression[22] oder einer organischen Krankheit wie etwa Krebs oder Tuberkulose ist, haben wir es mit einer Anorexia nervosa – einer freiwilligen Selbstaushungerung – zu tun.

In der Geschichte der Anorexie gibt es einen merkwürdigen Bruch. Die Selbstaushungerung ist seit Anfang der zweiten Hälfte des neunzehnten Jahrhunderts ein bekanntes Phänomen und erlebte einige Zeit nach dem Zweiten Weltkrieg einen neuen Aufschwung. Indes, die Erklärungen, die für jene ursprüngliche Prävalenzsteigerung im neunzehnten Jahrhundert zu funktionieren scheinen, sind weitgehend unübertragbar auf die heutige Lage und umgekehrt. Die meisten der jungen Frauen, die im neunzehnten Jahrhundert hungerten, hatten weder eine massive Furcht vor Übergewicht, noch waren sie hyperaktiv, noch besaßen sie ein gestörtes Körperschema (und sollten sie es doch besessen haben, verbargen sie es jedenfalls erfolgreich).[23] Dennoch führte Anorexie damals zu dem gleichen Ergebnis, zu dem sie auch heute führt: zur Abmagerung und unter Umständen zum Tod.

Den Magersüchtigen des vorigen Jahrhunderts fehlten nicht nur die besonderen Merkmale der Anorexia nervosa von heute – fremd war ihnen auch, worin man derzeit den Grund des Übels dingfest gemacht zu haben meint: die Sucht nach der superschlanken Figur. Die erste Ausbreitungswelle der Störung stand anscheinend in Zusammenhang mit spezifischen Intimitätsstrukturen des Familienlebens im neunzehnten Jahrhundert, einer familiären Umgebung, in der die Töchter sich vor einer total verschlingenden, erdrückenden und erstickenden Mutterliebe durch Fernbleiben vom Familienmahl – einem fakultativen Herd der neuen Intimität – zu retten suchten. Wie die hysterische Lähmung konnte auch die Nahrungsverweigerung als Vorwand dienen, sich den Gezeiten des Familienlebens zu entziehen.[24] Heute jedoch ist die moderne Familie des neunzehnten Jahrhunderts mit ihren gemeinsamen Mahlzeiten, der allgegenwärtigen «Du-bleibst-zu-Hause»-Mutter und dem patriarchalischen Vater weitgehend verschwunden. Das postmoderne Familienleben hat sich so zersplittert, daß die Flucht vor ihm kaum noch ein Thema ist – da ist nicht mehr viel, wovor man fliehen könnte. Dennoch hungern heute mehr junge Frauen als je zuvor und rufen damit einen Schwall von neuen Erklärungsmodellen hervor, die auf einem gesellschaftlich diktierten Schönheitsideal und dessen Schlankheitsgebot aufbauen. Diese Modelle sind weitgehend unbrauchbar für eine Epoche wie das neunzehnte Jahrhundert, in der junge Frauen kaum irgendeine gesellschaftliche Nötigung zum Schlanksein verspürten. Tatsächlich waren im letzten Jahrhundert viele Frauen der Überzeugung, der männliche Geschmack empfinde beim anderen Geschlecht Korpulenz als schön. Im Lauf der Geschichte der Anorexia nervosa bleibt also die Form des Übels die gleiche – Selbstaushungerung und daraus resultierendes körperliches Abbauen –, während die Erklärungen für die Verhältnisse im neunzehnten Jahrhundert einerseits und die Verhältnisse im zwanzigsten Jahrhundert andererseits weit auseinandergehen.

Wie Symptome entstehen

Wer sich zur Jammergestalt herunterhungern will, dem stehen im wesentlichen drei Wege offen: Er kann erstens die Nahrungsaufnahme mit der Begründung verweigern, daß ihm das Essen Magenschmerzen verursache; er kann zweitens die Nahrungsaufnahme mit der Begründung verweigern, daß er keinen Hunger verspüre; und er kann drittens nach dem Essen das Gegessene durch Erbrechen wieder von sich geben. Alle drei Formen der Nahrungsverweigerung waren im neunzehnten Jahrhundert weithin gebräuchlich, und zwar lange bevor 1873 die Diagnose Anorexia nervosa offiziell benannt wurde. Das historisch Neue waren diese drei Wege zur Auszehrung – das weitverbreitete Praktizieren von Nahrungsverweigerung zu dem Zweck, sich zur Jammergestalt zu machen – und nicht eine spezielle nosologische Einheit «Anorexia nervosa». Die drei Formen der Nahrungsverweigerung sind kulturspezifische Symptome, Ausgeburten des neunzehnten Jahrhunderts.

Unter diesen drei Formen ist die Verweigerung der Nahrungsaufnahme mit der Begründung, daß die Verdauungsorgane einfach das Essen nicht vertragen – daß man davon Magenschmerzen bekommt –, wohl die archaischste («archaisch» in dem Sinn, daß sie sowohl die historisch älteste ist als auch diejenige, die ihre Funktion als Rechtfertigung für die moderne Anorexie als erste verliert). Diese Art Begründung für freiwilliges Fasten erfreute sich einst großer Beliebtheit, weil sie mit der medizinischen Diagnostik der Zeit harmonierte und außerdem nicht zu «widerlegen» war. So wurde im neunzehnten Jahrhundert die Nahrungsaufnahme häufig mit Begründungen verweigert wie beispielsweise «ich bekomme nichts hinunter» oder «es bleibt mir alles im Halse stecken» – eine Frühform der Selbstdiagnose, die aus der Mode kam, als dank der Entdeckung der Röntgenstrahlen der Nachweis möglich geworden war, wo das Im-Halse-Steckenbleiben eine organische Basis hatte und wo nicht. 1823 berichtete der Frankfurter Arzt Salomon Stiebel über den Fall einer Sechzehnjährigen, die sich in einen jungen Mann verliebt hatte. Das Mädchen war als verwöhntes Einzelkind wohlhabender Eltern nicht «gewohnt, sich die Erfüllung eines Wunsches zu versagen». Zu ihrem Pech mißbilligten die Eltern jedoch ihre Romanze, und

> es wurde dem Mädchen erklärt, dass sie den Umgang mit ihrem Freunde abbrechen müsse.
>
> In dem Augenblicke, wo man ihr dies sagte, fiel es schnell, wie ein schwerer Druck auf die Cardia [den Magenmund]; sie
> 252 ward blass, athemlos, konnte nicht sprechen und musste niedersitzen.
>
> Von diesem Tage an kam das lästige, ängstigende, drückende Gefühl täglich wieder zu derselben Zeit wie das erstemal, Mittags, und dauerte mit abwechselnder Heftigkeit bis nach neun Uhr Abends fort. Weder zu dieser, noch zu einer andern Zeit konnte sie feste Nahrung zu sich nehmen, diese blieb in der Gegend der Cardia stecken und gelangte erst nach einiger Zeit, mehr durch eigenes Gewicht, als durch Reaktion der Cardia in den Magen; selbst Flüssigkeiten fühlte die Kranke am Ende des Schlundes wie festgehalten.

Sie begann sich jedesmal zu schütteln, wenn ihr Essen gereicht wurde, und konnte nur Tee zu sich nehmen. Neue Symptome kamen hinzu: Schmerzen bei dem kleinsten Druck auf das Brustbein, Empfindungslosigkeit in einer Hand, ein trockener Husten. Nach Ablauf eines Monats war sie imstande, abends um neun – und nur zu dieser Tageszeit – ein Glas Milch zu trinken, litt jetzt aber an einer Hyperalgesie im Gesicht und an der Stirn. Sie begann abzumagern. Episoden von Katalepsie traten auf, «in welche[n] sie alles hörte, aber nicht antworten und sich nicht bewegen konnte. Lange noch war sie nur des Abends im Stande zu essen, und so oft sie Gemüthsbewegung hatte, kam jener schlafähnliche Zustand wieder mit einem Gefühl in der Cardia, als ob sich ein Rädchen da bewegte.»[25]

Die Fallgeschichte deutet darauf hin, daß Patientinnen, die sich die Selbstaushungerung als Symptom wählten, lediglich einen von zahlreichen im Symptompool vorhandenen Artikeln herausgriffen. Jene Sechzehnjährige reagierte

auf die harsche Entscheidung ihrer Eltern mit Nahrungsverweigerung. Da zur fraglichen Zeit «Anorexia nervosa» als anerkannte Diagnose, die sie als Blaupause für ihr Krankheitsverhalten hätte benutzen können, noch nicht existierte, suchte sie sich für ihren Protest noch andere Symptome aus,
zum Beispiel Lähmung, Anästhesie und Katalepsie.[26] Für die zeitgenössische Medizin bildete die ganze Symptomatik einen sinnvollen Zusammenhang. (Salomon Stiebel, der behandelnde Arzt, war ein treuer Anhänger des Mesmerismus, und im theoretischen Rahmen des Mesmerismus waren derlei Symptome nichts Besonderes.) Später sollten jedoch Katalepsie, Lähmung und dergleichen den Status legitimer Symptome verlieren und die Kranken, die sich der Selbstaushungerung zuwandten, ihnen im selben Zug den Rücken kehren.

Vor der förmlichen Einführung der Diagnose «Anorexia nervosa» begründeten zahlreiche Magersüchtige ihr Fasten mit Schmerzen und Funktionsstörungen in inneren Organen. Von einem bestimmten Zeitpunkt in der zweiten Hälfte der sechziger Jahre des neunzehnten Jahrhunderts an aß Guendalina X., die siebzehnjährige Tochter einer der alteingesessenen Honoratiorenfamilien Bolognas, immer weniger. Ihren Angehörigen, die sie bei den täglichen Mahlzeiten sorgenvoll beobachteten, erklärte sie: «Ich bekomme einfach nichts hinunter», oder daß Schlucken für sie eine entsetzliche Anstrengung bedeute. Giovanni Brugnoli, der Chef der Bologneser Universitätsklinik für Innere Medizin, untersuchte sie mit Hilfe einer Sonde, konnte aber keine Anomalie der Speiseröhre feststellen. Bei Guendalina blieb die Regel aus. Obwohl völlig ausgemergelt, konnte sie noch immer ausgedehnte Wanderungen machen. Die verzweifelten Eltern beugten sich ihrem Wunsch und stimmten ihrem Eintritt in ein Kloster in Rom zu, wo sie weiter hungerte und nach dreimonatigem Aufenthalt im Juli 1869 starb. Auch eine zweite jugendliche Patientin von Professor Brugnoli klagte, sie könne «keinen Bissen hinunterbringen», und starb an Unterernährung.[27]

Andere Magersüchtige legten größten Wert darauf, ihr
254 Verhalten in Übereinstimmung mit akzeptierten medizinischen Diagnosen zu bringen, und gaben die Nahrungsverweigerung auf, wenn ihnen das nicht überzeugend gelang. Frederic Skey, ein Londoner Modearzt und Konsiliarius des Saint Bartholomew's Hospital, nahm in den sechziger Jahren des letzten Jahrhunderts eine junge Frau in stationäre Behandlung, die seit zwei Monaten eine Schluckstörung hatte. «Sie war, was Charakter und soziale Stellung betraf, eine sehr angesehene Person, seit mehreren Jahren hochgeschätztes Hausmädchen bei einer guten Familie und überdies eine junge Frau von einiger Bildung.» Eine Anzahl anderer Konsiliarärzte hatte bereits ihre Speiseröhre mit der Schlundsonde untersucht, aber nichts gefunden. «Die Behinderung nahm zu, bis sie schließlich nur noch breiige Nahrung zu sich nehmen konnte, und auch die nur mit Mühe und unter Qualen. Infolge Mangelernährung magerte sie ab und war zum Zeitpunkt ihrer Aufnahme in das Krankenhaus geschwächt und etwas vom Fleisch gefallen.» Skey ließ als erstes den Verdacht auf Speiseröhrenkrebs fallen, mit dem die Patientin überwiesen worden war, lehnte es ab, weiterhin ihren Schlund zu untersuchen, und leitete eine Behandlung mit Medikamenten und ernährenden Klistieren ein. Noch ehe drei Wochen um waren, aß die Patientin Steaks. «Sie war angesichts ihrer Genesung bester Stimmung, die nur dadurch getrübt wurde, daß ich es ablehnte, ihr vor der Entlassung aus dem Krankenhaus eine Schlundsonde in den Hals zu schieben.»[28] Eine überzeugende Rechtfertigung für die Verweigerung von Nahrungsaufnahme lag nach Auffassung dieser Patientin in einer «Striktur» der Speiseröhre, und sobald ihr klar war, daß Skey absolut nicht an eine Ösophagusstrik-

tur glaubte, fühlte sie sich verpflichtet, das Symptom wieder aufzugeben.

Im folgenden Beispiel stellt sich die Magersüchtige die ärztliche Diagnose, die zur Nahrungsverweigerung berechtigt, als «Kauunfähigkeit» vor. 1881 beschrieb Silas Weir Mitchell eine Patientin in seiner Privatklinik mit «scheinbarer Kauunfähigkeit. Das Essen verbleibt im Mund, bis es von einer Schwester, die sich sonst keinen Rat weiß, entfernt wird, oder bis die halb passive Patientin es herausfallen läßt.» Mitchell hielt die Patientin dazu an, ihre Kinnlade mit den Händen zu bewegen, «und das tat sie eine Zeitlang, bis die Kraft zu kauen oder der Glaube an die Kraft zu kauen wiederkehrte».[29] Nachdem eine offizielle Diagnose «Anorexia nervosa» aus der Taufe gehoben und weithin bekannt geworden war, nahm es mit solchen Verhaltensformen ein Ende – die Patientinnen wußten jetzt Bescheid, wie sie sich zu verhalten hatten, um als Fälle dieser neuen «Krankheit» ernst genommen zu werden.

Die innere Medizin jener Jahre kreierte eine ganze Anzahl alternativer diagnostischer Etikettierungen für Patientinnen, deren Hauptproblem in der Selbstaushungerung bestand – Etikettierungen, die bereits vor der Begriffsprägung «Anorexia nervosa» aufkamen und noch jahrzehntelang neben dieser weiterbestanden.[30] Bereits im Jahr 1840 sprach der Berliner Neurologe Moritz Romberg von «Gastrodynia neuralgica» («Anfälle von schmerzhaften Empfindungen im Magen») als nosologischer Entität für sich.[31] Ab den fünfziger Jahren, möglicherweise schon früher, tauchten Patentinnen auf, die ihre Lustlosigkeit zu essen mit selbstdiagnostizierten neuralgischen Magenbeschwerden erklärten. Louis-Victor Marcé, Direktor einer privaten Anstalt in Paris, beschrieb 1860 eine eigenartige Form von «Dyspepsie», von der pubertierende Mädchen befallen wurden. Gewiß, einige Patientinnen klagten lediglich über einen übermächtigen

Ekel vor dem Essen. Anderen hingegen fehlte es eigentlich nicht an Appetit, doch war bei ihnen «der Verdauungsprozeß mit Schmerzen verbunden, von Blähungen, Mattigkeit und Unwohlsein begleitet». Dies war die neue Form der Ga-
256 stro-Neuralgie. Beide Spielarten der «Dyspepsie» waren Marcé zufolge «sehr verbreitet». Beide «führen die Kranken zu der Wahnidee, daß sie nicht essen dürfen noch können. Mit einem Wort, die Magenneurose verwandelt sich in eine Gehirnneurose.» Nachdem er beschrieben hatte, mit welch unglaublich geringen Nahrungsmengen die Kranken auskamen, konstatierte Marcé, daß «die Auszehrung bei ihnen den extremsten Grad erreicht: Jede Spur von Fettgewebe ist verschwunden, sie bestehen nur noch aus Haut und Knochen.»[32] Romberg, Marcé und andere Autoren, die um die Mitte des vergangenen Jahrhunderts über Magenbeschwerden schrieben, legitimierten die Nahrungsverweigerung, die sich darauf berief, daß ein neurotischer Magen keine Nahrung aufnehmen könne.

Im letzten Viertel des neunzehnten Jahrhunderts gedieh in Mitteleuropa die Nahrungsverweigerung, die sich auf eine Magenneurose berief. Die profiliertesten Internisten und Neurologen Berlins und Wiens überstürzten sich in der Beschreibung immer neuer Formen des Leidens. Ernst von Leyden, Professor der inneren Medizin in Berlin, führte 1882 die Abneigung seiner jugendlichen Patientinnen gegen das Essen auf «nervöse Dyspepsie» zurück:

> Die Empfindlichkeit des Magens kann hier einen solchen Grad erreichen, dass nach jedem Genuss von Speisen die heftigsten Schmerzen oder ein so lästiges Gefühl von Angst und Beklemmung auftritt, dass die Patienten immer weniger essen und in einen ausserordentlichen Grad von Abmagerung und Marasmus gerathen. Solcher Fälle habe ich mehrere beobachtet, welche ein halbes Jahr, 1 Jahr, selbst 2 und 3 Jahre dauerten.[33]

Der Berliner Internist Ottomar Rosenbach sprach 1897 von der «Emotionsdyspepsie» seiner von Verdauungsbeschwerden geplagten Patientinnen, die einfach die Nahrungsaufnahme einstellten und daraufhin «in einen Zustand [gerieten], den man beinahe Cachexie [Auszehrung] nennen könnte».[34]

In Wien war es für Professoren an den Universitätskliniken ebenso wie für die Besitzer von Privatkliniken eine ganz alltägliche Erfahrung, junge Frauen zu sehen, die vom Fleisch fielen, weil ihr Magen angeblich keine Nahrung annehmen wollte. 1880 behandelte Moritz Rosenthal, Professor der Elektrotherapie und Besitzer einer exklusiven Privatklinik für Nervenkrankheiten, eine Zwanzigjährige, die «an heftigen Magenschmerzen» litt und darum bis auf «wenig Milch und rohe Eier» das Essen eingestellt hatte, mit der Folge, daß sie «sehr mager und schwach» geworden war. Rosenthal diagnostizierte ein «neurasthenisches Magenleiden» und verordnete eine der seinerzeit üblichen Kuren, die so gut anschlug, daß die Patientin «noch im selben Jahr [...] Braten und Bier geniessen» konnte. «In zwei anderen ähnlichen Fällen von hochgradiger Anämie mit gastrischen Beschwerden, welche junge Frauen betrafen, fielen mir, wie in obiger Beobachtung, die äusserste Abmagerung, das ungewöhnliche Herabgehen der Axillar-Temperatur und des Körpergewichtes, sowie der verlangsamte, kleine Puls auf.»[35]

Kein Zweifel, schon lange bevor die Anorexia nervosa in der Medizin zum geläufigen Begriff wurde, war die Nahrungsverweigerung unter Berufung auf nichtfunktionierende Teile der Anatomie unter jungen Frauen der Mittelschicht verbreitet. Medizinische Theorien der Zeit, die Konzepte wie das der Reflexneurose oder das der Magenneurose kultivierten, stützten den Glauben an Kiefer, die nicht kauen, und Mägen, die nicht verdauen wollten. Diesen Theorien wurde mit der Erfindung des Gastroskops (1889) und der Entdek-

kung der Röntgenstrahlen (1895) die Grundlage entzogen, denn mit Hilfe beider Neuerungen war eindeutig nachzuweisen, ob es ein Geschwür war, das Magenschmerzen verursachte, und ob wirklich eine Speiseröhrenstriktur das
 Schlucken verhinderte. Nachdem der medizintechnische Fortschritt begonnen hatte, die Theorien der Patienten über streikende anatomische Einheiten zu diskreditieren, ging die Nahrungsverweigerung zu Rechtfertigungen über, die mit den Mitteln der Wissenschaft nicht so leicht zu entkräften waren.

Zwei Begründungen, die Magersüchtige für ihr Hungern anführen, haben sich vom späten neunzehnten Jahrhundert bis heute gehalten: zum einen, es fehle jeglicher Appetit, zum anderen, das Essen reize nur zum Erbrechen. Beide Argumente sind medizinisch nicht zu widerlegen, denn der Arzt kann in diesen Fällen, anders als bei der vorgeblichen Speiseröhrenstriktur, dem Patienten die objektive Unmöglichkeit seiner Symptomatik nicht wissenschaftlich demonstrieren. Die Mechanismen des Appetits und des Erbrechens sind auch heute noch so wenig durchleuchtet, daß es nicht möglich ist, Appetitlosigkeit und Vomitus mit wissenschaftlichen Mitteln als illegitime Symptome auszugrenzen. So kamen seinerzeit diese neuen Symptome in idealer Weise dem Bedürfnis junger Frauen entgegen, die – aus welchen Gründen auch immer – nicht essen wollten. Wer behauptet, er habe «einfach keinen Hunger» oder ihm sei «einfach speiübel», dem kann schlechterdings nicht das Gegenteil bewiesen werden.

Sofern sich in der Geschichte eines historisch so omnipräsenten Symptoms wie des Vomitus eine moderne Etappe abgrenzen läßt, kann man sagen, daß die Rolle des Erbrechens bei der Selbstaushungerung zu irgendeinem Zeitpunkt im letzten Viertel des neunzehnten Jahrhunderts festgeschrieben wurde. Erbrechen ohne organische Ursache, ehemals als «Hyperemesis hysterica» bekannt, ist wahrscheinlich so alt wie die Menschheit.[36] Aber erst im ausgehenden neunzehnten Jahrhundert wurde es gezielt zur Herbeiführung von Gewichtsverlust größeren Ausmaßes eingesetzt.

Bevor diese Entwicklung einsetzte, verloren Frauen mit anhaltendem Vomitus anscheinend nicht an Gewicht, was bedeutet, daß ihr Erbrechen keine sonderlich energisch und konsequent betriebene Sache war und wahrscheinlich nicht auf Selbstaushungerung abzielte. Der am County Hospital in York tätige Arzt Thomas Laycock schrieb 1840 über das «hysterische Erbrechen», der Magen sei dabei häufig «so reizbar, daß er viele Wochen hintereinander jedwedes Essen und Trinken abweist [...] ohne große Abmagerung, vielmehr in vielen Fällen mit vermehrter Leibesfülle als Folge».[37]

Im Januar 1854 wurde die zweiundzwanzigjährige Louise Lesage, Hilfslehrerin an einer Mädchenschule, mit anscheinend psychisch bedingter Erschöpfung und Gliederschwäche in die Pariser Charité aufgenommen. Ihre Krankheitsgeschichte hatte fünf Jahre zuvor mit einer Depression begonnen, die ein Jahr lang währte und in deren Verlauf die Kranke «einen Widerwillen gegen Nahrung in jeder Form bekam und von zyklischem Erbrechen befallen wurde, das achtzehn Monate lang nicht aufhörte. Während der ersten zehn Monate wurde sie mittels Klistieren ernährt.» Heilung brachte schließlich ein «volksmedizinisches Verfahren»: Auf den Oberbauch und die Innenseite der Oberschenkel wurden erwärmte und in Branntwein getauchte Ziegelsteine gelegt. Interessant ist, daß die Kranke während der eineinhalbjährigen Tortur des Erbrechens nicht abgemagert war. Selbstaushungerung stand eindeutig nicht auf ihrem Programm.[38] Und Abmagerung war auch ersichtlich nicht das Ziel der zierlichen Einundzwanzigjährigen, die nach einem Jahr voller Bauchschmerzen und Erbrechen im Oktober 1869 in das Saint George's Hospital in London aufgenommen wurde. Obwohl sie im Krankensaal fortwährend erbrach und nicht aus dem Bett wegbewegt werden konnte, «hatte das keine nennenswerte Abmagerung zur Folge». Nach einigen Auseinandersetzungen mit dem Krankenhauspersonal und einem Wechsel des Krankensaals erreichte die Patientin offenbar, was immer sie mit dem Erbrechen erreichen wollte: «Sie hörte ganz auf über Schmerzen zu klagen und zu erbrechen, und nach und nach nahm sie gewöhnliche Nahrung zu sich.»[39]

260

Diese Anekdoten konservieren ein impressionistisches Bild der Lage. Aber auch quantitative Beobachtungen deuten darauf hin, daß psychogenes Erbrechen, wiewohl das ganze neunzehnte Jahrhundert über gang und gäbe, erst in dessen letztem Viertel jene für die Anorexia nervosa unerläßliche Abmagerung hervorbrachte. Von den 312 Hysterikerinnen, die der Frauenarzt Joseph Amann 1861–1868 in der Ambulanz der Münchner gynäkologischen Universitätsklinik und in seiner Privatpraxis behandelte, litten 12 Prozent an rekurrierendem Erbrechen. Nach Amanns Beobachtung war dieses Erbrechen in den seltensten Fällen mit einem dramatischen Gewichtsverlust verbunden.[40] 1869 schrieb Samuel Wilks über hysterischen Vomitus: «Erbrechen gehört zu den lästigsten und hartnäckigsten hysterischen Störungen, denn wenn der Magen sich erst einmal die schlechte Gewohnheit zu eigen gemacht hat, sich seines Inhalts nach oben zu entledigen, läßt er sich diese so schnell nicht wieder nehmen. Merkwürdigerweise bleibt bei diesen Fällen von täglichem Erbrechen, wie es für die Hysterie charakteristisch ist, Korpulenz beziehungsweise fehlende Magerkeit trotzdem erhalten.»[41]

Auf seine langjährige Praxis zurückblickend, schrieb Silas Weir Mitchell 1881 über das Erbrechen: «Ich denke jetzt wieder an fünf Fälle von Hysterie, in denen das Leiden seit fünfzehn bis fünfundzwanzig Jahren währt. Alle sind bettlägerig.

Vier haben Magenkrämpfe, und drei erbrechen gewohnheitsmäßig jede Mahlzeit, und das seit Jahren. Eine ist bei alldem richtig korpulent geworden. [...] Die anderen sind zumindest nicht abgezehrt, und man fragt sich vergebens, wie sie von den kleinen Mengen, die sie allem Anschein nach bei sich behalten, leben können.»[42] Es ist in höchstem Grad wahrscheinlich, daß psychogenes Erbrechen zu jener Zeit nicht Gewichtsverlust zum Ziel hatte.

Der große Wandel scheint in den siebziger Jahren des neunzehnten Jahrhunderts eingesetzt zu haben und war, wenngleich die Patientinnen dies nicht eingestanden, möglicherweise die Folge der förmlichen Einführung der Diagnose Anorexia nervosa im Jahr 1873. Während in keinem der mir bekannten Fallberichte aus früherer Zeit ein Zusammenhang zwischen zyklischem Erbrechen und Abmagerung festgestellt wird, tauchen jetzt solche Fälle auf, die in den achtziger Jahren zur Flut anschwellen werden. Bernhard Naunyn, der Königsberger Internist, der in den siebziger Jahren des letzten Jahrhunderts auch Nervenleiden behandelte, berichtet in seinen Lebenserinnerungen von der Vielzahl junger polnischer Jüdinnen, die er in seiner Klinik sah, «dem Verhungern nahe, weil sie alles erbrachen, d. h. herauswürgten». Er gebrauchte in diesem Zusammenhang nicht den Begriff Anorexia nervosa, sondern sprach von «kindliche[n] Imaginationsneurosen».[43] Die 1873 in London stattfindende Diskussion um die soeben offiziell eingeführte Anorexia-hysterica-Diagnose rief dem Londoner Chirurgen und Augenarzt Robert Brudenell Carter, der eine Autorität auf dem Gebiet der Hysterie war, das Bild einer ausgemergelten Patientin ins Gedächtnis zurück, die er einmal gesehen hatte: «Immer, wenn sie zum Essen genötigt wurde, dachte sie an stinkendes Erbrochenes, und so mußte sie sich beim Anblick von Essen übergeben.» Zuletzt war sie selbst so erschrocken über ihren Gewichtsverlust, daß sie «das Spiel aufgab, beichtete, wie sie ihren Ekel vor dem Essen bewerkstelligt hatte, wieder zu essen begann und sich erholte».[44] Dies ist einer der ersten Fälle von exzessivem Gewichtsverlust durch psychogenes Erbrechen.

Möglicherweise lag es an dem Aufsehen, das die neue Anorexia-nervosa-Diagnose in den siebziger Jahren des neunzehnten Jahrhunderts in England gemacht hatte, daß hier im folgenden Jahrzehnt zahlreiche Berichte über Vomitus, der zur Abmagerung führte, auftauchten, wenn auch nur in wenigen davon ausdrücklich von Anorexia hysterica oder Anorexia nervosa die Rede war. Im Frühjahr 1882 behandelte John Bristowe, Neurologe am Saint Thomas's Hospital in London, «ein eindeutig hysterisches junges Mädchen, das seit etwa vier Wochen unentwegt erbrach und infolgedessen extrem abgemagert und entkräftet war».[45] 1884 traf Clifford Allbutt, ein bekannter Internist in Leeds, eine Unterscheidung zwischen «hysterischem Erbrechen», einem Leiden törichter junger Frauen, das zu Verfettung führte, und «gastrischem Erbrechen», einer realen, wenngleich unsichtbaren Störung der Magennerven, «die geradewegs zur Abzehrung führt». Die Fälle von «gastrischem Erbrechen», die er beschrieb, hören sich sehr nach dem an, was bei anderen Autoren wohl Anorexia nervosa geheißen hätte: Bei Miss X., die Allbutt 1881 behandelte, war eine anfängliche «Gesichtsneuralgie» von Magenschmerzen und Erbrechen abgelöst worden. «Das Erbrechen hat sich ihrer ganz bemächtigt, und jetzt erbricht sie alles, was sie zu sich nimmt. [...] Sie ist abgemagert, aber alle Funktionen und Organe scheinen normal zu sein. Es gibt kein Indiz für Hysterie.» (Unter «Hysterie» verstand Allbutt eine Krankheit, die «die Entschlußkraft schwächt, die Vernunft hemmt, närrische Regungen, unberechenbare Launen, ungebührliche oder lasterhafte Begierden eingibt» usw.)[46]

Als «schwere Hysterie» charakterisierte ein englischer Provinzdoktor 1888 das Leiden einer achtzehnjährigen

Schneiderin, ein anhaltendes Erbrechen, «bei dem sie nichts, nicht einmal kaltes Wasser, bei sich behielt; und wenn sie keine Nahrung zu sich nahm, würgte sie den ganzen Tag schaumigen Schleim aus». Die Kranke war nur noch «ein Sack Haut und Knochen». Der Doktor nahm sie bei sich zu Hause auf und stellte sie mit täglichen Massagen von jeweils zwei Stunden Dauer wieder her. «In den letzten zwölf Monaten hatte ich alles in allem rund ein Dutzend Fälle von schwerer Hysterie, Neurasthenie und chronischer Dyspepsie zu versorgen», schrieb er.[47]

In vielen Berichten über Fälle von schwerem Vomitus mit Abmagerung ist ersichtlich, wie ungemein leicht zu beeindrucken diese Kranken waren. Eine andere Miss X. war neunundzwanzig, als der junge Dr. Hale White vom Guy's Hospital sie wegen «hysterischem Erbrechen und hysterischer Stimmlosigkeit» 1883 erstmals behandelte. Er wies sie zur «Isolationsbehandlung» (Weir-Mitchell-Kur) in eine Privatklinik ein. «Das Erbrechen trat anfänglich sehr häufig auf; Milch ohne jeglichen Zusatz wurde wieder entleert, und die Kranke verlor innerhalb von zwanzig Tagen beinahe acht Kilogramm Körpergewicht. Selbst Enemata [ernährende Klistiere] wurden nicht behalten, bis eines Tages die Schwester zufällig in Hörweite der Patientin sagte, das sei doch sehr sonderbar, weil nur Gelähmte Enemata wieder entleerten, und diese Patientin da sei ja zweifelsohne nicht gelähmt; von da an wurden alle Enemata behalten.» Die Patientin wurde als geheilt entlassen, hatte aber drei Jahre danach einen Rückfall, und diesmal betrieb sie das Erbrechen mit soviel Nachdruck und Konsequenz, daß sie nach sieben Monaten in einer anderen Privatklinik «nur noch ein Skelett war und alles, was sie zu sich nahm, sogar reines Wasser, wieder von sich gab». White stellte sie innerhalb von sechs Wochen mit Massagen und den übrigen Komponenten einer konsequent angewandten Weir-Mitchell-Ruhekur wieder her.[48] Vielleicht liegt gerade in dieser Beeindruckbarkeit der Kranken die Erklärung für den plötzlichen Trend zur Abmagerung. Es ist nicht undenkbar, daß junge Frauen wie Miss X. in dem Jahrzehnt von 1873 bis 1883 nicht nur von der neuen Krankheit Anorexia nervosa gehört hatten, sondern auch begriffen hatten, daß sie, um als Kandidatinnen für die Diagnose in Frage zu kommen, das Erbrechen unnachgiebiger als je zuvor praktizieren mußten, so daß jetzt ein altvertrautes neurotisches Symptom mit dem neuen Verwendungszweck massiver Gewichtsreduktion eingesetzt wurde.

Auch in anderen Ländern verbreitete sich in den achtziger Jahren des neunzehnten Jahrhunderts unter jungen Frauen die Kunde vom Erbrechen als Königsweg zur Abmagerung. Im böhmischen Marienbad (heute Mariánské Lásznê) behandelte Heinrich Kisch, einer der berühmtesten Badeärzte seiner Zeit, zahlreiche Fälle von «Dyspepsia uterina», soll heißen: von der Gebärmutter ausgehende Magen-Darm-Beschwerden. 1883 berichtete Kisch zum Beispiel über den Fall der Frau N., einer achtundzwanzigjährigen «Kaufmannsgattin», die «seit dem letzten vor 3 Jahren stattgehabten Wochenbett» über die «intensivsten dyspeptischen Beschwerden» klagte.

> Brunnencuren in Carlsbad [heute Karlovy Vary] und Ems hatten sich erfolglos erwiesen. Nun soll der Marienbader Kreuzbrunnen versucht werden.
>
> Pat. erbricht constant kurze Zeit nach der Mahlzeit und entleert mehr oder weniger von dem Genossenen. Sie ist dadurch ausserordentlich heruntergekommen und die sonst sehr lebhafte, heitere Frau ist nun lebensüberdrüssig.

Kisch entdeckte bei der gynäkologischen Untersuchung einen retroflektierten Uterus, den er reponierte und mittels eines Pessars fixierte.

Mit der Besserung der Uterusdislocation hörte das so langwierige Erbrechen mit einem Schlage auf, die dyspeptischen Beschwerden nahmen allmälig ab und die Pat. wies binnen einer 6wöchentlichen Cur eine Körpergewichtszunahme von 12 Zollpfund auf.[49]

Ein Fall dieser Art war es, der den frustrierten Zürcher Arzt Max Bircher-Benner zur Naturheilkunde bekehrte. Im Jahr 1895 wurde der seit vier Jahren mit wachsender Enttäuschung über die «unbefriedigenden Resultate» schulmedizinischer Therapien praktizierende Bircher-Benner zu einer chronisch magenkranken Frau gerufen, «die schon von verschiedenen Ärzten behandelt worden war»:

Ich behandelte sie nach allen Regeln der erlernten und aus Spezialwerken geschöpften Kunst. Die Röntgenstrahlen waren noch nicht entdeckt. Der Magen war hochgradig erweitert und muskellahm. Die Speisemassen blieben darin liegen und wurden, wenn er voll war, durch Erbrechen wieder entleert. Die Frau war abgemagert und sehr schwach. Sie konnte das Bett nicht mehr verlassen. Ich verordnete Diät, so wie ich es verstand, machte jeden Morgen früh eine Magenauswaschung, bei der sich stets viele Speisereste entleerten. Wochenlange Behandlung brachte keine Besserung, im Gegenteil. Mein Latein war zu Ende, ich hielt den Fall für hoffnungslos.

Dann brachte ein «ehemaliger deutscher Naturheilkundiger und Vegetarier, der nun in Zürich Medizin studierte», den verzweifelten Arzt auf die Idee, es mit einer Diät aus vegetarischer Rohkost zu versuchen – und als diese tatsächlich die Heilung brachte, war Bircher-Benners Hinwendung zur Naturheilkunde besiegelte Sache.[50]

Im zwanzigsten Jahrhundert wurde schließlich derartiges chronisches Erbrechen mit Abmagerung nosographisch der

Störung Anorexia nervosa zugeschlagen. In den Jahren unmittelbar nach der Jahrhundertwende blieb Erbrechen bei der Selbstaushungerung junger Frauen ein konstanter Faktor, wenn auch einer untergeordneten Ranges. Beispielsweise

war bei 56 Prozent der 117 im Zeitraum 1917–1929 in der Mayo-Klinik in Rochester/Minnesota behandelten Anorexia-nervosa-Fälle Erbrechen mit im Spiel, und 20 Prozent waren durch die Kombination Magenschmerzen plus Erbrechen gekennzeichnet.[51]

William Houston erinnerte sich 1936 an die einundzwanzigjährige Farmerstochter «Miss Nannie Peters», die Älteste von zehn Geschwistern, die «mit 58 Kilogramm ein schwergewichtiges Mädchen» gewesen war. «Dann begannen sich nach den Mahlzeiten Beschwerden einzustellen: Benommenheit, Völlegefühl, Ruktus, Stuhlverstopfung. Vom Aufstoßen des Gegessenen ging sie zu aktivem Erbrechen über.» Zu dem Zeitpunkt, als Miss Peters unter Houstons Aufsicht kam, hatte sie 34 Prozent ihres normalen Körpergewichts verloren. Houston sprach einen Assistenzarzt des Krankenhauses auf den Fall an. Der Assistenzarzt meinte: «Wir haben hier [im Universitätskrankenhaus in Augusta/Georgia] in letzter Zeit schon drei ganz ähnliche Fälle gehabt.»[52] Im ländlichen Georgia der zwanziger und dreißiger Jahre war Erbrechen zwecks Abmagerung ein durchaus vertrautes Phänomen.

Bei einer Stichprobe von 59 Patientinnen unter den Frauen mit Anorexia nervosa (und ohne Bulimie in der Krankheitsgeschichte), die in den achtziger Jahren in Toronto ärztlich behandelt wurden, wies die Anamnese in 24 Prozent der Fälle Vorkommnisse von Erbrechen zwecks Abmagerung aus.[53] Keine Frage, das Symptom des psychogenen Erbrechens, das schon vor der Einführung der offiziellen Diagnose Anorexia nervosa recht verbreitet war, wurde von den siebziger Jahren des vergangenen Jahrhunderts an den Erfordernissen der neuen Krankheit angepaßt.[54]

Appetitlosigkeit und der Stapellauf der *Anorexia nervosa*

In der Moderne wird als Instrument der Selbstaushungerung hauptsächlich die Behauptung gebraucht, man habe einfach keinen Hunger. Das Argument ist schlechterdings nicht zu entkräften, denn wie will man jemandem, der sagt, ihm fehle der Appetit, das Gegenteil beweisen? Appetitlosigkeit, im achtzehnten Jahrhundert noch relativ unbekannt, brachte es im neunzehnten zu üppiger Blüte, und das lange bevor die Anorexia nervosa als offizielle nosologische Entität geboren war. Neben und unabhängig von dieser hielt sie sich – unter Medizinern als Anorexie *tout court* bezeichnet – bis weit in das zwanzigste Jahrhundert. Wie kann man sich den Sinn dieses psychosomatischen Kernsymptoms Appetitlosigkeit erklären?

In einer vormodernen Mangelgesellschaft konnte Appetitlosigkeit ohne organische Erkrankung als Symptom wenig Glaubwürdigkeit beanspruchen. Das Unbewußte ist stets bemüht, physische Symptome zu produzieren, die als Anzeichen einer echten Erkrankung aufgefaßt werden, und in einer Epoche, in der die meisten Menschen nicht ausreichend zu essen hatten, wäre Appetitlosigkeit als Zeichen von Geistesgestörtheit oder als Beweis für das Besessensein von bösen Geistern gewertet worden. Außerhalb des Bekanntheitshorizonts fastender Jungfrauen, die es durch «jahrelanges» Hungern zu lokaler Prominenz brachten, war psychogene Nahrungsverweigerung vor 1800 ungeläufig. Im neunzehnten Jahrhundert setzte ein dramatischer Wandel fundamentaler Lebensbedingungen ein. Die Industrialisierung, die landwirtschaftliche Revolution, die Einfuhr von Lebensmitteln aus Übersee in den Laderäumen aus Eisen gebauter Schiffe, steigende Pro-Kopf-Einkommen – alles Dinge, die unter anderem auch zur steigenden Kalorienaufnahme des einzelnen beitrugen, zumindest im Bürgertum. Und das Bürgertum nahm an Zahl rapide zu. Nahrungsverweigerung galt nicht mehr als ein Indiz für Geistesgestörtheit, sondern wurde stattdessen als mögliche Folge eines neuen Krankheitstyps, der Nervenkrankheit, verstanden. Die Nervenkrankheit Nummer eins bei jungen Frauen war die Hysterie. Und die Ärzte des neunzehnten Jahrhunderts sahen sich jetzt immer öfter jungen Frauen gegenüber, die nicht essen wollten. Thomas Laycock bemerkte 1840 über die Appetitlosigkeit: «Bei keiner chronischen Krankheit ist dieses Symptom so konstant und so stark ausgeprägt wie bei der Hysterie. [...] Frauen haben es im allgemeinen gern, wenn sie Aufsehen, Beifall, Staunen, Bewunderung erregen.» Laycock verglich Patientinnen, die die Nahrungsaufnahme verweigerten, mit den weiland «fastenden Jungfrauen», merkte dazu jedoch an, daß die modifizierten Neuauflagen dieses Phänomens zu seiner Zeit schon zum Massenphänomen geworden waren. «Nichts trifft auf Hysterikerinnen mehr zu, als daß sie von unglaublich wenig, noch dazu rein pflanzlicher Nahrung leben und sogar wohlgenährt dabei aussehen.»[55] Pierre Briquet bemerkte 1859 in bezug auf die Appetitlosigkeit: «Die Verdauungsfunktionen liegen meistenteils völlig darnieder, der Appetit ist schwach und launisch. [...] Es kommt sogar vor, daß die Hysterikerinnen dazu übergehen, nur noch eine einzige Speise, etwa Zuckerwerk oder Konfekt, zu sich zu nehmen.»[56] Im Anschluß an eine Darstellung der Nahrungsverweigerung bei Depressiven merkte Max Leidesdorf 1860 an: «Man sieht auch zuweilen hysterische Mädchen und Frauen sich der Nahrung mehr oder weniger lange Zeit enthalten, doch ist die Abstinenz in solchen Fällen nie eine vollkommene», und das Übel werde innerhalb kurzer Zeit behoben – wenn nicht durch die Kunst des Arztes, so durch die Selbstheilungskräfte der Natur.[57]

Um die Jahrhundertmitte mehrte sich rapide die Zahl der

Berichte über Hysterikerinnen, deren Nahrungsabstinenz Abmagerung zur Folge hatte.[58] 1860 beschrieb Louis-Victor Marcé «hysterische» junge Frauen in seiner Pariser Privatklinik, bei denen Appetitlosigkeit zur Ursache krasser körperlicher Veränderungen geworden war. So hatte er beispielsweise vor kurzem eine vierzehnjährige Patientin aus Südfrankreich bei sich aufgenommen, die sieben Monate zuvor «von einem heftigen Ekel vor dem Essen befallen worden war. [...] Ihre Anorexie [Appetitlosigkeit] verstärkte sich immer mehr. Die Patientin nahm täglich nur ein Minimum an Nahrung zu sich; einige Löffel Suppe reichten ihr für den ganzen Tag, und auch die wurden nur mit dem größten Widerwillen eingenommen. Die Patientin saß eine Stunde lang unentschlossen vor ihrem Teller, ehe sie den Löffel zum Munde führte.» Als Marcé sie im Juni 1858 zum ersten Mal sah, hatte der Abmagerungsprozeß gerade erst begonnen, und der Gewichtsverlust war äußerlich kaum zu bemerken. Die Trennung von ihrer Familie bekam der Patientin, doch in den letzten Oktobertagen erlitt sie, inzwischen in den Schoß ihrer Familie zurückgekehrt, einen Rückfall: «Sie verspürt denselben Ekel wie zuvor, verweigert wie zuvor die Nahrungsaufnahme, begnügt sich mit einer Schale Milchkaffee und drei, vier Gramm Brot am Tag.» Abhilfe brachten weder eine Reise nach Nizza noch Beschwörungen von seiten ihrer Angehörigen, und so wurde sie im März 1859 erneut in Marcés Klinik eingeliefert: «Zu diesem Zeitpunkt ist sie so extrem abgemagert, daß sie nicht auf die Straße gehen kann, ohne durch ihr Erscheinungsbild die Aufmerksamkeit der Passanten auf sich zu ziehen.»[59] Die «hysterische» Nahrungsverweigerung hatte nun zu echter Auszehrung geführt.

Im Jahr 1873 wurde die Anorexia nervosa als nosologische Entität entdeckt, obschon sie in Wirklichkeit lediglich eine Extremform jener Art von Nahrungsverweigerung war, die sich schon seit Anbeginn des Jahrhunderts in Magenschmer-

zen, Erbrechen und Appetitlosigkeit manifestiert hatte. In-
des, die Diagnose wurde auf der Ärzteseite als exakte wissen-
schaftliche Beschreibung eines bislang diffusen Bündels kli-
nischer Symptome willkommen geheißen. Und auf der
270 Patientenseite fand sie Anklang, weil sie die ersehnte Recht-
fertigung der Appetitlosigkeit in Gestalt einer legitimen Ner-
venkrankheit brachte. (Man erinnere sich daran, daß Hysterie, Neurasthenie, Neurosen und dergleichen ursprünglich für reale Affektionen der Nerven gehalten wurden.) Im April 1873 beschrieb Ernest-Charles Lasègue, Professor der klinischen Medizin am Hôpital Necker in Paris, in aller Form die «hysterische Anorexie» als nosologische Einheit.[60] Die Bezeichnung wurde in Fachkreisen als nicht besonders gelungen empfunden, weil man etliche Fälle von Anorexie bei Männern kannte (und weil viele Patientinnen die typischen Merkmale der Hysterie, die später unter dem Einfluß Charcots als «hysterische Stigmata» bekanntwerden sollten, Anästhesien, Konvulsionen, «Kloßgefühl» etc., vermissen ließen). Der englische Internist William Gull schlug daher im folgenden Jahr «Anorexia nervosa» als neuen Namen vor.[61]

Das typische Opfer der hysterischen Anorexie ist nach Lasègue eine junge Frau von fünfzehn bis zwanzig Jahren, die vor kurzem einen emotionalen Schock erlitten hat. Die Sache beginnt vielleicht damit, daß sie nach dem Essen ein diffuses Unbehagen in der Magengegend verspürt und daraufhin den Beschluß faßt, in Zukunft «weniger zu essen». «Nach einigen Wochen handelt es sich nicht mehr um einen vermeintlich vorübergehenden Widerwillen, sondern um eine Nahrungsverweigerung, für die kein Ende abzusehen ist. Die Krankheit ist zum Ausbruch gekommen.» Die Kranke ißt bei den einzelnen Mahlzeiten immer weniger, lehnt immer häufiger einzelne Bestandteile der Speisen ab, läßt immer öfter ganze Mahlzeiten ausfallen. Doch können Monate vergehen, ehe ihr Allgemeinzustand sich beeinträchtigt zeigt;

tatsächlich fühlt sie sich so vital und tatkräftig wie nie zuvor. Ihrer äußeren Betriebsamkeit zum Trotz ist sie nach Lasègues Beobachtung innerlich ruhig – krankhaft ruhig und zufrieden. «Nicht nur sehnt sie sich nicht nach Heilung, sondern sie findet sogar Gefallen an ihrer Lage, ungeachtet aller Unannehmlichkeiten, die diese für sie mit sich bringt.» Früher oder später hört die Regelblutung auf. Das medizinische Denken des neunzehnten Jahrhunderts maß der Menstruation solche Wichtigkeit bei, daß Lasègue ihr Ausbleiben als Auftakt zum dritten und letzten Stadium der Krankheit wertete: zu dem Abmagerungsprozeß, der so lange fortschreiten würde, bis die Kranke endlich wieder zur Vernunft käme. Lasègue hatte nie eine Magersüchtige sterben sehen.[62]

Lasègues Artikel vom April 1873 und die öffentliche Resonanz der Diskussion darüber, welche die Medical Society of London noch im selben Jahr veranstaltete, implantierten dem allgemeinen Bewußtsein gewissermaßen eine Handlungsschablone für die Selbstaushungerung, indem sie einer breiten Öffentlichkeit am Modell zeigten, wie die Kranke sich zu verhalten und wie der Arzt zu reagieren hatte. Damit war der Weg frei für die Umwandlung eines diffusen Bündels von Symptomen, die um das Phänomen der Nahrungsverweigerung kreisten, zu einer präzise umschriebenen «Krankheit». In dieser Form erreichte das Konzept der Anorexia nervosa nach seinem Stapellauf das zwanzigste Jahrhundert, wo es Generationen junger Frauen den Weg durch psychosomatisches Krankheitsverhalten zeigte.

Ein Symptom unter vielen

Ist die Anorexia nervosa eine eigenständige nosologische Einheit oder lediglich ein Symptom unter vielen, die das Unbewußte seiner eigenen Logik folgend aufnimmt und wieder verwirft? Man würde nicht erwarten, bei ein und demselben Patienten gleichzeitig Mumps, Poliomyelitis und Krebs festzustellen, die alle drei eigenständige nosologische Entitäten sind. Ebensowenig sollte man, wenn die Anorexia nervosa eine Krankheit für sich wäre, erwarten dürfen, daß sie zusammen mit mehr oder weniger eigenständigen psychiatrischen Krankheiten wie beispielsweise der manisch-depressiven Erkrankung oder dem Tourette-Syndrom auftritt. Stellt sie jedoch lediglich eines von vielen Symptomen dar, die für den Ausdruck seelischer Not zur Verfügung stehen, darf man vom Unbewußten erwarten, daß es Vorhandenes mischt und kombiniert und eine bunte Vielfalt von Symptomen gleichzeitig aufgreift. In historischer Perspektive erweist sich letzteres als zutreffend: Die Selbstaushungerung war häufig in einen ganzen Strauß unterschiedlicher Somatisierungsformen eingebunden.

Die Eingliederung der Selbstaushungerung in ein umfassenderes Bild der Neurose findet sich bereits in den frühesten Berichten über sie. Im August 1787 wurde Charles Naudeau, ein junger Arzt in Saint-Etienne, zu einer fünfunddreißigjährigen Frau gerufen. Sie hatte eines Morgens beim Aufstehen einen scharfen Schmerz im Oberbauch verspürt, der sich alsbald im ganzen Körper ausgebreitet hatte, woraufhin sie «in eine so große Mattigkeit verfallen war, daß sie jeglichen Appetit verloren hatte. [...] Ihr Widerwille gegen feste und flüssige Nahrung war extrem. Sie geriet in einen Zustand von Entkräftung, der bis zur Bewußtlosigkeit ging.» Da die Entkräftung weiter fortschritt, wurde schließlich Naudeau herbeigerufen. Er konstatierte einen Anfall von «Vapeurs», gab die entsprechenden Verhaltensmaßregeln, verordnete die entsprechenden Medikamente – und die Kranke genas.[63] Mit anderen Worten: Naudeaus Patientin hatte ihre Nahrungsverweigerung mit den Modebeschwerden des ausgehenden achtzehnten Jahrhunderts – katalepsieförmigen Vapeurs – kombiniert.

In der Atmosphäre von Suggestion und Suggestibilität in der Salpêtrière gegen Ende des neunzehnten Jahrhunderts paarte sich die Selbstaushungerung mit allen erdenklichen Symptomen, die gerade in Mode waren. Die neunundzwanzigjährige «Mme X.», die 1884 seit drei Jahren im Ambulatorium der Anstalt in Behandlung war, laborierte außer an einer *«anorexie nerveuse»*, die schon bei Behandlungsbeginn mehrere Jahre alt gewesen war, an einer «Ovarie», die eine allgemeine «Übererregbarkeit» zur Folge hatte, und huldigte zudem dem Glauben, daß ihr Körper mit «Elektrizität» geladen sei, die sich zuweilen unter Knistern und Lichterscheinungen entlade. Auch der behandelnde Arzt, der selbst in den therapeutischen Tagesmoden von Magnetismus und Metallotherapie befangene Charles Féré, wollte diese Phänomene beobachtet haben. «Mme X. ernährt sich nach wie vor nicht ausreichend», notierte Féré, «sie ist sehr mager, hochgradig anämisch und leidet an einer ödematösen Schwellung der Beine [ein klinisches Zeichen fortgeschrittener Unterernährung].» Wäre Madame X. einem Lasègue oder Gull in die Hände gefallen, wäre ihr Hauptleiden zweifelsohne als Anorexia nervosa klassifiziert worden. Féré zog es vor, eine «Elektro-Neurose» *(névrose électrique)* zu diagnostizieren.[64]

Die Privatklinik Paul Solliers im Pariser Vorort Boulogne-sur-Seine wirkte in den neunziger Jahren des letzten Jahrhunderts wie ein Magnet auf junge Frauen, die sich in irgendeiner der diversen Formen vom zweiten Bewußtseinszustand zu befinden glaubten. Viele von ihnen waren gleichzeitig da-

mit beschäftigt, sich selbst auszuhungern. Im Oktober 1893
nahm Sollier die neunundzwanzigjährige Marceline K. bei
sich auf. «Sie wurde wegen einer hysterischen Anorexie an
mich überwiesen. Sie ist seit neun Jahren appetitlos und er-
274 bricht seit einigen Jahren nach jeder Mahlzeit.» Während der
vorausgegangenen Behandlung war sie mittels einer Magen-
sonde ernährt worden. «Anfangs sah es einmal so aus, als sei
das Erbrechen zum Stillstand gekommen, aber dann setzte es
mit gesteigerter Heftigkeit wieder ein, so daß die Kranke sich
heute in sehr abgemagertem Zustand befindet.» An sonsti-
gen Beschwerden hatte sie unter anderem seit Jahren eine
«totale Schlaflosigkeit» und von allem Anfang an Krampf-
anfälle, nach denen sie jedesmal mit Kontrakturen entweder
in allen vier Gliedmaßen oder in den Armen liegen blieb. Die
Kontrakturen traten aber auch unabhängig von den Anfällen
auf. Am interessantesten ist jedoch, daß sie sich in einem Zu-
stand der Bewußtseinsspaltung zu befinden glaubte. «Seit
drei Jahren macht ihr alles und jedes nur Langeweile.» Seit
einem Jahr zeigte sie zunehmende Aufmerksamkeitsschwä-
che und Apathie; sie las, ohne zu behalten, handelte nur auf
Geheiß und verrichtete alles, was sie tat, völlig geistesabwe-
send, rein mechanisch. Häufig verfiel sie von einem auf den
anderen Augenblick in eine Absence und lag dann mit stier
ins Leere gerichtetem Blick da. «Mir ist alles egal» war eine
stehende Redewendung bei ihr. Sie gab an, häufig alles um
sie herum verkleinert, wie aus großer Ferne, wahrzunehmen,
Laute und Geräusche nur verworren zu hören und sich «wie
in einem Traum» zu fühlen; ihre Lebensgeschichte vor der
Aufnahme in Solliers «Villa Montsouris» habe sie weitge-
hend vergessen. Solche traumähnlichen Zustände waren in
jenen Jahren weit verbreitet.

Bei der Aufnahme unterzog Sollier sie einer körperlichen Untersuchung, bei der er die üblichen Zeichen der Hysterie à la Charcot entdeckte, unter anderem halbseitige Anästhesie links, Einengung beider Sehfelder und Anästhesie im Schlund. Über beiden Eierstöcken sowie an zahlreichen anderen Körperstellen wies die Patientin «hysterogene Punkte» auf, die man nur leicht zu drücken brauchte, um auf der Stelle einen Krampfanfall oder Kontrakturen der Gliedmaßen hervorzurufen. Eine «hyperästhetische» Stelle über dem Magen brauchte ebenfalls nur leicht gedrückt zu werden, damit es umgehend zu Erbrechen kam. Die Patientin litt ständig an Kopfschmerzen.

Zwei Monate nach ihrer Aufnahme begann Sollier Marceline K. zu hypnotisieren. Obwohl die Patientin nie zuvor hypnotisiert worden war, konnte er sie durch leichten Fingerdruck auf die geschlossenen Augen mühelos in eine tiefe Trance versetzen. Nachdem das geschehen war, fragte Sollier sie, «ob sie sich tagsüber völlig wach fühle. Sie gestand mir daraufhin, daß sie sich schon seit langem nicht mehr richtig wach fühlt und daß sie nichts um sich herum so sieht, wie es ist.»

Sollier ließ sie bis zum nächsten Morgen im hypnotischen Schlaf. Dann gab er ihr den Auftrag, vollständig zu erwachen, und blies auf ihre geschlossenen Augenlider. Es folgte die klassische «Wo bin ich?»-Szene. «Sie schlägt die Augen auf und blickt mich erstaunt an. Sie will wissen, wo sie ist, wer ich bin, wie sie hierhergekommen ist. Sie befindet sich noch im Jahre 1890 und erinnert sich nicht, was seither geschehen ist.» Im Lauf der nächsten zwei Monate brachte Sollier mit dieser Behandlung ihre Symptome, einschließlich der Anorexie, zum Verschwinden, und sie wurde als geheilt entlassen.[65]

Für Sollier war Marceline K. nur ein weiterer Fall von «Vigilambulismus», wie Charcot diesen Zustand genannt hatte, der darin bestand, daß die Betroffenen in einem zweiten Bewußtseinszustand, vergleichbar einer permanenten hypnotischen Trance, durchs Leben gingen. Der Fall Marceline K. ist im vorliegenden Zusammenhang insofern von

Bedeutung, als er zeigt, daß die Patientin, aus welchen persönlichen Gründen auch immer sie Symptome ausbildete, diese Symptome wählte, als ob sie im Supermarkt der Krankheitszeichen ihren Einkaufswagen fülle: Sie griff sich aus dem Angebot alles heraus, was die medizinische Tagesmode der neunziger Jahre des letzten Jahrhunderts als Zeichen einer realen Erkrankung wertete. Diesem Prinzip folgend hatte sie sich nicht nur «hysterogene Zonen» (eine Erfindung Charcots) und Kontrakturen der Gliedmaßen, sondern auch eine «Anorexia nervosa» zugelegt. Es wäre absurd, behaupten zu wollen, sie sei in irgendeiner Weise von einer realen Erkrankung des Namens Anorexia nervosa betroffen gewesen.

Pierre Janet hatte einen jüngeren Bruder namens Jules, der als Assistenzarzt im Pariser Hôpital de la Pitié arbeitete und sich, obwohl er eigentlich Urologe war, für die Hypnose interessierte. 1887 wurde Jules Janet von einem Assistenzarzt aus einer anderen Abteilung der Pitié gebeten, eine Frau Anfang Zwanzig mit einer langen Vorgeschichte hysterischer Anästhesien, Kontrakturen und dergleichen hypnotherapeutisch zu behandeln.

Vor nicht allzu langer Zeit, im Januar 1886, war die Patientin von einer progredienten Appetitstörung befallen worden, die sich binnen kurzem zu einer totalen Dysphagie [Unfähigkeit zu schlucken] ausgewachsen hatte. Schon der bloße Anblick von einem Glas Wasser oder einem Löffel Fleischbrühe rief bei ihr Brechreiz hervor, der unter krampfhaftem Würgen minutenlang anhielt.

Seit fünfzehn Monaten wurde sie mittels einer Sonde ernährt, aber da sie regelmäßig fast die gesamten Ingesta schon kurze Zeit nach der Zufuhr wieder erbrach, waren Verfall und Entkräftung nicht aufzuhalten gewesen.

Sie konnte nicht mehr aus eigener Kraft Wasser lassen, son-

> dern mußte zweimal täglich katheterisiert werden. Sie war von einer Lähmung befallen worden, und ihre Auszehrung hatte den äußersten Grad erreicht.

In diesem Zustand war sie im April 1887 in die Pitié eingeliefert und dort auf der Station des Charcot-Schülers Edouard Brissaud untergebracht worden. Zwei Monate nach der Aufnahme wurde Jules Janet als Hypnotiseur zu dem Fall hinzugezogen.

Die folgenden anderthalb Jahre über kämpfte Janet tapfer gegen eine steigende Flut von Symptomen an. Kaum hatte er eines niedergerungen, trat ein neues an dessen Stelle, oder ein früher bezwungenes lebte wieder auf. Die Dysphagie nahm ab und wieder zu, und die Kranke blieb zum Skelett abgemagert. Interessant an dem Fall ist die Flut von Suggestion und Suggestibilität, in die Doktor Janet und seine junge Patientin eintauchten: die modischen Lähmungen, die Langmut von fünfzehn Monaten künstlicher Ernährung. Und als Krönung des Ganzen bildete die junge Frau schließlich noch eine Spaltpersönlichkeit aus. Die eine Persönlichkeit lief «wach», die andere in hypnotischem Schlaf herum. «Summa summarum: ich habe in dieser Frau eine Spaltpersönlichkeit geschaffen, die ein perfektes Analogon zu der von Natur aus bei Dr. Azams Félida [einem seinerzeit berühmten Fall von Spaltpersönlichkeit] vorhandenen ist. Meine Patientin ist eine künstliche Félida, deren zwei Persönlichkeiten ich nach Belieben reguliere.»[66] Spaltpersönlichkeiten – eine Variante des zweiten Bewußtseinszustands – waren damals die große Mode.

Vielleicht hätte ein Arzt, der sich weniger für Hypnose und veränderte Bewußtseinszustände interessierte als Janet, den Fall in die Kategorie «Anorexia nervosa» eingeordnet. Eine solche Konzentration des Arztes auf das Eßverhalten der Patientin hätte womöglich auf deren Seite zur Unterdrückung

der anderen Symptome geführt, da ja das Unbewußte vorzugsweise die Symptome produziert, die in den Augen des Arztes die interessantesten und legitimsten sind. Fünfzig Jahre später wäre der Fall zweifelsohne als Anorexia nervosa
278 verbucht worden, worin sich wieder einmal gezeigt hätte, in welchem Ausmaß die Symptomwahl durch die Kultur und die medizinische Theorie geprägt wird.

Jules Janets ungleich berühmterer Bruder Pierre, 1889 zum Dr. phil. und 1892 zum Dr. med. promoviert, interessierte sich ungeachtet des Themas seiner medizinischen Dissertation – «Der Geisteszustand der Hysteriker» – mehr für Phobien und Angststörungen als für die Hysterie. In seiner klinischen Arbeit an der Salpêtrière suchte er sämtliche Fälle von Nahrungsverweigerung, die ihm begegneten, in das Schema der «Abulie» zu pressen als einer vermeintlichen Schwäche «vitaler Gehirnzentren», die zur Folge hatte, daß die Psyche, unfähig zur Abwehr und Selbstbehauptung, von Anfällen obsessiv-kompulsiver Störungen überwältigt wurde. Von den siebzehn irgendeine Form von Nahrungsverweigerung einschließenden Fällen, die Janet um die Jahrhundertwende in seinen Dienstagsvorlesungen vorstellte, zeigten mehrere eine eindeutige phobische oder kompulsive Tönung – so zum Beispiel der einer neunundzwanzigjährigen Frau, die infolge einer «Schluckphobie» nicht imstande war, Nahrung zu sich zu nehmen, weil sie befürchtete, sie könne beim Schlucken ersticken. (Bedauerlicherweise konnten die Grimassen, die sie schnitt, die Verrenkungen, die sie machte, die Erstickungsanfälle, die sie überkamen, wenn sie auch nur einen Bissen hinunterschlucken oder einen Schluck trinken sollte, dem studentischen Publikum nicht demonstriert werden, denn, so sagte die Kranke, «Sie sind ja alle Ärzte» – und in der Gegenwart von Ärzten fühlte sie sich sicher, war angstfrei und konnte alles ausführen, woran ihre Phobie sie sonst hinderte.)[67] Eine andere Patientin, achtunddreißig Jahre alt, war von der Zwangsvorstellung geplagt, daß ihr Haare im Gesicht wüchsen. Da sie nicht riskieren wollte, ihren Nachbarn über den Weg zu laufen, von denen sie sich mit tadelnden Blicken verfolgt fühlte, verließ sie niemals ihre Wohnung. «Wer kann von ihr verlangen, daß sie solch furchterregenden Nachbarn mit behaartem Gesicht gegenübertritt?» Mit dieser rhetorischen Frage versuchte Janet die Logik ihres von Inferioritätsgefühlen motivierten Verhaltens zu erfassen. Von diesem Gefühl befreite er die Patientin binnen weniger Monate mit Hilfe eines die Aufmerksamkeit und den Willen stärkenden, die Schüchternheit überwindenden Psychotrainings – aber kaum war die Patientin ihre Zwangsvorstellungen und Inferioritätsgefühle los, verlor sie die Lust am Essen. Bis zu dem Zeitpunkt, an dem sie in der Quelle unseren Blicken entschwindet, hatte sie bereits beachtlich an Gewicht verloren.[68] Allem Anschein nach hatte sie ein neurotisches Symptom gegen ein anderes eingetauscht. Wir haben es lediglich mit wechselnden Inhalten einer im Wesen unveränderten Somatisierung zu tun: Je nach den Umständen wird einmal dieser, einmal jener Artikel aus dem Symptompool herausgegriffen.

Dank des intensiven Klimas von Suggestion und Suggestibilität, das in der Salpêtrière herrschte, zeigte die Anorexia nervosa hier sehr deutlich ihren Charakter als ein Symptom unter vielen. Aber auch in verschiedenen anderen Milieus trat die Selbstaushungerung in Gesellschaft einer Fülle weiterer nervöser Symptome auf. In Philadelphia hatte sich Silas Weir Mitchell auf bettlägerige Damen der besseren Gesellschaft spezialisiert. Selbstaushungerung gehörte häufig zum Repertoire dieses klassischen Typs der hinfälligen Siechen. Von einem bestimmten Zeitpunkt in den siebziger Jahren des neunzehnten Jahrhunderts an hatte die achtundzwanzigjährige Miss L. in Connecticut, «die soeben eine langwierige harte Belastungsprobe ihrer Gefühle absolviert hatte», Schmerzen unter der Schädeldecke, im Hinterkopf und im

Rücken. Ihre Ärzte verordneten «Blasenziehen» mittels Reizpflastern über dem Rückgrat. Die geöffneten Blasen infizierten sich. Die Kranke hatte «einen heftigen Anfall von Weinkrampf, allgemeinen Konvulsionen und lokalen Spasmen in den Extremitäten». Sie nahm die Gewohnheit an, stundenlange Spaziergänge zu machen, und offenbar zur selben Zeit «begann [sie] immer weniger zu essen und hörte schließlich [einige Monate später] mit dem Essen ganz auf». Ihr Körper wurde von Schluckauf und Spasmen geschüttelt. Nachdem man die künstliche Ernährung mittels Klistieren aufgegeben hatte, weil sie Spasmen auslöste, nahm die Kranke siebenundzwanzig Tage lang überhaupt nichts mehr zu sich: «Zweimal wurden ihre Ärzte zu ihr gerufen, um ihr im Todeskampf beizustehen.»

Sie blieb jedoch am Leben und begann wieder zu essen, war lange Zeit von paroxysmalen Krämpfen und Zuckungen geplagt, und entschloß sich zuletzt, nach Europa zu reisen. In Liverpool litt sie den Winter über «an Appetitmangel wechselnden Grades und dem üblichen beklagenswerten Sortiment von hysterischen Störungen». In Paris war sie wieder dem Verhungern nahe. Sie kehrte nach New York zurück, wo sie abermals einen Flirt mit dem Hungertod hatte und erst in letzter Minute «sich noch einmal fing». «Danach hütete sie neun Monate lang das Bett, wobei sie wenig aß und dieses Wenige zu unregelmäßigen Zeiten – eine bejammernswerte Invalidin, nicht übermäßig dünn, aber auch nicht dick, von gelegentlichen Spasmen und großer Nervosität geplagt, allergisch gegen Licht und Geräusche und jegliche auch nur im mindesten unwillkommene Gesellschaft, ihre Freunde fortwährend in der Besorgnis haltend, ihre alten Probleme könnten wiederkehren». Mitchell kurierte die Kranke mit seiner Ruhekur, die die unbedingte Isolation des Patienten von seiner Familie und jedweder Gesellschaft bis zur vollständigen Genesung einschloß.[69]

Bei anderen Kranken wechselt die Anorexie mit Lähmungen ab, einem anderen Modesymptom des ausgehenden neunzehnten Jahrhunderts. Freuds Patientin «Emmy von N.» litt an Anorexie und einer hysterischen Lähmung, was Freud beides auf «Abulien (Willenshemmungen)» zurückführte.[70] Im September 1881 nahm John Bristowe eine «grazile» Vierzehnjährige in das Saint Thomas' Hospital in London auf, die seit zwei Jahren «an einer hysterischen Affektion der rechten Hüfte» litt. Ihr Zustand besserte sich durch die Behandlung, so daß sie nach drei Monaten entlassen werden konnte. Im Mai 1882 wurde sie erneut eingewiesen. «Wie es schien, hatte sie kurze Zeit nach der Entlassung angefangen, nach den Mahlzeiten zu erbrechen, und erbrach dann schon bald jedesmal, wenn sie etwas zu sich nahm, wobei die Übelkeit der Nahrungsaufnahme auf dem Fuße folgte, so daß sie rapide an Gewicht und Kräften verlor. Die Hüftaffektion war zwar noch immer vorhanden, spielte jedoch eine minder bedeutsame Rolle als Gegenstand des Unbehagens denn zuvor.»[71] Erst als Anfang des zwanzigsten Jahrhunderts die Lähmung den Hauch des Modischen verlor, löste sich die Verbindung von Anorexie und Lähmung, und die Anorexie trat weiter allein auf.

Symptome, die sich den Eierstöcken zuschreiben ließen, fesselten im neunzehnten Jahrhundert die Aufmerksamkeit vieler Ärzte und Patientinnen. Es verwundert daher nicht, die Anorexie im Verband mit eingebildeten Ovarialbeschwerden zu sehen. William Goodell, ein prominenter Gynäkologe in Philadelphia, den Silas Weir Mitchell gern zu Rate zog, bevor er einer Patientin seine Ruhekur verordnete, bekam eines Tages von Mitchell «eine siebenundzwanzigjährige unverheiratete Dame» überwiesen, die im Zusammenhang mit ihrer Regel viel zu leiden hatte. «Sie hatte heftige Kopfschmerzen, war enorm abgemagert – sie wog nur noch dreißigeinhalb Kilogramm – und zeigte Anzeichen seelischer Störung, die heran-

nahenden Irrsinn befürchten ließen. [...] Nach reiflicher
Überlegung» entschloß Goodell sich zur Entfernung der
Eierstöcke. «Die Regel kam nicht wieder, und ihr Zustand
besserte sich auf das wunderbarste, und zwar in solchem
282 Grade, daß sie ihre Freunde, die sich in Unkenntnis der Natur
der Operation befanden, in Erstaunen setzte. [...] Unlängst
teilte mir ihr Hausarzt mit, daß ‹sie sich für vollkommen ge-
sund erachtet und ihm sagte, er müsse sie fortan nie wieder als
Arzt, dafür jedoch als Freund besuchen›.» Der Ausdruck «als
Freund» illustriert die starke emotionale Bindung zwischen
Arzt und Patientin, die in letzter Konsequenz den Ärzten des
neunzehnten Jahrhunderts zu so gewaltiger Autorität verhalf.
Unter dem Einfluß ihres Arztes war die Kranke zu der Über-
zeugung gelangt, daß ihr Appetit von ihren Eierstöcken
geschwächt wurde und in alter Frische wiedererstehen würde,
wenn sie erst einmal die Störenfriede los wäre.[72]

Die gedruckten Quellen, die das Durcheinander von Anorexia nervosa und anderen modischen Symptomen bezeugen, beziehen sich zumeist auf junge Frauen in urbanen Zentren. Die Menschen in ländlichen Kleinstädten waren doch bei der Symptomwahl gewiß weniger dem Diktat der Mode unterworfen, in ihren Eßgewohnheiten gewiß weniger den Launen des Zeitgeists ausgeliefert? Nicht unbedingt. Ein Bauernmädchen in der kanadischen Provinz Manitoba zeigte sich imstande, ein – zumindest wohl aus eigener Sicht – plausibles Junktim zwischen Anorexia nervosa und Krampfanfällen herzustellen. Als eines von elf Kindern in eine «in bedrängten Umständen» lebende Familie hineingeboren, erlebte sie mit sechzehn im Anschluß an eine längere Periode von Stuhlverstopfung eine sechswöchige Spanne von Krampfanfällen. Es waren «vier oder fünf am Tag und weitere in der Nacht, die mit Zuckungen in den Gliedmaßen und Zähneknirschen anfingen; danach trat Schaum vor den Mund, die Pupillen verdrehten sich nach oben, wo sie bei geöffneten Lidern unbeweglich verharrten. In diesem Zustand blieb sie manchmal drei Stunden lang liegen.» Dann gingen die Anfälle langsam zurück, doch dafür «erlosch jetzt nach und nach ihr Appetit, und sie magerte so stark ab, daß sie eineinhalb Jahre nach den Paroxysmen, um den 1. Oktober 1890, sich nicht mehr auf den Beinen halten konnte und die folgenden vier Wochen im Bett verbrachte. Nach Auskunft ihrer Eltern wog sie zu der Zeit neunzehn Kilogramm.» Drei Jahre später befand sie sich bei bester Gesundheit.[73] Daß sie Krampfanfälle als Symptom wählte, ist insofern interessant, als es in die Vergangenheit zurückweist und die Erinnerung an Jahrhunderte des Zuckens und Sichwindens auf dem europäischen Kontinent weckt. Die urbanen Mittelschichten des zwanzigsten Jahrhunderts sollten sich dann modernere Symptome als Begleiter für die Selbstaushungerung aussuchen, Symptome, die auf eine gestörte Persönlichkeit als Ursprungszentrum hindeuten.[74] Für die neue Krankheit war es nicht länger *comme il faut*, sich in Gesellschaft anderer Formen der Somatisierung zu zeigen.

Kultur und Korpulenz

Seit Anbeginn des Jahrhunderts haben zahllose Autoritäten eine massive Furcht vor Übergewicht als Ursache der Anorexia nervosa benannt. In den sechziger Jahren stellte die Psychiaterin Hilde Bruch bei Anorektikerinnen eine Störung des Körperschemas fest, aufgrund derer sie sich selbst als fettleibig sehen, wiewohl sie dünner und dünner werden.[75] Diese beiden psychologischen Faktoren – Furcht vor Übergewicht und Körperschemastörung – sind inzwischen Bestandteile der Definition der Magersucht geworden. Selbstaushungerung kann heute nur dann Anspruch darauf erheben, als

«Anorexia nervosa» eingestuft zu werden, wenn sie mit einer verzerrten Selbstwahrnehmung und einer exzessiven Furcht vor Fettleibigkeit verbunden ist. In der von der American Psychiatric Association 1987 aufgestellten Definition

der Magersucht heißt es: «Die wesentlichen Merkmale der Störung sind: die Weigerung, ein Körpergewicht zu halten, das über ein für Alter und Körpergröße minimales Normalgewicht hinausgeht; eine selbst bei Untergewicht vorhandene massive Furcht, zuzunehmen und fettleibig zu werden; ein verzerrtes Körperschema; und (bei geschlechtsreifen Frauen) das Ausbleiben der Regelblutung.»[76]

Was als Selbstaushungerung begann, ist demnach zur «Körperschemastörung» geworden. Besteht der eigentliche Kern der Selbstaushungerung tatsächlich in dem trügerischen Bewußtsein, daß man, wiewohl nur noch aus Haut und Knochen bestehend, noch immer «zu dick» ist? Oder sind diese ängstlichen Besorgnisse über mögliches Übergewicht und das eigene Erscheinungsbild eine dem Symptom der Nahrungsverweigerung von der Kultur beigegebene Eskorte, ihm von einer pathologisch gewichtsbewußten Gesellschaft aufgenötigt? Wenn dem so ist, dann können diese Phänomene nicht als konstitutive Faktoren einer Krankheit namens Anorexia nervosa angesehen werden.

Die Selbstaushungerung im Europa des neunzehnten Jahrhunderts entspricht der heutigen Definition der Anorexia nervosa in jeder Beziehung außer der Besorgnis um das Körpergewicht und das Erscheinungsbild.[77] Vereinzelte Fälle von Selbstaushungerung, die durchaus den Namen Anorexia nervosa verdient, sind zwar schon aus den zwanziger Jahren und sogar aus noch früherer Zeit bekannt, doch erst in den siebziger Jahren wird die Furcht vor Übergewicht zum Massenphänomen.[78] Erst im späten neunzehnten Jahrhundert beginnen Anorektikerinnen gegenüber ihrem Arzt von Furcht vor dem Dickwerden zu sprechen. Kurz vor seinem Tod im

Jahr 1893 lief auch Charcot eine solche Patientin über den Weg. Pierre Janet schilderte die Episode später so: «Berühmt wurde die folgende Beobachtung Charcots: Beim Entkleiden einer Patientin dieses Typs bemerkte er direkt auf der Haut getragen ein fleischfarbenes Band, das sehr eng um die Taille gebunden war. Dazu wurde ihm folgende vertrauliche Information gegeben: Das Band bezeichnete ein Maß, das der Taillenumfang auf keinen Fall überschreiten durfte. ‹Lieber verhungere ich, als daß ich so dick werde wie Mama.›»[79] Unter den «psychologischen Ursachen» der hysterischen Anorexie zählte Sollier 1891 auch den «Schlankheitswunsch» auf.[80] Etwa um die gleiche Zeit wurde ein anderer Mitarbeiter der Salpêtrière, Gabriel Wallet, mit dem Fall Mademoiselle V. bekannt, die nach dem Eintritt in eine Klosterschule mit zwölf Jahren Anorektikerin geworden war. «Als sie damals sah, wie ihre Mitschülerinnen Essig tranken und sich bei Tisch nicht satt aßen, um schlank zu werden, kam ihr der Gedanke, daß sie zu dick sei. Seitdem jagt sie unausgesetzt selbst hinter diesem Ziel her und ißt sehr wenig, wobei sie sich alles einverleibt, wovon sie glaubt, daß es ihrem Magen nicht bekommt.»[81] Dies waren in Frankreich einige der frühesten dokumentierten Fälle von Selbstaushungerung zu dem Zweck, der eigenen Figur einen sozial erwünschten Grad von Magerkeit zu verleihen. Bis zur fraglichen Zeit war die Zahl der anorektischen jungen Französinnen enorm gestiegen, ohne daß in der medizinischen Literatur je von Gewichtssorgen der Patientinnen die Rede gewesen wäre.

In Mitteleuropa tauchten erste Erwähnungen der Furcht vor Übergewicht in den achtziger Jahren des letzten Jahrhunderts auf. Im August 1887 wurde das sechzehnjährige Fräulein F. in die Nervenklinik Maria-Grün bei Graz aufgenommen. Die Großmutter mütterlicherseits hatte in der Jugend an «Anorexie mentale» gelitten. Die Patientin hatte sich ein Jahr zuvor körperlich zu entwickeln begonnen, sich dadurch irritiert gefühlt, besonders durch die Ausbildung der Brüste; sie begann daraufhin «immer weniger zu essen [und] studierte Bücher, wie man mager werden könne». Die Eltern versuchten «zuerst mit Güte, durch Versprechungen u. dgl. Patientin zu einer besseren Nahrungsaufnahme zu bewegen. [...] Man versuchte es mit einer kleinen Reise nach Italien, Patientin interessirte sich für alles, aber mit dem Essen ging es nicht besser; sie kam immer mehr herunter» und wurde schließlich in die Nervenklinik eingewiesen. Zu diesem Zeitpunkt wog sie trotz fortgeschrittener körperlicher Entwicklung nur noch 27 Kilogramm.

> Sie wollte nichts essen; auf die Frage, warum sie denn nicht essen wolle, erklärte Patientin, dass ihr das Essen eine Qual sei, denn sie bekäme im Anschlusse an dasselbe stets Magenschmerzen. Sie gab zu, dass sie aus Furcht vor dem Dickwerden immer weniger gegessen habe; am liebsten hätte sie Essig getrunken, damit sie noch magerer werde.[82]

Über Anorexia nervosa schrieb Anton Stichl, der Direktor der Klinik von Maria-Grün dann 1892:

> Ein nicht unbedeutendes ätiologisches Moment dürfte auch in der, namentlich bei Mädchen anzutreffenden Furcht «vor dem zu dick werden» liegen. Wird doch von den Mädchen allgemein geglaubt und werden dieselben auch noch in der Meinung bestärkt, dass nur Libellen und Sylphidengestalten den Männern gefallen, und um dieses zu erreichen, werden zwei Mittel angewendet, wovon jedes seine übeln Folgen hat. Das übermässige Schnüren [des Korsetts] und das mangelhafte Essen.[83]

Irgendwann in dem Zeitraum 1889–1891 wurde Fräulein D., eine Österreicherin um die Fünfundzwanzig, von «Dyspepsie, Anämie und menstrualer Gemüthsdepression» befallen.

In der Folgezeit bildete sie eine Reihe obsessiv-kompulsiver Züge aus, so zum Beispiel endloses Beten aus Furcht, «nicht richtig zu beten», und «erotische Scrupel» im Anschluß an die Begegnung mit einem «Herrn, [den sie] nicht vergessen kann, den sie [andererseits aber auch] nicht heiraten durfte».
Ausserdem hatte sie «Angst [...] zu dick zu werden, besonders zu starke Mammae zu bekommen». Dieser Auffälligkeiten wegen wurde sie in Wilhelm Svetlins private Nervenklinik in Wien eingewiesen, wo man über sie notierte: «misst [...] häufig ihre Mammae, isst wenig, und zwar immer die gleichen Speisen, geht passionirt spazieren».[84] Obschon andere psychiatrische Probleme, zum Beispiel eine Depression oder eine obsessiv-kompulsive Störung, mit im Spiel gewesen sein könnten, zählt Fräulein D. zu den ersten mitteleuropäischen Anorektikerinnen, bei denen das Hungern durch Besorgnisse ob ihrer Figur und ihrer Sexualität motiviert ist.

In den neunziger Jahren des letzten Jahrhunderts wurde für die Nervenärzte, die eine Mittelstands-Klientel versorgten, immer deutlicher, wie sehr ihre jüngeren Patientinnen sich vor dem Dickwerden fürchteten. Unter den zahlreichen Ursachen der «hysterischen Anorexie», die Leopold Löwenfeld 1894 in dem einschlägigen Abschnitt seines Buches über Neurasthenie und Hysterie aufzählte, befand sich auch die «Furcht vor übermässiger Körperfülle».[85] 1904 mutmaßte der Wiener Psychiater Emil Raimann – zu der Zeit an der Universitätsklinik tätig, aber erfahren im Umgang mit Anstaltspatienten –, das eigentliche Motiv der «Hysterische[n], welche die Nahrung verweigern», sei entgegen allen anderslautenden Schutzbehauptungen «der Wunsch, schlank zu bleiben».[86] Auch der Jenenser Psychiatrieprofessor Otto Binswanger zieh 1904 Anorektikerinnen der «eitlen Besorgniss, zu dick zu werden und dadurch die Schönheit einzubüssen; die Nahrungsaufnahme wird, indem das natürliche Hungergefühl eingezwängt und unterdrückt wird, allmählich verringert, bis schliesslich der Appetit thatsächlich verloren geht und die sehnlichst herbeigewünschte Abmagerung in überreichem Maasse stattfindet».[87] Kein Zweifel: Um die Jahrhundertwende – aber nicht früher – war die Furcht vor Übergewicht zu einem bedeutsamen Motiv in der ärztlicherseits seit drei Jahrzehnten als Anorexia nervosa bezeichneten Symptomatik geworden.

Ob die seinerzeit betroffenen jungen Frauen an einer Körperschemastörung litten, läßt sich von heutiger Warte nicht mehr ausmachen. Allerdings drängte sich in der ersten Hälfte des zwanzigsten Jahrhunderts im Bild der Anorexia nervosa die Furcht vor dem Dickwerden immer weiter in den Vordergrund. «Abnehmen! Abnehmen um jeden Preis!» laute jetzt die Devise der jungen Pariserinnen, unkte Edgar Bérillon (ein Psychiater im mittleren Lebensalter) im Jahrzehnt vor dem Ersten Weltkrieg. «Alle Nahrungsmittel, die zur Gewichtszunahme führen könnten, weist man mit Grausen von sich. Dagegen macht man aus körperlicher Betätigung, Tanz, Spaziergängen, kräftezehrenden Leibesübungen, die zum Abbau von Fettgewebe beitragen, einen Kult, von dessen Ausübung man erst läßt, wenn man sich nicht mehr auf den Beinen halten kann.»[88] Ein anderer Pariser Arzt mittleren Alters, der sich von den Zeitläufen überholt fühlte, klagte im Jahr 1909:

> Ursprung der psychogenen Anorexie *[anorexie mentale]* ist in vielen Fällen die Gefallsucht. Junge Mädchen mit etwas rundlicheren Formen *[ayant de l'embonpoint]* (die sich heutzutage zumal mit der neuen Mode schlecht vertragen) hören auf zu essen, um dünner zu werden. Sie gehören vielleicht zu den Kindern, die hänselnd «Dickerchen» gerufen wurden. Anfangs bremsen sie sich nur beim Essen, doch bald schießen sie über das Ziel hinaus und magern übermäßig ab, weil sie von einem bestimmten Zeitpunkt an tatsächlich nicht mehr in der Lage sind, Nahrung aufzunehmen.[89]

Wenn den spärlich vorhandenen quantitativen Daten zu trauen ist, gab in der Zeit zwischen den Weltkriegen höchstens die Hälfte der Anorektikerinnen Gewichtssorgen an. Nur bei vier der insgesamt 37 jungen Frauen, die John Ryle, der Internist des Gay's Hospital in London, im Zeitraum 1920 bis
1936 wegen Anorexia nervosa behandelte, hatten Hänseleien von Schulkameradinnen oder ähnliches bei der Entstehung der Krankheit eine Rolle gespielt.[90] Das bedeutet nicht, daß die anderen Anorexiepatientinnen nicht in irgendeinem Grad um ihr Körpergewicht besorgt gewesen wären, sondern lediglich, daß sie weder ihren (von Ryle dazu befragten) Eltern noch Ryle gegenüber dieses Thema erwähnten. Nur drei von acht in den dreißiger Jahren in Toronto wegen Anorexia nervosa behandelten Patienten ließen den Ärzten der Abteilung Innere Medizin des städtischen Allgemeinen Krankenhauses gegenüber durchblicken, daß Übergewicht für sie ein Reizthema war: ein dreizehnjähriger Junge, der von seinen Spielkameraden «Dicksack» und «Fettwanst» gerufen worden war, und zwei Mädchen im Backfischalter, die man damit aufgezogen hatte, sie seien «fett».[91] Von vier jungen Frauen mit *«anoressia mentale»*, die Anfang der vierziger Jahre in der psychiatrischen Klinik der Universität Rom behandelt wurden, hielten sich zwei für übergewichtig: eine sechzehnjährige Studentin, die «aus Furcht, dick zu werden, möglichst wenig schlief», und eine andere Sechzehnjährige, die in der Schule «Pummelchen» *(la grassotella)* gerufen worden war.[92] Von den sechs Magersüchtigen, die Jürg Zutt im Berlin des Zweiten Weltkriegs behandelte, hatten drei das subjektive Empfinden, sie seien zu dick, eine vierte war vor Beginn der Erkrankung objektiv «auffällig dick» gewesen.[93] Aufgrund dieser Daten könnte man guten Gewissens behaupten, daß Magersüchtige in den Zwischenkriegsjahren zu einem erheblichen Teil auf reale oder eingebildete Gewichtsprobleme reagierten. Gleichwohl greifen um das «Körperschema» und das

«gesellschaftliche Schlankheitsgebot» zentrierte Erklärungen des Phänomens zu kurz.

In der ersten Hälfte des zwanzigsten Jahrhunderts begegnen erstmals Berichte über junge Frauen, deren Abmagerungsbestreben in erster Linie durch das Gefühl sexueller Unzulänglichkeit, durch die Furcht, sich den sexuellen Risiken des Erwachsenenlebens zu stellen, motiviert war. Janets Patientin «Nadia» verlegte sich als Zehnjährige auf die Selbstaushungerung, als Cousinen anfingen, sie zu hänseln. Sie entwickelte Ressentiments gegen ihre eigenen Füße, Hände und Hüften, ihren Kopf, ihr Haar. Als sie ungefähr mit fünfzehn in die Pubertät kam, beschloß sie, dünn zu bleiben, damit es keinem Mann einfiele, sich in sie zu verlieben. Sie legte vor sich selbst eine Anzahl komplizierter Gelübde ab, die alle unbeugsame Nahrungsverweigerung zum Inhalt hatten. Durch eine Romanze mit einem Musiker, der ihr an Jahren weit voraus war, wurde sie schließlich von ihren Gelübden entbunden. Die Freiheit war von kurzer Dauer, denn schon bald starb ihr Geliebter. Sie gab sich selbst die Schuld an seinem Tod, den sie als Strafe für den Bruch ihrer Gelübde auffaßte. Mit achtundzwanzig Jahren war sie beim Beginn des neuen Jahrhunderts eine chronische Neurotikerin, die nach wie vor nur schwer zum Essen zu bewegen war.[94]

In England sprachen die Anorexiepatientinnen der Psychiaterin Grace Nicolle ganz offen über ihre sexuellen Ängste. Grace Nicolle kam zu dem Befund: «Wenn eine Magersüchtige mit ihren Problemen herausrückt, dann geht es dabei immer auch um Zweifel an der eigenen sexuellen Potenz. Sie hat ihre Periode nicht wie die anderen Mädchen, sie empfindet nicht die an- und aufregende Wirkung der Sexualität, die die anderen ihr beschreiben, sie hält sich für außerstande, einen Jungen anzuziehen.»

Miss M. sagte im Gespräch mit Dr. Nicolle: «Ich habe mir keine großen Gedanken über meine Periode gemacht, bis meine Mutter einmal zu mir sagte: ‹Ich könnte nicht zulassen, daß einer dich heiratet, solange das nicht in Ordnung ist.› Ich war mir bewußt, daß ich sexuell nicht so empfand wie die anderen Mädchen. Ich hab dann angefangen zu denken, daß ich ‹ne Niete bin.» Grace Nicolle resümierte: «Die Magersüchtige konstruiert in Gedanken einen Zusammenhang zwischen der Pummeligkeit der Reifezeit und ihrem Gefühl der sexuellen Unzulänglichkeit und versucht jenem allzu augenfälligen Zeichen ihrer Schwäche mit einer Roßkur beizukommen.»[95] Um dieselbe Zeit war in Marseille für zwei französische Kliniker – einen Neurologen und einen Endokrinologen, die jeder auf seine Weise einen denkbar krassen Gegensatz zu der psychologisch feinfühligen und hellhörigen Grace Nicolle verkörperten – das untergründige sexuelle Thema so deutlich zu vernehmen, daß sie es als einen ätiogenetischen Faktor apostrophierten, der bei der Analyse auf keinen Fall unterschätzt werden dürfe. Aufgrund einer Reihe von anamnestischen Gesprächen mit Anorektikerinnen kamen die beiden zu dem Befund, «daß die Patientinnen in der Mehrzahl der Fälle aus einem mehr oder minder ausgeprägt psychopathischen Familienmilieu stammen [...] und daß ihre häufig uneingestandene Furcht vor dem Dickwerden meist mit Vorstellungen psychosexueller Art verbunden ist. Man weiß ja, wie sehr die junge Frau davon überzeugt ist, daß der Sieg im Konkurrenzkampf um den heiratswilligen Mann in hohem Maße von der ‹schlanken Linie› abhängt.»[96]

In jenen Jahren zwischen den Kriegen tauchten auch die ersten Berichte über Patientinnen auf, die auf eine – nicht mit bloßer ängstlicher Besorgnis um das Körpergewicht gleichzusetzende – Störung des Körperschemas hindeuteten. Im Januar 1931 besuchte die einundzwanzigjährige New Yorkerin Miss X. eine Abendgesellschaft, «auf der ein Medizinstudent ihr Interesse weckte. Irgendwer machte um diese Zeit eine Bemerkung über ihre dralle Figur. Sie schränkte sich mit dem Essen ein und reduzierte innerhalb eines halben Jahres ihr Gewicht von 58 auf 50 Kilogramm.» Sie unterhielt nun eine feste Beziehung mit dem jungen Mann. Dessen Eltern waren erschrocken über ihren Gewichtsverlust, weil sie befürchteten, er könne auf eine Tuberkulose zurückzuführen sein. Ihr Fasten nahm pathologische Form an und führte in der Folge wiederholt zur Einweisung in psychiatrische Anstalten, beginnend im Oktober 1933 mit der Unterbringung im Presbyterian Hospital in New York. Vier turbulente Jahre später wurde sie in die Payne Whitney Psychiatric Clinic eingewiesen. Sie wog jetzt nur noch 34 Kilogramm, gab aber zu Protokoll: Wenn auch «meine Angehörigen [...] verzweifelt über mich [sind, sehe] ich für mein Gefühl immer noch stämmig und wohlgenährt aus».[97] Man beachte, daß die Anorexia nervosa zu dem Zeitpunkt, als Berichte dieser Art auftauchten, schon seit sechs Jahrzehnten eine weitverbreitete Erscheinung war.

Alles in allem erscheint es ziemlich unrealistisch, die Störung des Körperschemas und die massive Furcht vor Übergewicht zu konstitutiven Merkmalen der Anorexia nervosa zu erklären. Bei vielen Magersüchtigen der Vergangenheit ist aus heutiger Sicht gar nicht mehr auszumachen, ob diese Merkmale bei ihnen vorkamen oder nicht, für viele andere scheint erwiesen, daß ihnen diese Probleme völlig fremd waren. Trotzdem waren sie in ihrem Ernährungsverhalten schon genauso selbstzerstörerisch, wie die Magersüchtigen von heute es sind.

Daß die Anorexia nervosa zur Jugendkrankheit wurde, liegt nicht in erster Linie daran, daß Schlanksein so wichtig für Jugendliche ist, die sich zum ersten Mal verlieben. Ja, als Schlankheitsprogramm zur Hebung der Erfolgschancen am «Fleischmarkt» würde die Nahrungsverweigerung sich spätestens dann als glatte Fehlplanung entpuppen, wenn die Abmagerung ins Groteske übergeht. Zur Jugendkrankheit wurde die Magersucht nicht aufgrund der Rolle, die sie außerhalb der Familie spielt, sondern aufgrund ihrer Funktion *innerhalb* der Kernfamilie.

Bürgerliche Lebensform und Intimität

Die Anorexia nervosa kam im neunzehnten Jahrhundert etwa gleichzeitig mit den neuen Hysteriesymptomen motorischen Typs (wie zum Beispiel Lähmung) auf. Die Koinzidenz hing mit der neuen Form des Familienlebens zusammen, in der «sensible Naturen und Überfürsorglichkeit in symbiotischer Gemeinschaft gediehen», wie ein mit dem Nährboden der Magersucht vertrauter Mediziner formulierte.[98] Die durch Intimität zusammengehaltene Familie mit ihrer die Luft zum Atmen nehmenden Gefühligkeit gehört zu den Signaturen des neunzehnten Jahrhunderts. Die moderne Familie und die Anorexia nervosa erblickten beide das Licht der Welt in der sozialen Mittelschicht. Beide scheinen sie in der Konsequenz des Gefühlshaushalts dieser Schicht gelegen zu haben. Wieso gebar der bürgerliche Lebensstil pathologische Verhaltensformen wie die Selbstaushungerung auf der einen, Hinfälligkeit und Lähmung auf der anderen Seite?

Einen Anhaltspunkt für die Beantwortung dieser Frage kann uns die um den Eßtisch versammelte Kleinfamilie geben. Die Szene am Eßtisch ist das singuläre Inbild von Intimität und Zusammengehörigkeitsgefühl der bürgerlichen Familie des neunzehnten Jahrhunderts. Hier war man im engsten Kreis unter sich, kein Fremder drang in diesen abgeschiedenen Bezirk des familiären Miteinanders außer den Dienstboten, die mit Platten und Schüsseln herein- und hinaushuschten. Bei einer Reihe von Autoren findet man Beschreibungen der bürgerlichen Mahlzeit mit einer Magersüchtigen unter den Teilnehmern. Irgendwann in den siebziger Jahren des letzten Jahrhunderts bemerkten die Eltern der sechzehnjährigen Mademoiselle X., die als «hochangesehene Leute» in der französischen Provinz lebten, daß ihre Tochter «etwas schweigsamer als gewöhnlich war, und vor allem, daß sie weniger aß». Man begann sich zu sorgen, man stellte Fragen, man fand sich ab mit den Antworten, die man erhielt, man sagte sich: «Ach, es ist nicht der Rede wert, sie hat keinen Hunger, das ist alles. Wozu sie zum Essen nötigen?»

Die Eltern faßten sich in Geduld, und als die Geduld erschöpft war, zogen sie den Hausarzt zu Rate, der Bittermittel verschrieb. «Aber der Appetit wollte nicht wiederkommen, sie magerte merklich ab.» Das Mädchen schien nun definitiv krank zu sein und nahm fast nichts mehr zu sich.

> Sie hat keinen Widerwillen gegen einzelne Speisen; sie ist mit allem einverstanden, was auf ihren Teller kommt; sie langt zu, ißt aber nur verschwindend kleine Mengen. Man kann sich leicht vorstellen, was dabei nach und nach aus dem Familienleben wurde. Die Zeiten, während deren die Mahlzeiten eingenommen werden, sind schon bald Zeiten des Kampfes und des Hangens und Bangens. Der Vater, die Mutter lassen die Tochter nicht aus den Augen, zählen jeden Bissen, den sie nimmt, und wiegen im Geiste die paar Gramm nach, die sie zu sich nimmt. Sie bitten, sie flehen, sie befehlen. Es hilft alles nichts. Mlle X. hat innerhalb von zwei Monaten *vierzig* Pfund abgenommen.[99]

Ähnliche Gruselszenen bei Tisch wurden aus Italien gemeldet. Von der bereits erwähnten siebzehnjährigen Bologneserin, die «einfach nichts hinunter bekam», hieß es: «Die Mahlzeiten waren für sie selbst wie für ihre Familie jedes Mal eine Qual. Man drängte sie zu essen, aber sobald sie folgsam etwas in den Mund gesteckt und den Bissen geformt hatte, erklärte sie, er ‹gehe nicht hinunter› [...] Und nachdem sie das einige Male durchexerziert hatte, fügte sie hinzu, sie könne nicht mehr, und begann bitterlich zu weinen.»[100] Die Anorexie wandelte den Eßtisch – an dem eigentlich die familiäre Harmonie hätte zelebriert werden sollen – zum Schauplatz eines Alptraums.

Es war ein Alptraum ohne Ende, denn anders als ein hitziger Streit konnte sich dieses zähe Gerangel über Monate hinziehen, und während dieser Zeit drehte sich das Leben im Haushalt nur um diese unglückliche Sechzehnjährige, die lustlos in ihrem Essen stocherte. Ein Pariser Arzt schilderte die Situation im Jahr 1896 so:

> [Die Eltern] vermehren die Zahl der Leckerbissen auf dem Tisch, weil sie hoffen, auf diese Weise Appetit zu wecken, aber der Appetit schwindet im selben Maße, wie ihre Fürsorglichkeit wächst. Die Kranke kostet mit langen Zähnen von den neuen Speisen, und nachdem sie dergestalt ihren guten Willen dargetan hat, fühlt sie sich jeder weitergehenden Verpflichtung enthoben. Die Eltern flehen sie an, sie möge ihnen zu Gefallen und als vollkommensten Beweis ihrer kindlichen Liebe doch gnädig geruhen, die ihrerseits bereits für beendet erklärte Mahlzeit noch um ein einziges Häppchen zu ergänzen. [...] Die Anorexie wird nach und nach zu dem einzigen Gegenstand, mit dem man sich in Gedanken und Gesprächen beschäftigt. Sie bildet so einen Dunstkreis, der die Kranke einhüllt und aus dem sie zu keiner Stunde des Tages entfliehen kann.[101]

Im Mittelpunkt dieses Psychodramas stand eine junge Frau, die nicht selten das einzige Kind der Familie und nach Ansicht der zeitgenössischen Mediziner von den Eltern schrecklich verwöhnt und verzärtelt worden war. Grace Nicolle meinte 1938: «Die Mehrzahl der Fälle ist in den müßigen oder wohlhabenden Klassen beheimatet und betrifft Mädchen, die verwöhnt und verhätschelt wurden. [...] Verwöhnung ist der Humus, auf dem der Narzißmus gedeiht.» Dr. Nicolles Patientin «Miss M.» war «im Luxus einer weißen Herrschaftsschicht mit eingeborenen Dienstboten aufgewachsen, als Prinzeßchen behandelt worden und erwartete eine Märchenkarriere vom Leben».[102] Im Paris der Belle Epoque hatte Edgar Bérillon die Magersucht als «eine für verwöhnte weibliche Einzelkinder typische Störung» bezeichnet.[103] Und in der Folgezeit sollten andere Kliniker diese Einschätzung fast wortwörtlich wiederholen.[104] Der Pariser Psychiater Lionel Vidart meinte 1937: «Die psychogene Anorexie [...] beobachtet man in der überwältigenden Mehrzahl der Fälle bei fünfzehn- bis zwanzigjährigen Mädchen und hier zumal bei überzärtlich umsorgten, verhätschelten Einzelkindern.»[105] Risikopersonen für die Selbstaushungerung waren also die bürgerlichen jungen Mädchen, die von ihren Eltern auf Händen getragen wurden und in den Kokon einer Intimität eingesponnen waren, wie sie in dieser Form und Intensität in ihrer Klasse vor 1800 selten war und seit den sechziger Jahren des zwanzigsten Jahrhunderts wieder ebenso selten wird. Aber wieso brachte dieses singuläre affektive Milieu das Phänomen der Selbstaushungerung hervor?

Augenfällig ist eine Intimität von erstickender Form und Intensität, und man kann sich irgendwie vorstellen, daß die Weigerung zu essen und die Weigerung zu gehen beide ein Akt der Rebellion waren. Bedenken wir die Hartnäckigkeit, mit der die Eltern noch im Angesicht des Schlimmsten ihren Würgegriff beibehielten. Letztes Mittel, das Leben der dem Tode nahen Tochter zu retten, war unter Umständen eine Isolationskur («Weir-Mitchell-Kur»), bei der die Kranke aus der elterlichen Wohnung genommen und in einer privaten Nervenklinik untergebracht wurde, wo sie in der Obhut eines ärztlichen Zerberus mittels eines Gummischlauchs ernährt wurde.

Eltern mochten diese Art von «Parentektomie»[106] nicht. Henri Huchard, Neurologe am Hôpital Tenon in Paris, konstatierte 1882: «Das familiäre Umfeld verhindert die Heilung, deshalb muß der Arzt ausdrücklich und kategorisch auf der Isolation der Patientin unter Wechsel der Umgebung bestehen.»[107] Charcot, einer der ersten Verfechter der Isolationstherapie, erinnerte sich 1885 an «ein dreizehn- oder vierzehnjähriges Mädchen aus Angoulême, das fünf, sechs Monate lang beachtlich an Körpergewicht zugenommen hatte und dann mit einemmal jegliche Nahrungsaufnahme verweigerte». Der verzweifelte Vater flehte Charcot an, er möge nach Angoulême kommen, doch der lehnte ab und riet stattdessen: «Bringen Sie die Kleine nach Paris, quartieren Sie sie in dieser oder jener Wasserheilanstalt ein, und reisen Sie anschließend nach Hause zurück, oder geben Sie wenigstens vor, daß Sie zurückreisen, damit sie glaubt, daß Sie sich nicht mehr in Paris befinden. Danach sagen Sie mir Bescheid, und ich kümmere mich dann um alles übrige.» Auf sein Schreiben erhielt Charcot keine Antwort.

Nach sechs Wochen tauchte jedoch eines Morgens ein völlig aufgelöster Medizinerkollege aus Angoulême bei ihm auf, der sich als der Arzt jenes Mädchens vorstellte und ihm mitteilte, daß die Kleine in Paris und in einer der von Charcot bezeichneten Heilanstalten untergebracht sei, daß ihr Zustand sich jedoch verschlechtert und sie wahrscheinlich nur noch wenige Tage zu leben habe.

«Ich fragte ihn, warum man mir nach Ankunft des Mädchens nicht Bescheid gesagt hatte.» Daraufhin erfuhr Charcot, daß die Eltern des Kindes dies untersagt hatten, weil sie entschlossen waren, sich unter gar keinen Umständen von ihrer Tochter zu trennen.

Charcot begab sich zu der fraglichen Wasserheilanstalt,

wo der grausige Anblick eines jungen Mädchens in den letzten Stadien des Verhungerns auf ihn wartete. «Es bestand wahrhaftig Anlaß zur Beunruhigung, zu sehr großer Beunruhigung», kommentierte er die Situation. Den Fortgang der
 Sache schilderte er so:

Ich nahm die Eltern beiseite, und nachdem ich ihnen einen scharfen Verweis erteilt hatte, sagte ich ihnen, daß meiner Meinung nach nur dann noch eine Aussicht auf Behandlungserfolg blieb, wenn sie beide unter irgendeinem Vorwand schleunigst nach Hause reisten oder, was im Endeffekt auf das gleiche hinauslief, so taten, als ob sie nach Hause reisten. [...] Trotz all meiner Vorhaltungen willigten sie nur widerstrebend ein. Der Vater konnte vor allem nicht verstehen, daß ein Arzt von einem Vater verlangte, sein Kind im Augenblick der Gefahr zu verlassen. Die Mutter äußerte sich im gleichen Sinn. Doch von meiner Überzeugung beflügelt, muß ich wohl mit Engelszungen geredet haben, denn die Mutter gab als erste nach, und der Vater folgte fluchend und, wie ich glaube, ohne allzu großen Glauben an meinen Erfolg, ihrem Beispiel.

Unmittelbar nach der Abreise der Eltern setzte bei der Tochter ein «rascher und ans Wunderbare grenzender» Genesungsprozeß ein.[108]

War eine Magersüchtige erst einmal in stationäre Behandlung aufgenommen, setzten die Klinikärzte alles daran, ihren Kontakt mit den pathogenen Eltern auf ein Minimum zurückzuschrauben, weil nach Ansicht der Mediziner dieser Kontakt genauso unbezweifelbar zum Rückfall führen mußte, wie die Überfürsorglichkeit der Eltern die Erkrankung allererst hervorgerufen hatte. «Verfrühter Kontakt mit den Eltern, die ebenso rasch zu begeistern wie zu entmutigen sind, wäre eine Katastrophe», schrieb Paul Sollier 1891:

> Besuche und selbst Briefwechsel sind erst in dem Augenblick vertretbar, wo ein stetiger und irreversibler Fortschritt in Gang gekommen ist. Ein Brief, der die Erinnerung an das Elternhaus weckt, der Versprechungen für die Zeit nach der Heimkehr enthält und der Patientin Trost für Kümmernisse zuspricht, die sie gar nicht hat, ein Brief, den sie unaufhörlich liest und wieder liest und der ihr zeigt, daß zu Hause dieselbe Nachsicht, dieselbe irrationale Verzärtelung wie früher ihrer harren – ein solcher Brief bewirkt auf der Stelle eine Verlangsamung des Genesungsprozesses.[109]

Solche Beweise für die Sehnsucht der Tochter nach der Heimkehr zu den Eltern stehen durchaus nicht im Widerspruch zu der Hypothese von ihrer Revolte gegen die Verhaftung im Elternhaus: Der Abgrenzungsprozeß ist stets mit Ambivalenzen und Ängsten befrachtet.

Mitunter endete ein Fall von Magersucht mit dem Tod, weil überhaupt keine Chance für eine Isolationskur bestand. Die Eltern ließen sich vom behandelnden Arzt partout nicht dazu bringen, sich von ihrer Tochter zu trennen. Georges Gasne, Arzt an der Salpêtrière, berichtete von einem Richter, der bereits eine Tochter durch Magersucht verloren hatte und dessen ebenfalls anorektische zweite Tochter im Sterben lag. Der Richter weigerte sich, der Einweisung der zweiten Tochter in eine Privatklinik zuzustimmen, weil seine Frau sie unbedingt zu Hause behalten wollte. Nachdem Gasne ihn lange genug in die Mangel genommen hatte, schaffte der Richter es zu guter Letzt doch noch, den Widerstand seiner Frau zu brechen. Die Tochter genas.[110]

Die unbehandelte Anorexia nervosa könne früher oder später letal enden, betonte Noël Péron, Neurologe an der Salpêtrière, deshalb sei es für den Arzt wichtig, sich die Genehmigung zur Isolation der Kranken zu verschaffen. Dazu schrieb er 1936:

Die Isolation dieser Kranken ist die wichtigste Maßnahme überhaupt, man sollte sich von der Patientin und vor allem von ihren Angehörigen unbedingt die Einwilligung dazu geben lassen.

Die Zustimmung zu dieser unerläßlichen Maßnahme erringt
300 man in den meisten Fällen nur durch ausdauerndes Zureden; um die Behandlung zum Erfolg führen zu können, muß der Arzt sich von der Familie unbedingte Vollmacht erteilen lassen, die Therapie für ausreichend lange Zeit – im allgemeinen beläuft sie sich auf zwei bis drei Monate – ganz nach eigenem Ermessen zu gestalten.[111]

Kontext dieser Anweisungen ist eine Welt, in der jedermann im sozialen Umfeld der Patientin – Eltern, Freunde, der Hausarzt – die Kranke, bildlich gesprochen, an sich drückte und alle zu verhindern suchten, daß sie ihnen fortgenommen wurde. Péron zufolge mußte der Arzt nicht nur ein Elternpaar überzeugen, das der Neurologie und Psychiatrie mit «herzlicher Abneigung» gegenüberstand,

sondern er muß [seine Diagnose und seinen Behandlungsplan] auch einer Kranken begreiflich machen, deren Einstellung ihm gegenüber nur selten eine unbefangene, vielmehr in den meisten Fällen eine feindselige ist. Er muß einen Familienanhang für sich gewinnen, der sich gewöhnlich verständnislos zeigt und dessen Mitwirkung am Entstehen der Störung im allgemeinen nicht zu leugnen ist. Er muß überdies nicht selten auch die bisherigen Ärzte der Kranken von der Gewißheit der Diagnose und der Notwendigkeit einer Isolationskur überzeugen.[112]

In Anbetracht des Risikos, das die Ablehnung der Isolationskur in sich schloß – sie setzte das Leben der Kranken aufs Spiel –, kann die Weigerung der Eltern, sich auch nur für einige Wochen von der geliebten halbverhungerten Tochter zu trennen, nicht anders denn als Beweis eines emotionalen

Ineinander-Verstricktseins exorbitanten Ausmaßes verstanden werden. Die Überlegung, daß in diesem Überdruckkessel liebender Gefühle irgendwie die Urzeugung der Nahrungsverweigerung selbst stattgefunden haben könnte, hat durchaus etwas für sich.

Unter Wissenschaftlern wird spekuliert, daß nervöse Störungen wie Hysterie und Anorexie eine «protofeministische» Form der Auflehnung gegen eine Gesellschaftsverfassung sein könnten, in der dem Mann die Autorität vorbehalten und der Frau eine untergeordnete Rolle zugewiesen ist.[113] Die Wahrscheinlichkeit spricht dafür, daß die Revolte sich nicht gegen die Autorität des (männlichen) Arztes oder eine von Männern beherrschte Gesellschaft – beides zur fraglichen Zeit für die meisten Frauen noch unangezweifelte Absoluta –, sondern gegen die Autorität der Eltern richtete. Aufschlußreich ist in diesem Zusammenhang die Parallele zur hysterischen Lähmung. Mit diesen Paralysen ging es im selben Tempo zu Ende, wie in den Jahren zwischen den beiden Weltkriegen ein dynamischeres Frauenbild *en vogue* wurde. Die Anorexia nervosa jedoch ging dabei nicht unter. Anders als die passive Invalidin kam die hagere zwanghafte Fußwanderin, die selbst bestimmt, was und wieviel, besser: wie wenig sie ißt, niemals aus der Mode.

Unwiderstehlich der Gedanke, daß die Person, gegen die sich die Revolte der Tochter richtete, die Mutter war. Gewiß nicht die am wenigsten problematische Dyade in der emotional überhitzten modernen Familie war die von Mutter und Tochter. Es fehlt nicht an Indizien, die für die Ambivalenzen in der Mutter-Tochter-Beziehung (weniger für die in der Vater-Tochter-Beziehung) als Quelle der Anorexia nervosa sprechen. So behandelte Louis-Victor Marcé zum Beispiel im Sommer 1858 Mademoiselle A., eine noch nicht zwanzigjährige Pariserin, die nur etwas über 23 Kilogramm wog. Nachdem sie in Marcés Klinik untergebracht war, begann sich ihr Zustand erheblich zu bessern:

> Um die Nachhaltigkeit der Genesung zu erproben, gab man Mlle A. wieder in die Obhut ihrer Mutter, die sie mehrere Monate lang nicht gesehen hatte: ein Experiment, das einen unglücklichen Ausgang nahm. Nach Ablauf von zwei Wochen hatte sich ihr Zustand beträchtlich verschlimmert. Nach jeder Mahlzeit verfiel sie vor den Augen und Ohren ihrer Mutter, deren Anwesenheit sie nur noch mehr aufregte, schreiend und weinend und den Kopf gegen die Wand schlagend in eine Klagelitanei über die soeben verzehrten Speisen.[114]

Ein anderes Beispiel: Die sechzehnjährige Pariserin Béatrice G. liebte ihre Mutter von ganzem Herzen und widmete sich, als die Mutter im Jahr 1898 mit einer Rippenfellentzündung im Bett lag, mit ganzer Kraft ihrer Pflege. Eines Abends verlor die Kranke das Bewußtsein; die zu Tode erschrockene Tochter holte eilends eine Nachbarin herbei, fiel jedoch bei der Rückkehr ins Krankenzimmer selbst in Ohnmacht und wurde beim Erwachen von einem Krampfanfall heimgesucht, der sechs Stunden dauerte und bei dem sie so heftig zuckte und um sich schlug, daß «fünf Männer sie nicht halten konnten». Und während dieser Zeit schrie sie immer wieder, «sie wünschte, ihre Mutter wäre tot».

Nach dem Anfall schlief sie gut, aber am anderen Morgen, als sie aufstehen wollte, fühlte sie sich kraftlos und wie gerädert. Der herbeigerufene Arzt verordnete Bäder. Als man sie aus dem Bad hob, stellte man fest, daß ihre Beine gelähmt waren: «Füße und Beine sind unmäßig angeschwollen und ganz schwarz.» Die Anfälle kehrten wieder: Sie sah den Teufel in allerlei Gestalten, doch dann trübte sich ihr Blick, und bald vermochte sie kaum noch etwas deutlich zu erkennen.

Nach acht Tagen wurde sie lahm und blind in die Salpêtrière eingeliefert. Dort erholte sie sich im Nu. Nach einwöchigem Aufenthalt entließ man sie wieder in die Arme ihrer Mutter, und schon am Tag nach ihrer Heimkehr stellte sich bei ihr der Veitstanz ein. Vier Tage später, am 22. Dezember, entfernte man sie abermals aus der elterlichen Wohnung und schickte sie zur Kur aufs Land. Und dort vertauschte Béatrice ihre motorischen Symptome mit der Magersucht.

Auf dem Land aß sie wenig und «verdaute» schlecht. Nach jeder Mahlzeit «wand» sie sich, rang nach Atem und seufzte. Einmal fuhr sie zu Besuch heim nach Paris. Da die Mutter wußte, daß Béatrice an Stuhlverstopfung litt, gab sie ihr Klistiere, insgesamt fünfzehn innerhalb von wenigen Tagen. Béatrice vertrug die Einläufe von Mal zu Mal schlechter, und nach dem fünfzehnten fiel sie in eine längere Ohnmacht. Von diesem Zeitpunkt an magerte sie ab. Sie kehrte aufs Land zurück, wo ihre Anorexie sich verschlimmerte. Ihre Mutter wurde herbeigerufen; als sie eintraf, hatte Béatrice «einen fürchterlichen Anfall von Erbrechen und Diarrhö».

Noch am selben Tag wurde Béatrice erneut in die Salpêtrière eingeliefert: Sie wog jetzt nur noch 55 Pfund und bot ein erschreckendes Bild körperlichen Verfalls. Sie begann jedoch schon bald wieder zu essen und hatte nach kurzer Zeit ihr altes Körpergewicht erreicht. Hier endet die Fallgeschichte.[115] Die pathogene Funktion der Mutter kann keinem Zweifel unterliegen.

Im Lauf der Zeit wurden die Mediziner hellhöriger für die psychologische Komponente der Störung und gelangten zu einer nuancierteren Betrachtungsweise. Walter Langdon-Brown, ein für psychoanalytisches Gedankengut aufgeschlossener älterer Konsiliararzt des Saint Bartholomew's Hospital in London, schrieb mit Blick auf die Anorexia nervosa im Jahr 1931: «Auf der psychischen Seite gaben diese jungen Frauen zu, daß sie Furcht vor dem Erwachsenwerden und der Einbindung in die Verantwortung des erwachsenen

Menschen in der Welt [...] eine übermäßige Abhängigkeit vom Vater und eine eindeutig feindselige Einstellung gegenüber der Mutter haben.»[116] Auch für John Ryle war diese Spannung zwischen Mutter und Tochter augenfällig; 1939
 schrieb er über die Anorexia nervosa: «Zu den perpetuierenden Faktoren zählen unter anderem [...] das Bewußtsein der Macht über die Mutter. [...] Wenn sie vielleicht auch ‹aneinander hängen›, ist es doch häufig so, daß Mutter und Tochter ‹sich in den Haaren liegen› oder ‹sich gegenseitig auf die Nerven fallen›. [...] Heimbehandlung führt aufgrund der Mutter-Tochter-Beziehung gewöhnlich nur zu unbefriedigendem Erfolg.»[117]

Wir sind heute noch nicht in der Lage, ein vollständiges Bild von der Pathologie der Mutter-Tochter-Beziehung zu zeichnen. Wir wissen lediglich, daß die in dieser Beziehung enthaltene Ambivalenz in der historischen Literatur über die Anorexia nervosa anekdotisch zutage tritt und daß bestimmte ärztliche Beobachter sie als Kernpunkt in der Ätiogenese der Störung betrachteten. Diese Ambivalenz scheint bei der Nahrungsverweigerung die Rolle eines auslösenden Faktors gespielt zu haben – vielleicht, weil die Mutter im Rahmen der familiären Arbeitsteilung für die Mahlzeiten zuständig war oder weil Speisen selbst schon immer ein Symbol der fürsorglichen Liebe gewesen sind.

Neuere geschichtswissenschaftliche Forschungen zur Familie als sozialer Institution geben zu erkennen, daß derlei Ambivalenz ein historisches Novum war. Die Intensivierung der innerfamiliären Gefühlsbande im England der zweiten Hälfte des achtzehnten Jahrhunderts und im Lauf des neunzehnten Jahrhunderts auch andernorts in Europa machte die penibel abgezirkelten emotionalen Rollen hinfällig, in die Stadt- und Landbewohner einst hineingewachsen waren.[118] Sie schuf den innerfamiliären Gefühlsbeziehungen Raum für eine breite Skala von Variationen, auf der auch Platz für extrem leidenschaftliche Varianten war. Verstrickt in Adoleszenzkrisen um Identitätsfindung und Abgrenzung der eigenen Individualität gegen den symbiotischen Andrang anderer Familienmitglieder, könnten manche junge Frauen sehr wohl die Anorexia nervosa als *ultima ratio* zur Gewinnung einer Privatsphäre entdeckt haben. Durchaus möglich, daß sowohl Nahrungsverweigerung als auch Lähmungen dem Zweck dienten, die eigene werdende Persönlichkeit gegen den Einfluß fremder Individualität abzuschirmen. Daß diese die Nahrungsaufnahme verweigernden jungen Frauen geliebte Menschen mit ambivalenten Gefühlen von ihrem Innenleben ausgesperrt haben dürften, versteht sich wohl von selbst: Diese Ambivalenz findet man in den historischen Quellen wieder, wenn man dort von Töchtern liest, die sich weinend nach Hause zurückwünschen, sobald sie abgeschieden von der Familie in einer Privatklinik untergebracht sind. Die gesamte Pathologie der Mutter-Tochter-Beziehung illustriert vorzüglich, wie kulturelle Faktoren bei der Entstehung psychosomatischer Symptome zum Tragen kommen.

Das Arzt-Patienten-Verhältnis

Beim Rückblick in die Geschichte einen Zusammenhang zwischen dieser neuen familiären Psychodynamik und der Anorexia nervosa herzustellen, ist aus dem historischen Zusammenhang heraus plausibel: Das Symptom und die Familienform entwickeln sich synchron. Gilt die historische Erkenntnis auch heute noch? Allem Anschein nach ist die Inzidenzrate der Anorexia nervosa seit dem Zweiten Weltkrieg enorm gestiegen?[119] Hat die pathogene Intimität innerhalb der Familie im gleichen Maß zugenommen?

Eine Extrapolation des historischen Befunds auf die Gegenwart würde mit der Tatsache kollidieren, daß das familiäre Binnenklima vom Typ «Dampfkochtopf» im großen und ganzen passé ist. Was Klinikern heute an symbiotischer Gefühlsverfilzung unterkommt, ist nur ein schwacher Abklatsch der schluchzenden Mütter, klammernden Töchter und überfürsorglichen Väter des neunzehnten Jahrhunderts. Anstelle der emotional überhitzten Eßzimmeratmosphäre von einst begegnet uns heute die zersplitterte Mahlzeit, die darin besteht, daß die Familienmitglieder jedes für sich etwas aus dem Kühlschrank angeln, wann es dem einzelnen gerade paßt. Anstelle nervenzehrend intensiver Affekte begegnen uns heute die postmoderne Abkühlung des innerfamiliären Beziehungsgeflechts, Mütter und Väter, die zur Arbeit, Kinder, die zur Schule ausschwirren, dazu die Dienstleistungen auf Familienhilfe und Familienpflege spezialisierter Experten.[120] Die Magersucht kam in einem sozialen Klima auf, in dem es sich für Frauen bürgerlichen Standes vielerorts nicht schickte, allein aus dem Haus zu gehen. Heute bedienen Frauen Baukräne und fahren Löschwagen der Feuerwehr, aber die Anorexia nervosa ist weiter verbreitet als je zuvor.

Viele Beobachter unterstreichen die Bedeutung der von den Medien ausgehenden Propaganda für kalorienbewußte Ernährung und das Schlankheitsideal. Und es ist in der Tat nicht zu leugnen, daß der sogenannte Twiggy-Effekt offenbar wie eine ansteckende Krankheit um sich gegriffen hat. Das Durchschnittsgewicht der Kandidatinnen im Wettbewerb um den Titel der «Miss America» sank von 1959 bis 1978 um durchschnittlich 0,17 Kilogramm pro Jahr. Im selben Zeitraum ging die Oberweite der (insgesamt 240) allmonatlich präsentierten «Playmates» des Männermagazins *Playboy* von etwa 92 Zentimetern auf etwa 89 Zentimeter zurück.[121] Wenngleich Frauen insgesamt gesehen an Körpergewicht zunehmen[122], haben die prominentesten Vertreterinnen der weiblichen Schönheit sich zu Verkörperungen des neuen Schlankheitsevangeliums gemacht. Daß Mädchen und jungen Frauen heute von den Massenmedien ein Körperideal eingetrichtert wird, das auf Beobachter aus dem neunzehnten Jahrhundert den Eindruck unvorteilhafter Hagerkeit machen würde, begünstigt offenbar die Nahrungsverweigerung bei der Symptomwahl.

Indes, wir haben es hier mit mehr zu tun als lediglich der medialen Ausstreuung neuer Idealbilder, zu deren passiver Übernahme die Anorektikerinnen sich aus irgendwelchen Gründen genötigt glauben. Frauen als «Opfer» der Medien zu betrachten heißt, sie in gleicher Weise auf den Status mechanischer Puppen zu reduzieren, wie weiland die Reflextheorie des neunzehnten Jahrhunderts es tat. Aber wie wäre denn nun die beinah epidemische Ausbreitung der Anorexia nervosa heute wirklich zu erklären?

Geschehnisse, die um uns herum noch in vollem Gang sind, bis auf ihren Grund transparent machen zu wollen, ist immer ein hochriskantes Unterfangen, und der beste Rat, den man dem Historiker für derlei Fälle geben kann, ist der, sich solcher Waghalsigkeiten tunlichst zu enthalten. Ohne Zweifel sind in der Ausbreitung der Magersucht heute mehrere Faktoren wirksam. Einer davon ist die Wirkungsweise der Psychiatrie selbst. Die Ausbreitung der Anorexia nervosa ist heute zumindest teilweise ein Fall von Iatropsychogenie – durch ärztliche Einwirkung entstandener psychischer Erkrankung.[123] Die Magersucht-Industrie beschwört also am Ende genau das Phänomen herauf, das zu bekämpfen sie angetreten war.

In dem komplexen Zusammenspiel von Biologie und Kultur spielen auch die Ärzte eine wichtige Rolle. Die Biologie bringt das unabweisliche Bedürfnis nach Symptomakquisition hervor. Die Kultur sorgt für die innere Logik bestimmter Symptomtypen. Und die Medizin verhilft ihnen zur Legitimität. Genau dies ist heute die Crux mit der Anorexie. Als Ausdruck psychischen Unwohlseins wurde sie in denkbar wirksamer Weise beglaubigt: durch Schaffung eines kompletten Unterbereichs der Psychiatrie, der speziell für sie da ist.

Die Magersucht-Industrie leitet die Rechtfertigung ihrer
308 Existenz aus der Prämisse ab, die Anorexia nervosa stelle eine genuine nosologische Einheit dar. Kliniker und Historiker der Anorexie haben gleichermaßen zu dieser Nobilitierung beigetragen. Forscher beider Interessenrichtungen haben bei ihrem Bemühen, die Geschichte der Störung zu rekonstruieren beziehungsweise Eßstörungen als eigene Krankheitseinheiten zu konstituieren, die Unbeständigkeit der Symptomwahl verkannt. Die Anorexia nervosa ist ganz und gar keine eigene nosologische Entität, sondern lediglich ein Symptom – eines von vielen im Symptompool. Sie ist keine spezifische Krankheitseinheit, die in der natürlichen Welt verborgen liegt und – wie etwa der Krebs – darauf wartet, bei geeigneten Bedingungen zum Ausbruch zu kommen; sie ist vielmehr das Ergebnis einer vom Unbewußten, fast könnte man sagen: aus einer Laune heraus getroffenen Symptomwahl. Das Unbewußte ist bestrebt, etwas Legitimes hervorzubringen, nicht etwas, das als Schauspielerei oder als illegitim eingestuft würde. Dem Phänomen der Selbstaushungerung förmlichen Krankheitsstatus einzuräumen liefe darauf hinaus, es zu legitimieren und so für viele junge Frauen, die nach einem körperlichen Ausdruck ihres seelischen Unwohlseins suchten, zu einer bevorzugenswerten Wahl zu machen. Auf welches Symptom die Wahl fällt, bleibt ganz dem Unbewußten überlassen: wenn nicht auf die Anorexia nervosa, dann eben auf etwas anderes. Lediglich eine Bedingung hat das Unbewußte mit seiner Entscheidung zu erfüllen: Es muß ein Verhalten hervorbringen, das dem Individuum den Anspruch verleiht, ärztlicherseits ernst genommen und respektvoll angehört zu werden.

Die Ur-Legitimation der Magersucht erfolgte im Jahr 1873.

Doch erst seit den sechziger Jahren des zwanzigsten Jahrhunderts erlebt der gesamte Apparat der Kinder- und Jugendpsychiatrie ein stetiges Wachstum, verbunden mit der Schaffung von Informationsstrukturen, die dazu taugten, die Kunde, daß Nahrungsverweigerung als «wichtige neue Krankheit» angesehen werde, zu einem Stück fachlichen Kernwissens zu machen. Tatsächlich galt die Anorexia nervosa in der in den sechziger Jahren losbrechenden Springflut von Literatur zu der Störung als historisch beispielloses Phänomen. Erst in den achtziger Jahren wiesen einzelne Forscher nach, daß die Magersucht schon im neunzehnten Jahrhundert verbreitet gewesen war. Zwischen den in den sechziger Jahren und danach auftretenden Anorektikerinnen und ihren Ärzten wurde demnach stillschweigend ein konspirativer Pakt geschlossen, nicht unähnlich jener stillschweigenden Verschwörung zwischen Arzt und Patientin im neunzehnten Jahrhundert, deren Gegenstand die Ovarialhysterie war. Ärzte und Patientinnen zeigten sich einig darin, daß man es mit einem (a) neuen und (b) originär medizinischen Problem zu tun habe. Die heimliche Kollaboration von Ärzten und Patientinnen im Zeichen dieser Fiktionen führte am Ende zur Medikalisierung eines Verhaltens, das im wesentlichen Kunstprodukt ist. Die Ärzte sehen ihre Theorien bestätigt und die Erweiterung ihres Reichs um die neue Domäne der Eßstörungen als rechtmäßig abgesegnet, die Patientinnen werden in den Rang von «echten» Kranken befördert. Aus diesen Beobachtungen ist zu folgern, daß die Selbstaushungerung, um zum Verschwinden gebracht werden zu können, erst einmal auf irgendeine Weise wieder de-medikalisiert werden müßte – eine schwierige Aufgabe, solange der Akteur im Drama dieser Symptomatik für vollen Einsatz mit dem Leben bezahlt.

Die ganze ausufernde Geschichte der Anorexia nervosa ist ein Paradebeispiel dafür, wie die Kultur eine Krankheit kreiert,

wie in einer Gruppe von genetisch zu irgendeiner Störung in der Leib-Seele-Beziehung Prädisponierten psychosomatische Symptome induziert werden. Die Opfer erwischt es freilich nicht durch reinen Zufall. Sie werden auf der Basis sehr spe-
310 zifischer kultureller Kriterien selektiert: Altersgruppe, soziale Schicht, Geschlechtsrolle. Die Anorexia nervosa ist ein Krankheitsverhalten, das in der Mittelschicht aufkam und bis heute fast ganz auf Mädchen und junge Frauen beschränkt geblieben ist. Die Störung besitzt augenscheinlich auch eine genetische Komponente. Das bedeutet, daß Anorektikerinnen, wenn sie sich nicht der Selbstaushungerung verschrieben hätten, mit irgendeinem anderen perniziösen Symptom das in ihrem Bewußtsein vorhandene Ziel, zu einer rationalen, geordneten Lebensführung zu finden, torpedieren würden. Im achtzehnten Jahrhundert wälzten sie sich in konvulsivischen Zuckungen auf dem Boden. Im neunzehnten Jahrhundert lagen sie gelähmt oder entkräftet im Bett. Im ausgehenden zwanzigsten Jahrhundert wieseln sie als bis auf Haut und Knochen abgemagerte Alptraumgestalten Trimm-dich-Pfade und Joggingpisten entlang. Das Rad des psychosomatischen Leidens kommt niemals zum Stillstand.

7 Kulturelle Symptomgestaltung

Wir haben uns anhand historischer Fakten davon überzeugen können, daß die Formung und Ausgestaltung psychosomatischer Symptome in vielen Fällen das Werk der Kultur ist. Doch wie geht das vor sich? Auf welchen Wegen wirkt die Welt um uns herum so auf unsere Psyche ein, daß wir normale körperliche Empfindungen als Anzeichen einer organischen Erkrankung interpretieren? Die Frage beschäftigt Ärzte und Sozialwissenschaftler, seit im achtzehnten Jahrhundert das Wort «Hysterie» geläufig wurde. Wenige haben jedoch ausdrücklich nach der Rolle der Kultur – im Gegensatz zu dem Anteil von Streß und Unglück in der Lebensgeschichte des Individuums – gefragt.

Als Zeitgenossen einer Epoche, die – sei es in Zustimmung oder Ablehnung – großes Gewese um «politische Korrektheit» macht, dürften wir keine Mühe haben zu verstehen, daß auch physische Symptome unter dem Aspekt ihrer (medizinischen oder sozialen) Korrektheit beurteilt werden können. Eine korrekte Symptomatik verschafft dem, der sie manifestiert, das Qualitätssiegel der echten organischen Erkrankung, die etwas anderes ist als Hysterie oder Schauspielerei. Die Korrektheitskriterien in Sachen Erkrankung ändern sich von Altersgruppe zu Altersgruppe, von Klasse zu Klasse, von Volk zu Volk. Für die Mitglieder dieser Kollektive gibt es im Einzelfall viele Gründe zur Ausbildung von Symptomen. Aber welche Symptome die Gruppe im ganzen bevorzugt, darüber entscheiden nicht zuletzt die Kollektivvorstellungen von Gesundheit und Krankheit sowie «Qualitätsmedizin». Kulturelle Symptomgestaltung bezeichnet einfach nur die Fähigkeit des Kollektivs, seine Normen an die Suggestibilität der einzelnen Mitglieder anzupassen. Betrachten wir diesen Vorgang am Beispiel von Vanessa L.

Der Fall Vanessa L.: Psychosomatische Krankheiten im zwanzigsten Jahrhundert

Vanessa L. wurde mit zwanzig Jahren als ein Fall von totaler physischer Entkräftung in die Psychosomatische Klinik einer Großstadt im Herzen des amerikanischen Kontinents aufgenommen. Sie saß im Rollstuhl und war nach eigener Angabe zu erschöpft zum Gehen. Sie war jedoch nicht gelähmt; wenn sie von irgend etwas glaubte, sie müsse es unbedingt haben, konnte sie aus dem Rollstuhl aufstehen und es sich holen. Die lähmende Mattigkeit hatte sich vier Monate zuvor auf dem Landsitz der Familie eingestellt, nachdem sie mit dem besten Freund ihres Bruders abends ausgegangen war.

Angesichts der jählings entkräftet im Bett liegenden Tochter wurden die Eltern zu Musterbildern der Fürsorglichkeit. Bei Vanessas Aufnahme in die Klinik sagte die Mutter: «Oh, Sie können nicht sehr lange mit ihr sprechen, Herr Doktor, das nimmt sie zu arg mit.» Alle Familienmitglieder hatten miteinander gewetteifert, Vanessa optimale Pflege und Fürsorge angedeihen zu lassen. Zu Hause hatte sie sich nach und nach in einen bizarren Lebensrhythmus eingewöhnt: Nachts um drei Uhr ging sie ins Bett und stand nachmittags um zwei Uhr auf. Die Mutter stand mitten in der Nacht auf, um Vanessas Essen anzurichten und es ihr ans Bett zu bringen. Tatsache ist, daß Vanessa, solange sie zu Hause war, alle Mahlzeiten im Bett einnahm.

Die Eltern hatten in der ganzen Stadt einen Arzt nach dem anderen zu Rate gezogen, und Vanessa hatte ein gigantisches «Krankenblatt», das für alle eingeschalteten Spezialisten zu fotokopieren schon eine Menge Kosten verursachte. Weil sie außerordentliche Ansprüche an den behandelnden Allgemeinarzt stellten, hatten die Eltern bereits eine Reihe von praktischen Ärzten verschlissen. Die zur Zeit amtierende Hausärztin, eine junge Medizinerin mit nur einjähriger Praxis als niedergelassene Ärztin, kam allabendlich ins Haus, um nach Vanessa zu sehen. Die Eltern zeichneten sämtliche im Fernsehen gesendeten Gesundheitsmagazine mit dem Videorecorder auf und luden hinterher die Ärztin zu sich ein, um ihr die Sendungen vorzuführen.

Vanessas Krankheitsgeschichte begann um die Zeit, als sie sechzehn war, mit einer infektiösen Mononukleose. Nach deren Abklingen bemerkte sie an sich gleichwohl eine fortschreitende Erschöpfung. Darüber hinaus war sie von Kopfschmerzen geplagt. Sie hatte ursprünglich vorgehabt, an einem auswärtigen College zu studieren, aber dazu fehlte ihr jetzt die Energie, und so schrieb sie sich an der Universität ihrer Heimatstadt als Studentin ein. Doch selbst hier konnte sie infolge ihrer Mattigkeit nicht an Vorlesungen und sonstigen Lehrveranstaltungen teilnehmen, sondern verließ nie das elterliche Haus und die meiste Zeit auch nicht ihr Bett. Ihre vor Besorgtheit schon halb wahnsinnigen Eltern waren drauf und dran, ein Flugzeug zu chartern, das sie zur Untersuchung in die Mayo Klinik nach Rochester hätte bringen sollen, als sie von dieser Klinik hörten. Die Hauspsychiaterin der Klinik, eine ungemein einfühlsame Frau, die sich jedoch in der Rolle des abgebrühten Rauhbeins gefiel, rieb sich die Hände, als sie von dem zu erwartenden Neuzugang erfuhr. «Ein pathologischer Verhau erster Güte», meinte sie grinsend.

Es war nicht zu übersehen, daß Vanessa in einer um das Phänomen Krankheit zentrierten Subkultur lebte. Die Beziehungen zwischen den Familienmitgliedern definierten sich vorwiegend über die Krankheitssymptome der einzelnen, und jedes Familienmitglied konnte eine neurologische Diagnose von der Sorte vorweisen, die schwer zu entkräften ist. Daß in dieser Familie allzuviel Aufhebens von Krankheit und Kranksein gemacht wurde, begann nach Vanessas Einweisung in die Klinik selbst den Betroffenen zu dämmern: Eines Abends meinte der Vater: «Anscheinend sind wir die einzigen Angehörigen, die jeden Abend herkommen, um mit der Patientin zu Abend zu essen.»

Der Vater war der festen Überzeugung, daß Vanessa eine chronische Epstein-Barr-Virus-Infektion (abgekürzt EBV-Infektion, bekannt auch als «Yuppie-Grippe») habe, und bestand auf kostspieligen Gehirn- und Leberuntersuchungen mittels Kernspintomographie. Irgendwann kam dann der Punkt, an dem die Eltern sich ein Fotokopiergerät anschafften, damit sie ihre gesammelte Literatur zum Thema «chronische EBV-Infektion» kopieren und an die Geschäftsfreunde des Vaters in aller Welt versenden konnten für den Fall, daß in deren Familien ähnliche Symptome beobachtet würden, wie Vanessa sie manifestierte. «Sie haben uns nie Ihren Befund mitgeteilt», sagte der Vater zu der Psychiaterin. Beide Eltern schienen stocktaub für die Information zu sein, daß Vanessas Problem psychologischer Natur war. Die Psychiaterin sagte es ihnen wieder und wieder, aber es kam nie an. Vielmehr regte der Vater x-mal an, man möge sich nochmals ganz genau die Laborergebnisse anschauen.

Bei all ihrer Fürsorglichkeit erwarteten die Eltern von ihren Kindern, daß diese bis zum Erwachsenwerden sich einen Platz in der Leistungselite erobern würden. Der Bruder zum Beispiel sollte das Familienunternehmen erben, weil im Kreis der Unternehmer «Frauen fehl am Platze» seien. Spitzenleistungen erwarteten die Eltern indessen auch von ihrer erschöpften Tochter. Als beispielsweise die Therapeutencrew meinte, für Vanessa sei wohl eine Form von Beschäftigungstherapie angezeigt, tat der Vater das mit der Bemerkung ab, von solchen Spielereien halte er nichts: «Ich stelle mir da schon etwas mehr Karrierebezogenes vor.» In den Familientherapiesitzungen fragte er: «Wie lange dauert es eigentlich noch, bis sie anfängt, etwas Nützliches zu tun?»

Vanessa selbst maß ihren Selbstwert mit der Elle der «Produktivität». Die Psychiaterin sagte: «Solange sie nicht Finanzchefin eines Großunternehmens ist, ist sie nichts. Der einzige Erfolg, der in den Augen ihrer Familie zählt, ist der Karriereerfolg.» Wenn andere Patienten ihr in den Gruppensitzungen sagten, wie gut sie vorankomme, ging Vanessa achtlos darüber hinweg. «Nur die Karriere zählt», meinte sie. Sie befürchtete, die Psychiaterin werde sie fallenlassen, weil sie nicht «interessant» genug sei; sie fand, sie könne es in dieser Beziehung nicht mit einer anderen Patientin der Psychiaterin aufnehmen, einer Professorin, die Vanessa schon öfters mit einem Stapel Bücher in den Händen das Zimmer der Psychiaterin hatte betreten und verlassen sehen.

Leider gossen die Therapeuten (sie konnten eben auch nicht aus ihrer kulturellen Haut) Öl in das Feuer dieser Erfolgsmonomanie. Vor allem die weiblichen Mitglieder der Betreuergruppe irritierte Vanessas augenfälliges Desinteresse an jeglicher Form von Berufstätigkeit. Rosalie, die Beschäftigungstherapeutin, lauerte gespannt darauf, daß Vanessa irgendein minimales Interesse für einen Beruf erkennen ließ, um sich dann sofort auf sie zu stürzen und sie zu bearbeiten – aber in dieser Richtung tat sich nichts. «Da ist einfach nichts vorhanden», meinte die Psychiaterin. Vanessa schien nicht den geringsten Ehrgeiz zu besitzen. Während der Mitarbeiterbesprechung, auf der diese Bemerkungen fielen, feierten die Patienten im Gemeinschaftsraum eine Pizzaparty. Vanessa war mit dabei: Der fröhlich tafelnden Runde den Rücken zugewandt, lag sie auf dem Sofa.

Mit der Zeit lernte die Therapeutencrew Vanessa besser kennen, und dabei stellte sich heraus, daß sie insgeheim panisch entsetzt war über ihre – von ihr selbst als solche empfundene – Mittelmäßigkeit. Sie erklärte der Psychiaterin, daß sie ihre Symptome brauche. «Wenn ich nicht krank bin, hab ich überhaupt nichts mehr», sagte sie, womit sie zum Ausdruck bringen wollte, daß sie nichts – keine Leistungen, kein Können – vorzuweisen habe, was ihr ihrer Meinung nach in den Augen ihrer Eltern einen Rang verleihen könnte. Sie konnte sich nicht vorstellen, daß ihre Eltern sie um ihrer selbst willen lieben könnten. Die Klinikpsychologin testete ihren IQ und brachte ihr anschließend schonend bei, daß sie nur eine durchschnittliche Intelligenz besaß und daß auch ihre soziale Lernfähigkeit nur durchschnittlich war. Mit anderen Worten, aus Vanessa würde niemals die strahlende Karrierefrau werden, die ihre Eltern sich so sehr wünschten. Vanessa nahm die Nachricht gleichmütig auf, bat jedoch darum, ihren Eltern nichts davon zu sagen.

Es dauerte lange, bis in Vanessas Zustand eine Besserung eintrat. Es erwies sich selbst als aufwendige Affäre, sie von ihrem Rollstuhl loszueisen. Sie erklärte sich bereit, die fünfzehn Meter von ihrem Zimmer zu ihrem Platz im Speisesaal zu Fuß zu gehen, falls man ihr hinterher «Zeit zum Ausruhen» ließe. Zuerst wollte sie fünf Ruhestunden haben, die Therapeuten handelten sie jedoch auf dreieinhalb Stunden herunter. Noch bei weit fortgeschrittener Remission, als Vanessa schon sehr viel aufgehellter und energetischer wirkte, erlebte sie jedes Mal einen dramatischen Rückfall, wenn ihr Vater sie in der Klinik besuchen kam. «Sie bricht zusammen wie eine *grande hystérique* des neunzehnten Jahrhunderts und fällt aufs Bett nieder», sagte die Psychiaterin unter Anspielung auf die barocke Theatralik hysterischer Anfälle in den Tagen Charcots. Es dauerte fast ein Jahr, bis Vanessa, zwar noch nicht völlig gesund, aber auch nicht mehr völlig invalide, in der Lage war, aus der elterlichen Wohnung auszuziehen und ihr Studium wieder aufzunehmen.

Was an Vanessas Fall Interesse verdient, ist die Mixtur von persönlichen und kulturellen Faktoren in der Ätiogenese psychosomatischer Symptome. Keine Frage, daß ihre Erkrankung ein persönliches Moment aufwies, Merkmale, die sich Einzelheiten ihrer Biographie verdankten, etwa ihrem Ärger über die Bevorzugung des Bruders durch die Eltern, ihrer hochgradig ambivalenten Einstellung zur Sexualität (sie war mit ihren zwanzig Jahren noch Jungfrau), ihrem Wunsch, dem erdrückenden Vater zu gefallen, indem sie genau die Art von Schwäche manifestierte, die seine Theorien über die Epstein-Barr-Virus-Infektion postulierten.

Aber Vanessas Krankheitsverhalten war auch durch die Kultur geformt. Daß sie diesen speziellen Symptomkomplex produzierte, hatte damit zu tun, daß übergreifende soziale Kräfte ihre unbewußte Einstellung in der Frage, wie eine «richtige Krankheit» auszusehen habe, in diesem Sinn geprägt hatten. So lebte sie zum Beispiel in ihrer Familie in einer Kultur der Hypochondrie. Damit das Familienleben reibungslos funktionierte, mußte jedes Familienmitglied sich gegenüber allen übrigen in die Krankenrolle begeben – in dieser speziellen Hypochonderfamilie wurden obskure neurologische Diagnosen favorisiert, was die Schwemme von zentralnervösen Symptomen wie Kopfschmerz und Mattigkeit erklärt. Solcherlei Familienhypochondrie ist, wie der Soziologe David Mechanic meint, für jüdische Mittelschichtfamilien typischer als für nichtjüdische, und Vanessa war Jüdin.[1]

Darüber hinaus lebte Vanessa in einer Kultur der Leichtgläubigkeit in bezug auf bizarre Krankheitsbilder, von denen die Medizin angeblich Tag für Tag neue entdeckt. Bei der Aufnahme in die Klinik führte sie ihre Probleme auf eine generalisierte Candidamykose (eine Pilzerkrankung) zurück. Nun hatte Vanessa aber eine Freundin mit ähnlichen Problemen, und diese gab einer «Neuromyasthenie» die Schuld. Die wohlhabenden Eltern der Freundin hatten ihrer Tochter eine Eigentumswohnung gekauft und finanzierten ihr überdies eine Limousine samt Chauffeur. Also gab Vanessa die Candidamykose-Theorie auf, begann wieder Brot zu essen und trat dem Gedanken nahe, daß auch sie eine Neuromyasthenie haben könnte. Eine andere Patientin, die zum Zeitpunkt ihrer Aufnahme in die Klinik eine generalisierte Candidamykose für ihre Probleme verantwortlich gemacht hatte, wechselte später zu der Überzeugung, daß die Ursache ihrer Leiden eine Endometriose (eine Wucherung der Gebärmutterschleimhaut) sei. Diese Patientin fragte Therapeuten in der Klinik, ob denn nicht vielleicht ins Gehirn gelangtes Endometriumgewebe die Ursache ihrer Kopfschmerzen sei. Wie zu sehen, war Vanessas Lebenswelt schlicht überflutet von Geplapper über neue Krankheiten, die als mögliche Erklärungen für die chronischen Schmerzen und die chronische Erschöpfung vieler dieser jungen Frauen in Frage kamen. All diesen neuen Krankheiten war eines gemeinsam: Sie machten die Betroffenen zu Schwerbehinderten.

Und schließlich lebte Vanessa als Mitglied des progressiven urbanen Mittelstands in einem Milieu, in dem sich im Gefolge der Frauenbewegung die Erwartung eingebürgert hatte, Frauen in Glanzpositionen einrücken zu sehen. Hatte der Viktorianismus der bürgerlichen Frau noch die soziale Rolle des unscheinbaren, im häuslichen Umkreis still verblühenden Veilchens zudiktiert, so fordert der Lebensstil der Mittelschicht heute von ihr dynamischen Erfolg. Die gelähmt ans Bett gefesselte viktorianische Märtyrerin von einst dürfte mit ihrem Krankheitsverhalten ihre Unzufriedenheit mit einem allzu eng geschnürten Rollenkorsett symbolisch artikuliert haben. Bürgerliche Frauen von heute, die wie Vanessa durch Erschöpfung und Apathie behindert sind, dürften sich gegen allzu weitgehende Rollenerwartungen stemmen, die praktisch unbegrenzte Leistungsforderungen implizieren. Ungewöhnlich an dem geschilderten Fall ist, daß Vanessa eine gewisse Einsicht in die eigene Motivation besaß: Die große Mehrzahl der Kranken mit bis zur Schwerbehinderung gehender Erschöpfung läßt es an solcher Einsicht völlig fehlen und betrachtet sich statt dessen als Opfer eines rätselhaften Virus.[2]

Das geistige Umfeld

Die Theorie der kulturellen Symptomgestaltung will zur Erklärung der Ätiogenese psychosomatischer Erkrankungen beitragen. Bei diesem Bemühen macht sie Anleihen bei zwei anderen, jeweils für sich genommen unvollständigen ätiologischen Traditionen. Die eine davon betont die Psychogenie, die «seelische» Herkunft der Symptome; die zweite betrachtet die Symptome als neurogen, das heißt als im Nervensystem wurzelnd.

Psychogenie besagt, daß die Symptome durch unbewußte psychische Prozesse bedingt sind. Schmerzen habe ich, weil mein Unbewußtes aus Gründen, die es nach eigener Willkür gewählt hat, «Schmerz» denkt. Der bewußte Teil meiner Psyche reagiert darauf, indem er irgendwo im Körper Schmerzen wahrnimmt: Magenschmerzen, obwohl der Magen völlig in Ordnung ist, oder Kopfschmerzen, obwohl ich weder an Migräne leide noch einen Tumor oder sonst eine Störung im Kopf habe. Das ätiologische Gegenstück im neunzehnten Jahrhundert hatte die Form: Meine Beine funktionieren nicht, weil ich eine Spinalirritation habe oder (bei entsprechendem Geschlecht) weil meine Eierstöcke entfernt werden müssen. Die Psychogenie-Tradition ist demnach zwar nicht die historisch ältere, aber sie ist in der psychosomatischen Medizin heute die einflußreichste.

Das Psychogenie-Modell existiert in drei Varianten. Die
320 eine sieht im Streß den Treibsatz der psychosomatischen Symptomatik. Seit im Jahr 1950 Hans Selyes wegweisende Arbeit erschien[3], dient Streß als eine Art Zauberformel zur Erklärung seelischen Leidens. Wer Symptome manifestiert, reagiert damit auf Widrigkeiten in seinem Leben, die für ihn eine seelische Belastung darstellen. Die Symptomproduktion ist für ihn das Mittel, sich diesen Belastungen zu entziehen. Nun ist zwar nicht zu leugnen, daß Streß bei der Symptomproduktion eine Rolle spielen kann, aber ungefähr ein Viertel aller an schweren psychosomatischen Erkrankungen Leidenden behauptet von sich, keinerlei Streßbelastung zu empfinden, und scheint auch in der Tat ein verhältnismäßig geruhsames und kommodes Leben zu führen.[4] Zudem bleiben viele Menschen, die unter Streß stehen, symptomfrei. Folglich bietet das Phänomen Streß keine erschöpfende Erklärung dafür, warum es zur Symptomproduktion kommt.

Eine zweite Variante des Psychogenie-Modells enthält die Freudsche Psychoanalyse, eine Lehre, die sich seit ihrer Entstehung in zahlreiche tiefenpsychologische Schulen aufgefächert hat. Die Psychoanalyse führt psychosomatische Symptome auf Anomalien der frühkindlichen Sozialisation zurück. Diese Anomalien – als Beispiele wären traumatische Erfahrungen im Zusammenhang mit der Ablösung von der Mutter oder der Identifikation mit dem Vater zu nennen – schaffen innerpsychische Konflikte, die ihrerseits zur Quelle von Ängsten werden. Die körperlichen Symptome, die das Individuum im späteren Leben ausbildet, fungieren als eine Art Schwamm, der die Ängste absorbiert. Die psychoanalytische Theoriebildung in Sachen Psychosomatik erfuhr in den zwanziger Jahren eine Differenzierung und Nuancierung durch die Berliner Schule der Psychoanalyse (der unter anderen Franz Alexander angehörte) und durch Figuren der Wiener Szene wie Wilhelm Stekel und Felix Deutsch. Bereits Ende der dreißiger Jahre hatte sich auf dem nordamerikanischen Halbkontinent so weitgehend die psychoanalytische Sicht der Dinge durchgesetzt, daß schon der bloße Gebrauch der Wörter «Psychosomatik» und «psychosomatisch» den Sprecher als jemanden mit psychoanalytischer Orientierung zu erkennen gab.[5] Wenngleich psychoanalytische Lehren inzwischen einiges von ihrer modischen Strahlkraft eingebüßt haben, findet man in vielen Universitätskliniken noch immer Psychiater, die als erstes nach versteckten Ängsten forschen, wenn sie es mit einem psychosomatisch Kranken zu tun bekommen.

Die dritte Variante des Psychogenie-Modells geht zurück auf Hippolyte Bernheim, den *spiritus rector* der in den achtziger Jahren des vorigen Jahrhunderts prominenten «Nancy-Schule» des Hypnotismus, und wurde um die Jahrhundertwende von Paul Dubois und Jules-Joseph Dejerine weiterentwickelt. Sie beruht auf der Grundthese, daß psychosomatische Symptome auf suggestivem Weg hervorgerufen werden. Bernheim und seine Nachfolger stellten fest, daß es, um einen psychosomatisch Kranken von seinen Symptomen zu heilen, oftmals genügte, ihm auf suggestivem Weg – sei es in Hypnose, sei es im Rahmen einer engen Arzt-Patient-Beziehung – den Willen zur Genesung einzuflößen. Desgleichen fand man heraus, daß Patienten durch unbedachte Bemerkungen des Arztes («Hm, hm, komische Herzgeräusche haben Sie da») oder durch das, was Angehörige und Bekannte dem Arzt erzählen, suggestiv beeinflußt und in eine bestimmte Symptomatik hineinmanövriert werden können. Die auf der Grundlage dieses Erklärungsmodells von Dubois entwickelte «Persuasionstherapie» wurde in den zwanziger Jahren von der Psychoanalyse verdrängt, und heute sind die Vertreter der Suggestionstheorie der Psychogenie weitgehend vergessen.[6]

Die Unterscheidung zwischen dem freudianischen und dem älteren, präfreudianischen Psychogenie-Modell ist wichtig. Ärzte wie Patienten suchen nach Orientierungshilfe in der Frage, wo die Reise in Zukunft hingeht, und die erwähnten historischen Modelle bezeichnen immerhin Ausgangspunkte. Rechtgläubige Anhänger der Psychoanalyse haben das Glück, daß sie nach weitergehenden Erklärungen der Entstehung psychosomatischer Symptome nicht mehr zu suchen brauchen. Indes, für den gesamten traditionellen Freudianismus ist – jedenfalls in der Medizin – bereits die Götterdämmerung angebrochen, und eine ernsthafte Diskussion über die Natur der Psychogenie kann in Zukunft nicht immer weiter pietätvoll auf die alten Ladenhüter zurückgreifen. Ebensowenig reicht es aus, noch hundert Jahre nach ihrer Erfindung schlicht nur die *black box* «Suggestion» zu beschwören, als wären wir ideelle Zeitgenossen der großen Bühnenhypnotiseure der Jahrhundertwende. Gleichwohl haben Nichtfreudianer zur Fähigkeit der Kultur, das Unbewußte zu modellieren, nicht viel mehr zu sagen, als daß sie irgendwie in den Phänomenen Suggestion und Suggestibilität wurzelt. Und Suggestion bietet auch keine Erklärung dafür, warum manche Individuen anfälliger als andere sind, es sei denn, man spricht ihnen eine größere Suggestibilität zu – womit man sich freilich in eine zirkuläre Argumentation begibt.

Die gewichtigste Alternative zur Psychogenie-Theorie, das Neurogenie-Modell, erklärt psychosomatische Erkrankungen aus Störungen im materiellen Chemismus des Gehirns. Diesem auf die Biologie des Gehirns gestützten Erklärungsschema liegt eine Tradition zugrunde, die bis zu dem zentralnervösen Paradigma des späten neunzehnten Jahrhunderts zurückreicht und biologisch orientierte Psychiater wie Theodor Meynert in Wien und Karl Wernicke in Breslau zu ihren Gründervätern zählen kann. Wenn auch von Humanwissenschaftlern immer wieder mit Verachtung behandelt, besitzt dieses Modell doch das Prä, daß es die reziproke Beziehung zwischen Gehirn und Seelenleben unterstreicht. Die massiven Erfolge, die es in jüngster Zeit auf dem Gebiet der Pharmakotherapie, der Gehirnkartographie und der Molekulargenetik für sich verbuchen konnte, bürden seinen Gegnern die Beweislast für die Triftigkeit ihres Einspruchs auf. Wir wissen heute, daß ein ganzes Spektrum von Denk- und Affektstörungen wie die manisch-depressive Erkrankung, die Schizophrenie und dergleichen eine biologische Basis im Gehirn hat. Ebenso könnte auch die Tendenz der Psyche, physiologische Signale als Krankheitszeichen zu interpretieren, auf Vorgängen im Gehirn beruhen.

Zu unzulässiger Vereinfachung und partieller Faktenblindheit gehen jedoch diejenigen Anhänger des Neurogenie-Modells über, die meinen, die ganze Komplexität des Seelenlebens auf die Biologie des Gehirns reduzieren zu können. Schon möglich, daß das tiefgründende Bedürfnis nach psychosomatischen Symptomen auf irgendeine Weise von Vorgängen im Gehirn gesteuert wird. Aber die Störung der Zelllaktivität durch irreguläres Funktionieren von Neurotransmittern erklärt beim psychosomatischen Leiden weder die Symptomwahl noch den Zeitpunkt des Beginns und die Dauer der Erkrankung.

Was kann der Ausblick auf diese Erklärungsschemata – auf das Psychogenie- und das Neurogenie-Modell – zum besseren Verständnis der kulturellen Symptomgestaltung beitragen? Als ersten Schritt zur Antwort wollen wir eine Trennungslinie ziehen. Unterhalb der Linie plazieren wir die ursächlichen Faktoren des Somatisierens, oberhalb der Linie die spezifische Erscheinungs- oder Darstellungsform einer gegebenen psychosomatischen Erkrankung.[7] Unten haben wir den Unterbau, die Triebkräfte; oben haben wir den Überbau, die sozialen Bedingungen, die dem Endprodukt jener Kräfte eine kulturell vertraute Form aufprägen.

324 Was finden wir unterhalb der Linie? Wo liegt die Ursache für den Impuls zur psychosomatischen Erkrankung? Hier helfen uns beide Standard-Erklärungsmodelle weiter. In Anbetracht der Komplexität der Wirklichkeitszusammenhänge, die Menschen dazu bringen, Symptome auszubilden, ist keinem dieser beiden Modelle der Vorzug zu geben. Dem Psychogenie-Modell entspricht die Tatsache, daß Streß uns zur Symptomproduktion veranlassen kann: die unglückliche Ehe zum Beispiel oder das vergebliche Warten auf Beförderung. Im dritten Kapitel sprachen wir bereits davon, daß Frauen stärker als Männer zur Symptombildung neigen und daß dies wesentlich auch daran liegt, daß ihnen das Leben härter zusetzt, anders gesagt: daß es sie mit mehr Streß belastet. Man sieht: Streßgetriebene Psychogenie spielt eine Kardinalrolle bei der Symptomakquisition.

Die psychoanalytische Theorie von den psychischen Konflikten, deren Ursprung in der frühen Kindheit liegt, ist sicher nicht ganz falsch. Es gibt Anhaltspunkte dafür, daß leidvolle Kindheitserlebnisse im späteren Leben eine psychosomatische Erkrankung nach sich ziehen. So war zum Beispiel neun von 92 chronischen Somatisierern, die in den achtziger Jahren in einer Großstadtklinik für psychosomatische Krankheiten Gegenstand einer Studie waren, irgendwann in ihrer Krankenkarriere einmal die Diagnose «Fibrositis» (andere Namen: «Fibromyalgie», «Weichteilrheumatismus») gestellt worden. Fünf von diesen neun beantworteten die Frage, ob sie eine glückliche oder eine unglückliche Kindheit gehabt hatten. Alle fünf hatten eine unglückliche Kindheit gehabt.[8] Es gibt also einigen Anlaß zu der Vermutung, daß leidvolle Erfahrungen in einer frühen Lebensphase im Erwachsenenleben zur Entstehung des psychosomatischen Syndroms «Fibrositis» beitragen.

Es ist mithin gar keine Frage, daß die von Sozial- und Humanwissenschaftlern in Generationen überspannender Arbeit mit dem Psychogenie-Modell erzielten Einsichten für uns eine Hilfe bedeuten. Dieser Traditionsstrang leistet viel für unser Verständnis der praktischen Funktion des Somatisierens als einer Strategie zur Bewältigung von Kummer und Unglück. Und er lehrt uns viel über die Wirkungen von Traumata, Leid und Traurigkeit – über die Schattenseite des menschlichen Lebens, aus der die psychosomatischen Symptome vielleicht einen Fluchtweg darstellen.

Das zweite Standard-Erklärungsschema mit Tradition, das Neurogenie-Modell, sieht unterhalb der Linie genetische Gegebenheiten und Störungen des Gehirnchemismus als Hauptkräfte am Werk, um die Symptome oberhalb hervorzubringen. Es ist durchaus denkbar, daß chronisches Somatisieren eine genetische Komponente besitzt. Die in jahrzehntelanger Forschung erzielten Erkenntnisse dieser Tradition kann man nicht einfach vergessen oder mit einer gereizten Geste vom Tisch wischen. Ganz abgesehen von genetischen Gegebenheiten, können auch Vorgänge im Gehirn Störungen im Leib-Seele-Verhältnis hervorrufen. Bei Depressiven liegt oft eine Irregularität im Stoffwechsel der Amine vor, aus der die von den Kranken empfundenen Schmerzen resultieren, für die im makroorganischen Bereich keine Ursache nachweisbar ist. Eine Anzahl der die Darmtätigkeit regulierenden Hormone – beispielsweise Cholezystokinin – fungiert auch als Neurotransmitter im Zentralnervensystem, so daß die Vermutung sich förmlich aufdrängt, daß sich in Störungen der ZNS-Darm-Beziehung wie dem Reizkolon-Syndrom eine Irregularität des Neurochemismus manifestiert.[9] Wer fragt: Was verbirgt sich unterhalb der Linie?, wird also sowohl neurogene als auch psychogene Faktoren in Betracht ziehen müssen. Die

Umstände, die den einzelnen zu der unbewußten Entscheidung treiben, Symptome auszubilden, sind durchaus zusammengesetzter Natur und berühren beide Bereiche, Neurogenie wie Psychogenie. Keine der beiden Kategorien genießt Vorrang vor der anderen, und wahrscheinlich liegt die Erklärung dafür, warum wir Symptome ausbilden, in einem Zusammenwirken beider.

Keines der Modelle vermag jedoch die spezifische Form der Symptome zu erklären, die sich aus den im Tiefenbereich unterhalb der Linie wirkenden Antrieben ergeben. Keines weist einen Weg zum Verständnis der Krankheitsbilder, die sich dem Arzt in der Praxis oder dem Historiker in den Quellen zeigen. Wie kommt es zu den spezifischen, von Epoche zu Epoche so wandelbaren psychosomatischen Symptomen?

Hier sehen wir uns auf verhaltensbestimmende Faktoren verwiesen, die mehr in das Fach des Sozialhistorikers schlagen, Faktoren wie soziale Klasse, Geschlecht, Altersgruppe und Volkszugehörigkeit. Es sind Regularitäten, die das Leben von Millionen ungleicher Menschen durchdringen und System in das Chaos der Individualität bringen. Diese systembildenden Faktoren spielen eine große Rolle bei der Ausformung psychosomatischer Symptome. Sie sind das Rückgrat der Kultur.

Diese kulturelle Symptomgestaltung prägt das Bild der psychosomatischen Krankheiten und verhilft uns zum Verständnis dessen, was oberhalb der Linie passiert. Aus der Tatsache der kulturellen Symptomgestaltung erklärt sich, wieso ganze Gruppen von Individuen gemeinschaftliche Symptome ausbilden und warum diese Symptome – wie ich in meinem Buch *Moderne Leiden* gezeigt habe – sich von einer Epoche zur nächsten gemeinschaftlich ändern.

Das kulturelle Umfeld wirkt symptomgestaltend, indem es den Menschen Vorstellungen davon vermittelt, wie legitime und wie illegitime Krankheitsbilder aussehen. Mit der Ausrichtung auf Legitimität macht die Kultur – weil das Unbewußte sich nicht gern blamiert – manche Verhaltensformen akzeptabel und andere inakzeptabel. Die Individuen freilich erleben ihre Symptome nicht als «Verhaltensformen», sondern als echte organische Erkrankung. Die kulturelle Symptomgestaltung findet also nicht im Bewußtsein, sondern im Unbewußten statt.

Historische Forschung läßt uns diese Dinge besser verstehen, indem sie uns zeigt, wie wenig die Menschen in der Vergangenheit von den übergreifenden sozialen Kräften ahnten, die noch ihr intimstes Erleben prägten. Diese Ahnungslosigkeit hat sich bis heute gehalten. Das Erscheinungsbild psychosomatischer Symptome wird geprägt von formenden Kräften, von deren Existenz der einzelne allenfalls eine denkbar nebulöse Vorstellung hat. Wie der «*homo oeconomicus*» nur einen sehr dürftigen Begriff von den großen Strömungen in der Weltwirtschaft hat, die ihn hierhin und dorthin spülen, so besitzt die «psychosomatische Persönlichkeit» wenig Einblick in die Struktur des umfassenden Kräftefelds, das ihre Interpretation körperlicher Empfindungen beeinflußt. Nichtsdestoweniger prägt dieses Kräftefeld die kognitive Orientierung des einzelnen dergestalt, daß körperliche Empfindungen, die an sich nicht die Folge einer organischen Erkrankung sind, zu einem Krankheitszeichen aufgebauscht beziehungsweise als solches mißdeutet werden.

Sozial und medizinisch korrekte Modelle

Die kulturelle Gestaltung der Symptome des einzelnen setzt sich aus zwei Teilprozessen zusammen. Der eine steht in Beziehung zu den sozial korrekten Modellen richtigen Verhaltens, von denen das Individuum zu Hause und in der Gesellschaft im ganzen umgeben ist, der andere steht in Beziehung zu den medizinisch korrekten Modellen, nach denen sich der ärztliche Berufsstand bei der Diagnose und der Therapie richtet.

328 Sozial korrekte Modelle, wie man sich als Mann oder als Frau zu verhalten habe, begegnen zu allen Zeiten und an allen Orten.[10] Die Gesellschaft des neunzehnten Jahrhunderts verfügte, daß die Frau im wesentlichen passiv zu sein habe; die Gesellschaft des ausgehenden zwanzigsten Jahrhunderts will die Frau dynamisch. Jeder Gesellschaftstyp erntet die von seinen Modellen ausgelösten pathologischen Verzerrungen des Korrektheitsstandards. Im neunzehnten Jahrhundert waren dies Lähmung und chronische Neurose, im ausgehenden zwanzigsten Jahrhundert sind es ausgefallene Konzepte von Immunkrankheiten, die Schwerbehinderung mit sich bringen. In der Vergangenheit war die motorische Hysterie eine pathologisch groteske Verzerrung des sozial korrekten passiven Weiblichkeitsideals. Heute bieten exzentrische fixe Ideen von chronischer Erschöpfung, Umweltallergie, multipler Nahrungsmittelallergie und dergleichen die Möglichkeit, das für alle Frauen geltende sozial korrekte Dynamikgebot zu unterlaufen, das ihnen die Rolle der Superfrau zudiktiert, die in einer Zeit, in der Männer reichlich Mühe schon mit einer einfachen Karriere haben, glanzvoll die Doppelkarriere der Hausfrau und Erwerbstätigen bewältigt.

Diese sozial korrekten Modelle sorgen für die Kontinuität zwischen Pathogenese und Pathoplastizität, zwischen der Symptomschöpfung unterhalb und der Symptomgestaltung oberhalb der Linie. Unter der Oberfläche verbergen sich die fundamentalen Ursachen, die das Somatisieren antreiben: gehirnbiologische Fakten, äußerer Streß und dergleichen. Das Bild der Symptome oberhalb der Linie wird jedoch von übergreifenden kulturellen Erwartungshaltungen bestimmt, die über die Geschlechtsrolle, die soziale Klasse, die Ethnie und die Altersklasse an das Individuum herangetragen werden.[11]

Der zweite Teilprozeß, der die vom Individuum erlebten Symptome formt, ist die klinische Medizin selbst. In vielen Fällen bilden die Individuen medizinisch korrekte Symptome aus, will sagen: Symptome, wie der Arzt sie gemäß der während des Studiums verinnerlichten Theorien zu sehen erwartet. Katalepsie, induzierter Somnambulismus, Hysterie à la Charcot – alles Paradebeispiele für Symptome, die entstanden, weil die Medizin behauptete, daß es sie geben müsse. Nichts anderes als ärztliche Suggestion schuf die multiplen Persönlichkeiten im Dunstkreis von Magnetismus und Hypnotismus. Der übermächtige Einfluß eines einzelnen Arztes namens Jean-Marie Charcot war verantwortlich für die einer präzisen Dramaturgie folgenden Anfälle und stereotypen Stigmata der *grande hystérie*.[12]

Auch hier erweist unser Über-und-unter-der-Linie-Modell seine Stichhaltigkeit. Die Individuen, die in kataleptische Starre oder in die «pathetischen Haltungen» der *grande hystérie* verfielen, wären in späterer Zeit wahrscheinlich Anorektikerinnen oder CFS-Patientinnen geworden. Unerträglicher Streß in ihrem persönlichen Leben oder eine genetisch verankerte Prädisposition dürfte es gewesen sein, was sie überhaupt zum Somatisieren veranlaßte. Aber die medizinische Theorie der Zeit diktierte, welche Symptome dabei entstanden.

Bis jetzt habe ich über die zweierlei Einflüsse auf die Symptomgestaltung – den sozialen und den ärztlichen – so gesprochen, als wären sie unabhängig voneinander. Das sind sie jedoch nicht. Was Ärzte glauben, hängt nicht selten von übergeordneten Meinungen und Vorurteilen im kollektiven Bewußtsein ab. Die herrschenden medizinischen Ideen der Zeit, wenn auch scheinbar rein wissenschaftlicher Natur, sind in vielen Fällen von den herrschenden kulturellen Überzeugungen geprägt. Mag sein, daß dies in so ausgeprägt wissenschaftlichen Grundlagenbereichen der Medizin wie der Immunologie und der Molekularbiologie nicht der Fall ist, ganz ohne Zweifel jedoch trifft es auf medizinische Theoreme über menschliches Verhalten zu. Wie alle Menschen sind und bleiben auch Mediziner Kinder ihrer Zeit.

Die Reflextheorie zum Beispiel reklamierte für sich eine wissenschaftliche Basis teils in der pseudowissenschaftlichen Doktrin von der «Irritation», teils in dem genuin wissenschaftlichen Konzept des Reflexbogens. Die Beliebtheit, derer sich die Reflextheorie bei Ärzten erfreute, dürfte allerdings eine Folge von deren wenig schmeichelhaftem Frauenbild gewesen sein – einem Frauenbild, das männliche Ärzte mit dem Rest der Männerwelt des neunzehnten Jahrhunderts teilten. Sie fanden es absolut glaubhaft, daß die weibliche Psyche die Marionette «irritierter» Eierstöcke und einer prolabierten Gebärmutter sein sollte.

Ein anderes Beispiel: Die Psychoanalyse hat für sich stets in Anspruch genommen, auf wissenschaftlicher Grundlage zu stehen. Gleichwohl spiegeln sich in der psychoanalytischen Theorie auch übergreifende, kulturell sanktionierte Einstellungen wider, so vor allem die Ansicht, daß die Stofflichkeit des Körpers das Seelenleben nicht wirklich affiziere. Diese Ansicht war kennzeichnend für die meisten in der ersten Hälfte des zwanzigsten Jahrhunderts im gebildeten Bürgertum verbreiteten Auffassungen vom Leib-Seele-Verhältnis. Sie zeugte von Vertrauen in die Autonomie des Verstandes, die Überlegenheit der Vernunft und die Unausweichlichkeit des Fortschritts. Und von diesem Glauben war die westliche Kultur durchdrungen bis zur Machtergreifung der Nationalsozialisten im Jahr 1933. Danach haben wir dann erneut erfahren, daß Menschen zu Bestien werden können, daß wir nicht die autonome Herrschaft über unser Innenleben und unser Handeln besitzen, die sich die liberale, humanistischem Geist verpflichtete Gesellschaft erhofft hatte, ehe jenes alptraumhafte Kapitel in der Geschichte des zwanzigsten Jahrhunderts begann. Und Freuds ursprüngliche Zuversicht, daß der simple Akt des Verstehens der eigenen unbewußten Konflikte ausreichen würde, diese Konflikte zu meistern, enthüllt sich im Rückblick als unzulängliche Grundlage für eine therapeutische Methode. Die wechselvolle Geschichte der Psychoanalyse zeigt, in welchem Ausmaß scheinbar rein wissenschaftliche Theorien von kulturellen Gegebenheiten abhängen und welche Folgen solche Theorien für das Leben von Menschen haben können.

Die Medizin ist Teil unseres Soziallebens. Zwar werden psychosomatische Krankheiten und die kulturellen Kräfte, die sie prägen, uns immer erhalten bleiben. Was aber nicht immer so bleiben muß, ist der Zustand, daß die Medizin und das Vorurteil gemeinsame Sache machen, um uns normative Verhaltensmodelle anzudienen. Wir können uns nicht – zumindest nicht, ohne daß wir uns enorme Einsicht erworben hätten – von einem Bedürfnis nach Symptomproduktion befreien. Aber wir können uns durchaus medizinischer Ideen entledigen, die nicht auf dem felsenfesten Fundament der Wissenschaftlichkeit, sondern auf kulturellen Vorurteilen gründen.

Einsicht ist ein nobles Ziel. Patienten, die Linderung für ein psychosomatisches Leiden suchen, dürften sich allerdings vergebens zweckdienliche Einsichten von Tiefentherapien versprechen, die darauf abzielen, vermeintliche ursächliche Begebenheiten in ihrer Vergangenheit aufzuhellen. Sie sollten vielmehr den forschenden Blick auf ihr kulturelles Umfeld richten, sollten die Vorstellungen von korrektem Verhalten unter die Lupe nehmen, die ihnen von ihrer Altersgruppe, ihrer sozialen Klasse, ihrer Ethnie und mit ihrer Geschlechtsrolle vermittelt werden. Die Wurzeln ihres Problems liegen

vielleicht gar nicht in ihnen selbst, sondern in allzu großer Fügsamkeit gegenüber den Vorstellungen von sozial korrekten Krankheitsbildern, die in Bezugsgruppen kursieren. Wo die grundlegenden Probleme weniger psychologischer als
332 vielmehr soziologischer Natur sind, besteht Anlaß zur Hoffnung. Denn es ist schwierig, die eigene Psychologie zu ändern, aber zu begreifen, auf welche Weise andere uns krank machen, ist ein Ziel, das wir alle erreichen können.

Anmerkungen

Verwendete Abkürzungen

AJO	American Journal of Obstetrics
AJP	American Journal of Psychiatry
BJP	British Journal of Psychiatry
BKW	Berliner Klinische Wochenschrift
BMJ	British Medical Journal
BMSJ	Boston Medical and Surgical Journal
DMW	Deutsche Medizinische Wochenschrift
JAMA	Journal of the American Medical Association
JNMD	Journal of Nervous and Mental Disease
LMG	London Medical Gazette
MMW	Münchener Medizinische Wochenschrift
MTG	Medical Times and Gazette
NCB	Neurologisches Centralblatt
NEJM	New England Journal of Medicine
PNW	Psychiatrisch-Neurologische Wochenschrift
Prog. Méd.	Progrès Médical
WKW	Wiener Klinische Wochenschrift
WMP	Wiener Medizinische Presse
WMW	Wiener Medizinische Wochenschrift
ZBG	Zentralblatt für Gynäkologie

Die Verlagsangabe entfällt bei Büchern, die vor 1945 erschienen. Nach üblicher Gepflogenheit habe ich die drei britischen medizinischen Wochenschriften nicht mit der Bandzahl zitiert, sondern jeweils mit arabischer Ziffer angegeben, ob der betreffende Artikel im ersten oder zweiten Halbband des Jahrgangs enthalten ist.

1 Das Zusammenspiel von Biologie und Kultur

1 William Perfect, Select Cases in the Different Species of Insanity, Rochester/England 1787, S. 226–233.

2 Ewald Hecker, Über das Verhältnis zwischen Nerven- und Geisteskrankheiten, Kassel 1881, S. 7f.

3 Über diese Entwicklungen informiert ausgezeichnet: Ian R. Dowbiggin, Inheriting Madness: Professionalization and Psychiatric Knowledge in Nineteenth-Century France, Berkeley: University of California Press 1991, S. 54–75, 116–143. Zu den Biographien der französischen Psychiater siehe René Semelaigne, Les pionniers de la psychiatrie française. 2 Bde., Paris 1930–1932, Bd. 2, S. 294–301 (Moreau), 342–351 (Morel).

4 Daniel Pick, Faces of Degeneration: A European Disorder c. 1848–1918, Cambridge/England: Cambridge University Press 1989, S. 99; Semelaigne, a.a.O. (siehe Anm. 3), S. 210–222 (Magnan).

5 Siehe Paul Weindling, Health, Race and German Politics between National Unification and Nazism 1870–1945, Cambridge/England: Cambridge University Press 1989; Pauline Mazumdar, Eugenics, Human Genetics and Human Failings: The Eugenic Society, Its Sources and Its Critics in Britain, London: Routledge 1992.

6 Ein Überblick in: Edward Shorter, Moderne Leiden. Zur Geschichte der psychosomatischen Krankheiten, Reinbek: Rowohlt 1994, S. 352–371. Emil Kraepelin, Ende des Jahrhunderts der einflußreichste deutsche Psychiater, gestand der Erbanlage eine Mitwirkung, jedoch keine Hauptverantwortung für die Entstehung der Geisteskrankheit zu; siehe z.B. E. K., Die Erscheinungsformen des Irreseins. In: Zeitschrift für die gesamte Neurologie und Psychiatrie 62 (1920), S. 1–29 (bes. S. 11).

7 Frieda Fromm-Reichmann, Notes on the Development of Treatment of Schizophrenics by Psychoanalytic Psychotherapy. In: Psychiatry 11 (1948), S. 263–273 (bes. S. 265). Über Fromm-Reichmann: Uwe Henrik Peters, Psychiatrie im Exil. Die Emigration der dynamischen Psychiatrie aus Deutschland 1933–1939, Düsseldorf: Kupka 1992, S. 173–188.

8 Franz Kallmann (Columbia University, Department of Medical Genetics) warnte 1959 vor den nachteiligen Folgen der Nichtanerkennung erbbedingter Elemente. F. K., The Genetics of Mental Illness. In: American Handbook of Psychiatry. Hrsg. von Silvano Arieti. 3 Bde, New York: Basic Books 1959–1966, Bd. 2, S. 175–196 (Zitat: S. 191).

9 Penroses Bericht wurde seinerzeit nicht veröffentlicht, jedoch in hektographierter Form weit verbreitet und wurde später in einem Zeitschriftenartikel referiert; siehe T. J. Crow, A Note on «Survey of Cases of Familial Mental Illness» by L. S. Penrose. In: European Archives of Psychiatry and Clinical Neuroscience 240 (1991), S. 314–324.

10 Zu diesen Entwicklungen siehe Pierre Deniker, From Chlorpromazine to Tardive Dyskinesia (Brief History of the Neuroleptics). In: Psychiatry Journal of the University of Ottawa 14 (1989), S. 253–259; Frank J. Ayd jun., The Early History of Modern Psychopharmacology. In: Neuropsychopharmacology 5 (1991), S. 71–84; Edward Shorter, The Health Century, New York: Doubleday 1987, S. 120–126.

11 Michael Lesch und William L. Nyhan, A Familial Disorder of Uric Acid Metabolism and Central Nervous System Function. In: American Journal of Medicine 36 (1964), S. 561–570.

12 Siehe z. B. Kenneth K. Kidd und James L. Kennedy, The Genetics of Affective Disorders. In: Genetics of Neuropsychiatric Diseases. Hrsg. von Lennart Wetterberg, London: Macmillan 1989, S. 191–198; T. J. Crow u. a., Clues to the Nature and Location of the Psychosis Gene: Is Schizophrenia Due to an Anomaly of the Cerebral Dominance Gene Located in the Pseudoautosomal Region of the Sex Chromosome? Ebd., S. 199–210. Ein kurzer Überblick über die Argumente, die für ein «Psychosegen» sprechen: T. J. Crow, The Search for the Psychosis Gene. In: British Journal of Psychiatry 158 (1991), S. 611–614. Siehe auch Roland D. Ciaranello und Andrea L. Ciaranello, Genetics of Major Psychiatric Disorders. In: Annual Review of Medicine 42 (1991), S. 151–158.

13 Herbert Pardes u. a., Genetics and Psychiatry: Past Discoveries, Current Dilemmas, and Future Directions. In: AJP 146 (1989), S. 435–443 (bes. S. 436). Siehe auch Kay Redfield Jamison, Touched with Fire: Manic Depressive Illness and the Artistic Temperament, New York: Free Press 1993.

14 Ming T. Tsuang u. a., The Genetics of Schizophrenia: Current Knowledge and Future Directions. In: Schizophrenia Research 4 (1991), S. 157–171 (bes. S. 158, Tabelle 1).

15 Ebd., S. 436.

16 Raymond C. Crowe, The Application of Genetic Method in the Study of Disease Associations in Psychiatry. In: Psychiatric Clinics of North America 13 (1990), S. 585–595 (bes. S. 589). Siehe auch David E. Comings und Brenda G. Comings, The Genetics of Tourette Syndrome and Its Relationships to Other Psychiatric Disorders. In: Wetterberg (Hrsg.), a. a. O. (siehe Anm. 12), S. 179–189.

17 Hubert M. M. Van Tol u. a., Cloning of the Gene for a Human Dopamine D4 Receptor with High Affinity for the Antipsychotic Clozapine. In: Nature 250 (18. April 1991), S. 610–614; Van Tol u. a., Multiple Dopamine D4 Variants in the Human Population. Ebd. 358 (9. Juli 1992), S. 149–152.

18 Roger Smith in einer Besprechung von Ian Dowbiggins Buch *Inheriting Madness* (siehe Anm. 3). In: Medical History 36 (1992), S. 342.

19 Undatierte Eintragung in dem handschriftlichen Tagebuch von Clarence B. Farrar vom Sheppard Pratt Hospital, der sich zur fraglichen Zeit auf Urlaub in Heidelberg aufhielt (Manuskript im Privatarchiv Farrar, Toronto/Kanada).

20 Pierre Briquet, Traité clinique et thérapeutique de l'hystérie, Paris 1859, S. 80–83. Als Briquet später nochmals auf das Thema zurückkam, führte er das Degenerationskonzept zur Erklärung an. Bei einer Neuanalyse des Datenmaterials unter Verwendung des Chi-Quadrat-Tests zur Signifikanzprüfung stellten François Mai und Harold Merskey einen hochsignifikanten Zusammenhang zwischen Vererbung und Hysterie fest; siehe F. M. und H. M., Briquets *Treatise on Hysteria*: A Synopsis and Commentary. In: Archives of General Psychiatry 37 (1980), S. 1401–1405 (bes. S. 1402). Siehe auch Pierre Briquet, De la prédisposition à l'hystérie. In: Bulletin de l'Académie de Médecine. 2ème série 10 (1881), S. 1135–1153. Briquet kommt hier zu dem Schluß: «Die

erbliche Prädisposition ist ein schwerwiegendes Faktum, der Beginn der familiären Degeneration» (S. 1144).

21 Lennart Ljungberg, Hysteria: A Clinical, Prognostic and Genetic Study, Kopenhagen: Munksgaard 1959, S. 111 u. 124.

22 Fulgence Raymond und Pierre Janet, Les obsessions et la psychasthénie. 2 Bde., Paris 1903, Bd. 2, S. 491.

23 Paul Hartenberg, Traitement des neurasthéniques, Paris 1912, S. 326–329.

24 Walter C. Alvarez, Nervousness, Indigestion and Pain, New York 1943, S. 230–232.

25 Stephen Taylor, Good General Practice: A Report of a Survey, London: Oxford University Press 1954, S. 420 f.

26 James J. Purtell u. a., Observations on Clinical Aspects of Hysteria: A Quantitative Study of 50 Hysteria Patients and 156 Control Subjects. In: JAMA 146 (7. Juli 1951), S. 902–909.

27 Eliot Slater, Hysteria 311. In: Journal of Mental Science 107 (1961), S. 359–381.

28 Diese Einzelheiten zum Teil nach: S. B. Guze, Studies in Hysteria. In: Canadian Journal of Psychiatry 28 (1983), S. 434–537.

29 Oguz Arkonac und Samuel B. Guze, A Family Study of Hysteria. In: NEJM 268 (31. Januar 1963), S. 239–242.

30 Samuel B. Guze, The Role of Follow-Up Studies: Their Contributions to Diagnostic Classification as Applied to Hysteria. In: Seminars in Psychiatry 2 (1970), S. 392–402. Guze meinte, es empfehle sich, analog zum Ersatz der die Patienten ängstigenden Ausdrücke «Lepra» und «Aussatz» durch die Bezeichnung «Hansensche Krankheit», den bei den Patienten unbeliebten Namen «Hysterie» zu ersetzen, indem man die Krankheit nach einer Person benennt: durch «Briquetsche Krankheit» oder «Briquet-Syndrom» (S. 401). Von Briquets 400 Hysteriepatientinnen hatten 156 ein jahrelanges oder lebenslanges chronisches Leiden mit Kopfschmerzen, Rückenschmerzen, Beschwerden im Bauch usw. gehabt. Briquet, Traité clinique, a. a. O. (siehe Anm. 20), S. 497.

31 C. Robert Cloninger und Samuel B. Guze, Hysteria and Parental Psychiatric Illnesses. In: Psychological Medicine 5 (1975), S. 27–31.

32 Sie sind besprochen in: C. Robert Cloninger, Somatoform and Dissociative Disorders. In: The Medical Basis of Psychiatry. Hrsg. von George Winokur und Paula Clayton, Philadelphia: Saunders 1986, S. 123–151 (Kap. 9).

33 Siehe z. B. Wayne J. Katon u. a., Psychiatric Illness in Patients with Chronic Fatigue and Those with Rheumatoid Arthritis. In: Journal of General Internal Medicine 6 (1991), S. 277–285. Es war nicht so, daß die Erschöpfungskranken lediglich ihrer Beschwerden wegen deprimiert und geängstigt gewesen wären. Auch Arthritis ist eine deprimierende und ängstigende Erkrankung, doch litten Arthritiker in sehr viel geringerem Maß als CFS-Patienten an psychiatrischen Erkrankungen.

34 Einen statistischen Nachweis, wie eine Kindheit in einem Milieu von Krankheit und familiärem Elend bei der Ausbildung chronischen Leidens im Erwachsenenleben zu Buche schlägt, erbringt: David Mechanic, The Experience and Reporting of Common Physical Complaints. In: Journal of Health and Social Behavior 21 (1980), S. 146–155. Mechanic schreibt: «Ich möchte die Hypothese aufstellen, daß die persönlichen Probleme der Mutter, die frühen Erkrankungen des Kindes und der Wegfall der Schule hauptsächlich insofern von Bedeutung sind, als sie ein familiäres Binnenklima schaffen, in dem die Aufmerksamkeit des Kindes auf Befindlichkeiten gelenkt wird» (S. 150). Mechanic zieht nicht in Betracht, daß die Weitergabe des Krankheitsverhaltens von Generation zu Generation zum Teil per Vererbung erfolgen könnte.

35 Wilhelm Erb, Über die wachsende Nervosität unserer Zeit, Heidelberg 1893, S. 5.

36 D. C. Taylor, Outlandish Factitious Illness. In: T. J. David (Hrsg.), Recent Advances in Paediatrics 10 (1992), S. 63–76 (die zitierte Geschichte: S. 67). Die Krankengeschichte des Vaters enthielt ebenfalls psychotische Episoden.

37 Zitiert nach: George Pickering, Creative Malady, London: Allen & Unwin 1974, S. 75.

38 Janet Browne, Spas and Sensibilities: Darwin at Malvern. In: The Medical Histories of Waters and Spas. Hrsg. von Roy Porter, London: Wellcome Institute for the History of Medicine 1990, S. 102–113 (Zitate: S. 108 f.).

39 Gwen Raverat, Period Piece: A Cambridge Childhood, London: Faber & Faber 1952, S. 119–123.

40 Darwin sprach von einer «erblichen Belastung». Browne, a. a. O. (siehe Anm. 38), S. 111.

41 In hohem Maß verpflichtet bin ich in den vorstehenden Ausführungen: Kenneth S. Kendler und Lindon J. Eaves, Models for the

Joint Effect of Genotype and Environment on Liability to Psychiatric Illness. In: AJP 143 (1986), S. 279–289.

42 Literaturangaben dazu in: David Reiss u. a., Genetics and Psychiatry: An Unheralded Window on the Environment. In: AJP 148 (1991), S. 283–291.

43 Siehe Peter McGuffin und Anita Thapar, The Genetics of Personality Disorder. In: BJP 160 (199), S. 12–23.

44 Mißtrauen gegen Ärzte ist in den Subkulturen, die um Krankheiten wie das Erschöpfungssyndrom oder die Fibrositis entstanden sind, an der Tagesordnung. Siehe z. B. Laura Lee Duval, Family Doctors: Are They or Aren't They Changing?. In: Perspectives: The Magazine of the Myalgic Encephalomyelitis Association, Sommer 1992, S. 11–13. Psychiatrisch Kranke mit Dauerschmerzen verkörpern gewöhnlich den ressentimentgeladenen Persönlichkeitstyp. Siehe Harold Merskey, Psychiatric Patients with Persistent Pain. In: Journal of Psychosomatic Research 9 (1965), S. 299–309 (bes. S. 305 f.). Ob diese Kranken dazu neigen, bevorzugt den Medien Glauben zu schenken, wurde bisher nicht untersucht.

45 Es existiert ein umfangreiches medizinisches Schrifttum zur Frage des Zusammenhangs zwischen Charakterstörung und psychosomatischer Erkrankung. Siehe z. B. Arthur J. Barskey, Patients Who Amplify Bodily Sensations. In: Annals of Internal Medicine 91 (1979), S. 63–70 (bes. S. 64); Howard S. Friedman und Stephanie Booth-Kewley, The «Disease-Prone Personality»: A Meta-Analytic View of the Construct. In: American Psychologist 42 (1987), S. 539–555. Die zuletzt genannten Autoren bestreiten, daß bestimmte Persönlichkeitstypen für bestimmte Krankheiten wie etwa Asthma oder koronare Herzkrankheiten anfällig seien. «Allerdings könnte es sehr wohl eine allgemein ‹krankheitsanfällige Persönlichkeit› geben» (S. 551). Eine andere Studie stellte in einer Untergruppe von CFS-Patienten weit über Normalmaß hinausgehende Emotionalität, soziale Abschottung und Impulsivität fest. Anthony A. Blakely u. a., Psychiatric Symptoms, Personality and Ways of Coping in Chronic Fatigue Syndrome. In: Psychological Medicine 21 (1991), S. 347–362.

2 Chronische Leiden im bürgerlichen Mittelstand

1 Siehe z. B. Earl Lomon Koos, The Health of Regionville: What the People Thought and Did about It, New York: Columbia University Press 1954, S. 32. Hier meinten 57 Prozent der Oberschicht – gegenüber 20 Prozent der Arbeiterschicht –, daß man bei «Appetitmangel» den Arzt konsultieren solle. 80 Prozent der Oberschicht – gegenüber 19 Prozent der Unterschicht – waren der Ansicht, daß «chronische Erschöpfung» ärztlicher Behandlung bedürfe. Siehe auch Samuel W. Bloom, The Doctor and His Patient: A Sociological Interpretation, New York: Russell Sage 1963, S. 109–111.

2 Bénédict-Augustin Morel, Du délire émotif. In: Archives générales de médecine 6 (1866), no. 7, S. 385–402 (Zitat: S. 392).

3 Briquet, Traité clinique, a.a.O. (siehe Anm. 20 zu Kap. 1), S. 108.

4 Thomas Dixon Saville, Lectures on Hysteria and Allied Vaso-Motor Conditions, London 1909, S. 176 f.

5 Harold Merskey, The Analysis of Hysteria, London: Baillière Tindall 1979, S. 120. Der ursprüngliche Report: H. M., The Characteristics of Persistent Pain in Psychological Illness. In: Journal of Psychosomatic Research 9 (1965), S. 291–298.

6 Dewitt C. Crandell und Bruce P. Dohrenwend, Some Relations among Psychiatric Symptoms, Organic Illness, and Social Class. In: AJP 123 (1967), S. 1527–1538 (Zitat: S. 1536).

7 J. G. Stefansson u.a., Hysterical Neurosis, Conversion Type: Clinical and Epidemiological Considerations. In: Acta Psychiatrica Scandinavica 53 (1976), S. 119–138, siehe auch S. 24, Tabelle 3.

8 Clifton K. Meador berichtet diese Impressionen aus dem Provinzstädtchen in Alabama, in dem er in den dreißiger und vierziger Jahren praktizierte. C. K. M., Invalids: The Male Counterpart. In: Southern Medical Journal 85 (1992), S. 628–631 (Zitat: S. 628).

9 William Buchan, Domestic Medicine, or a Treatise on the Prevention and Cure of Diseases, London [10]1788 ([1]1769), S. 467. Wenngleich die von Buchan beschriebene Entität später den Namen «Hypochondrie» erhalten sollte, verstand er selbst unter «hypochondrischen Affektionen» etwas anderes; siehe S. 500–504.

10 James Sims, Pathological Remarks upon Various Kinds of Alienation of Mind. In: Memoirs of the Medical Society of London 5 (1799), S. 372–406 (Zitate: S. 392–397).

11 Charles Cowan, Report of Private Medical Practice for 1840. In: Journal of the [Royal] Statistical Society of London. Series A [General] 5 (1842), S. 81–86 (Zitat: S. 84).

12 William N. Macartney, Fifty Years a Country Doctor, New York 1938, S. 500.

13 Joseph Schneider, Versuch einer Topographie der Residenzsstadt Fulda, Fulda 1806, S. 187.

14 Jules-Joseph Dejerine und Ernest Gauckler, Les manifestations fonctionnelles des psychonévroses, Paris 1911, S. VI.

15 Thomas Arthur Ross, Observations on the Diagnosis and Treatment of Functional Nervous Disorder. In: BMJ 2 (7. Dezember 1929), S. 1041–1044.

16 Aaron J. Rosanoff («Herausgeber»), Manual of Psychiatry, New York [5]1920, S. 317. Bei der Erstauflage von 1905 handelt es sich im wesentlichen um eine Übersetzung des *Manuel de psychiatrie* (Paris 1903) von Joseph Rogue de Fursac. In späteren Auflagen fügte Rosanoff dem Text jedoch reichlich eigenes Material hinzu; darunter offenbar auch dieses nach Begegnungen mit Soldaten im Krankenhaus von Plattsburg formulierte Urteil.

17 William Stanley Sykes, A Manual of General Practice, London 1927, S. 14–16.

18 Anton Theobald Brück, Das Bad Driburg. In seinen Heilwirkungen dargestellt für practische Ärzte, Osnabrück 1844, S. 131 f.

19 Paul Dubois, A propos de la définition de l'hystérie. In: Revue Médicale de la Suisse Romande 31 (1911), S. 391–397 (Zitat: S. 396).

20 Constance Friess und Marjory J. Nelson, Psychoneurotics Five Years Later. In: American Journal of the Medical Sciences. New Series 203 (1942), S. 539–558 (Zitat: S. 548). Das Material belegt auch, auf welch unsicherem Grund die «Psychoneurose»-Diagnose damals stand, denn von den 200 Patienten, über die Informationen aus erster Hand vorlagen, waren fünf Jahre später 8 Prozent tot, und 5 Prozent waren in der Zwischenzeit in geschlossene Anstalten eingewiesen worden (S. 548).

21 John Fry, What Happens to Our Neurotic Patients? In: Practitioner 185 (1960), S. 85–89.

22 Brian Cooper, John Fry und Graham Calton, A Longitudinal Study of Psychiatric Morbidity in a General Practice Population. In: British Journal of Preventive Medicine 23 (1969), S. 210–217; siehe auch Michael Shepherd, The Prevalence and Distribution of

Psychiatric Illness in General Practice (Vortrag auf einem Symposium zu dem Thema «Der Einsatz psychotroper Medikamente durch den Arzt»). In: Journal of the Royal College of General Practitioners 23. Supplement Nr. 2 (Juni 1973), S. 16–19 (Zitat: S. 16). Bei Nachfolgeuntersuchungen von stationär behandelten «Hysterie»-Fällen zeigt sich ein so uneinheitliches Patientenmaterial (bis hin zu Fällen von typischen Psychosen), daß die Stichhaltigkeit der Ausgangsdiagnose in höchst zweifelhaftem Licht erscheint. Siehe z.B. Dewey Z. Ziegler und Norman Paul, On the Natural History of Hysteria in Women (A Follow-Up Study Twenty Years after Hospitalization). In: Diseases of the Nervous System 15 (1954), S. 301–306. Eine recht günstige Prognose ermittelte A. Barham Carter für Hysterikerinnen, die aufgrund klassischer Konversionssymptome wie Stimmlosigkeit, Lähmung oder Tremor hospitalisiert worden waren. Diese Fälle verkörpern jedoch nicht den Typ der chronischen Neurose, um den es in diesem Kapitel geht. Siehe A. B. C., The Prognosis of Certain Hysterical Symptoms. In: BMJ 1 (18. Juni 1949), S. 1076–1079.

23 Luc Ciompi, Le vieillissement des hystériques. Etude catamnéstique. In: L'Encéphale 55 (1966), S. 287–335 (die wichtigsten Ergebnisse: S. 295–306). Von den 38 Untersuchten waren zwei zur Schizophrenie und zwei andere zur Epilepsie «übergewechselt», 21 (55 Prozent) waren vollkommen symptomfrei geworden. Über das Erlöschen hysterischer Symptome im Alter schrieb der Breslauer Psychiatrieprofessor Ludwig Hirt 1890: «An der Schwelle des Greisenalters, wenn das Individuum anfängt, geschlechtslos zu werden, pflegen die hysterischen Erscheinungen zu schwinden; wenn das Haar bleicht, wird die Stimmung ruhig und gleichmässig. Schwer zu behandelnde, ihre Familien rücksichtslos peinigende, egoistische, mürrische Frauen werden nachgiebige, liebenswürdige Greisinnen, wenn die hysterischen Erscheinungen verschwunden sind.» L. H., Pathologie und Therapie der Nervenkrankheiten für Ärzte und Studirende, Wien und Leipzig 1890, S. 427f.

24 Fremdenliste Kurort Meran, Nr. 58 (24. März 1900), S. 1 u. 3.

25 Über die in Meran angewandten physikalischen Therapien: Oskar Josef Kuntner, Impianti ed iniziative turistiche della città di cura di Merano dall'inizio e fino alla prima guerra mondiale (Diss. phil. Padua 1975/76). Die Skizze eines Sittengemäldes der Meraner Kurgesellschaft hinterließ Paul Heyse in der Novelle *Un-*

heilbar, die Teil des Zyklus der *Meraner Novellen* (Berlin 1864) ist.

26 August Forel, Briefe/Correspondance 1864–1927. Hrsg. von Hans H. Walser, Bern: Hans Huber 1968, S. 330. Walter Vandereycken vermutete, der Patient könne eine «Trigeminusneuralgie» gehabt haben, d. h. Schmerzattacken im Innervationsbereich eines oder mehrerer Trigeminusäste, kombiniert mit Kontraktionen der mimischen Muskulatur («Tic douloureux»). Solche lokalen Beschwerden können jedoch nicht die langdauernden Beschwerden in mehreren Organsystemen erklären.

27 Charles L. Dana, The Partial Passing of Neurasthenia. In: BMSJ 150 (31. März 1904), S. 339 u. 344 (Zitat: S. 341).

28 Max Müller, Erinnerungen. Erlebte Psychiatriegeschichte 1920–1960, Berlin: Springer 1982, S. 182.

29 George Bernard Shaw, The Doctor's Dilemma: A Tragedy, Harmondsworth/Middlesex (England): Penguin 1946, S. 22 (Vorwort erstmals 1911 veröffentlicht).

30 Charles Fayette Taylor, «Spinal Irritation»; or the Causes of Back Ache among American Women. In: Medical Society of the State of New York-Transactions, 1864, S. 126–149 (Zitate und Fallgeschichten: S. 131 u. 143–145).

31 Mary Putnam Jacobi in: BMSJ 133 (15. August 1895), S. 174 f. (Leserbrief zu Robert Edes' Artikel über die «Neu-England-Invalidin»; Zitat: S. 175).

32 Samuel Wilks, Lectures on Diseases of the Nervous System. In: MTG 1 (27. März 1869), S. 823–825 (Zitat: S. 823).

33 Edmond [und Jules] de Goncourt, Journal. Mémoires de la vie littéraire. Bd. 17: 1890–1891, Monte Carlo: Editions de l'Imprimerie Nationale de Monaco 1956, S. 137.

34 Jules Chéron, Introduction à l'étude des lois générales de l'hypodermie, Paris 1893, S. 233 f.

35 Jules Batuaud, La neurasthénie génitale féminine, Paris 1906, S. 204–206.

36 Raymond und Janet, a. a. O. (siehe Anm. 22 zu Kap. 1), Bd. 2, S. 163–166; vgl. den auf S. 184–186 geschilderten Fall.

37 Zur Geschichte der hysterischen Lähmung: Shorter, Moderne Leiden, a. a. O. (siehe Anm. 6 zu Kap. 1), S. 167–222.

38 William S. Playfair, Notes on the Systematic Treatment of Nerve Prostration and Hysteria Connected with Uterine Disease. In: Lancet 1 (11. Juni 1881), S. 949 f.

39 Quentin Bell, Virginia Woolf. Eine Biographie, Frankfurt am Main: Insel 1977 u. ö., S. 22 (auch als suhrkamp taschenbuch 753 [seitenidentisch]).

40 Über diese Seite ihres Lebens: Jeannette Marks, The Family of the Barrett: A Colonial Romance, New York 1938, S. 335 u. 471–476. Carol Lewis stellt ihr die ziemlich unwahrscheinliche Diagnose «Anorexia nervosa» (Magersucht). C. L., Elizabeth Barrett Browning's «Family Disease»: Anorexia Nervosa. In: Journal of Marital and Family Therapy 8 (1982), S. 129–134. Ausführlicheres über einen Teil der mit diesem Fall zusammenhängenden Fragen in: Walter Vandereycken, Ron Van Deth und Rolf Meermann, Hungerkünstler, Fastenwunder, Magersucht. Eine Kulturgeschichte der Eß-Störungen, Zülpich: Biermann 1990, S. 239–242.

41 Siehe Jean Strouse, Alice James: A Biography, Boston: Houghton Mifflin 1980, S. 98, 122, 233 u. passim.

42 Silas Weir Mitchell, Lectures on Diseases of the Nervous System, Especially in Women, London 1881, S. 218 u. 221.

43 Ders., Doctor and Patient, Philadelphia 1901 (Erstauflage 1887), S. 126 f.

44 William Basil Neftel, Über Atremie. Nebst Bemerkungen über die Nervosität der Amerikaner. In: Virchows Archiv für pathologische Anatomie 91 (1883), S. 464–491 (die zitierten Fälle: S. 464–471 u. 474 f.).

45 Robert T. Edes, The New England Invalid. In: BMSJ 133 (8. Juli 1895), S. 53–57 (Zitate: S. 54 u. 56). Und immer weiter ging es mit der Schöpfung neuer Diagnosen. Für George Waterman, einen Harvard-Neurologen, lief diese Bettlägerigkeit auf «Erschöpfungshyperästhesie» hinaus. «Keinem Symptom», schrieb er 1909, «begegnet man bei Psycho-Neurotikern so häufig wie der Erschöpfung.» George A. Waterman, The Treatment of Fatigue States. In: Journal of Abnormal Psychology 4 (1909), S. 128–139 (Zitate: S. 128 u. 133).

46 John Pierrepont Codrington Foster, Suggestive and Hypnotic Treatment of Neurasthenia. In: Yale Medical Journal 8 (1901), S. 14–22 (der erwähnte Fall: S. 18 f.). In diesen bürgerlichen Patientinnen der Jahrhundertwende kündigt sich auf geisterhafte Weise schon das grämliche Selbstmitleid an, das in der Subkultur des CFS oder Erschöpfungssyndroms von heute an der Tagesordnung ist. So stehen zum Beispiel in den Bildergeschichten, mit de-

nen die zahlreichen Info-Blätter der CFS-Subkultur garniert sind, nicht Bewältigungsstrategien, sondern die Ohnmacht der Kranken im Vordergrund. Eine solche Bildergeschichte mit dem Titel *ME and My Shadow* [sowohl «Ich und mein Schatten» als auch «ME und mein Schatten» – ein unübersetzbares Wortspiel: «ME» ist das Akronym von *myalgic encephalomyelitis* (Encephalomyelitis benigna myalgica), der britischen Variante des CFS; zusätzliches Leben gewinnt das Wortspiel aus der Tatsache, daß *Me and my shadow* der Titel eines im englischen Sprachraum allgemein bekannten Evergreens ist – Anm. d. Übs.] zeigt den armen leidgeprüften Kranken, wie er stolz verkündet: «Heute ganz bestimmt! ... Heute zeigen wir mal die Zähne und lassen uns nicht unterkriegen.» Auf dem nächsten Bild liegt er, von einem riesigen Felsblock mit der Aufschrift «ME» zerschmettert, am Boden und keucht unter dem Stein hervor: «Na ja ... vielleicht morgen.» Zu sehen in: Keeping in Touch 5 (Dezember 1990), S. 4.

47 Richard Alan John Asher, The Dangers of Going to Bed. In: BJM 2 (13. Dezember 1947), S. 967f. In einem ironischen Artikel führte Clifton Meadors den Untergang der psychosomatischen Invalidität auf die Einführung von MEDICARE (der staatlichen Gesundheitsfürsorge für ältere Menschen in den USA) im Jahr 1966 zurück. Invalide wurden von nun an eingehend untersucht: «Es war schon bald nicht mehr möglich, eine unspezifische Krankheit zu haben. Jetzt mußte man eine spezifische Krankheit mit entsprechendem Namen haben, vor allem, wenn MEDICARE die Behandlungskosten übernehmen sollte.» C. M., A Lament for Invalids. In: JAMA 265 (20. März 1991), S. 1374 f. (Zitat: S. 1375).

48 Sollte man eine konkrete Prozedur als strategischen Wendepunkt benennen, müßte die Wahl auf die Magenkrebsoperation fallen, erstmals ausgeführt von dem Wiener Chirurgen Thomas Billroth am 29. Januar 1881. Siehe Owen H. Wangensteen und Sarah D. Wangensteen, The Rise of Surgery from Empiric Craft to Scientific Discipline, Minneapolis: University of Minnesota Press 1978, S. 149.

49 Ein Beispiel aus der jüngsten Vergangenheit: 1983 vermerkten zwei Gastroenterologen, wie häufig Patienten mit gastroenterologischer Symptomatik vom erstbehandelnden Arzt als Darmverschlußfälle fehldiagnostiziert worden waren: «Bei diesen Fällen handelte es sich unter anderem um Anorexia nervosa, das funk-

tionale Darmsyndrom, das Bauchaortasyndrom [...] und die neurogene Blase. Gewöhnlich hat sich der Eindruck des Darmverschlusses so stark aufgedrängt, daß eine Operation vorgenommen wurde, wobei man beim erstenmal keine Läsion entdeckte. Da dieses Syndrom typischerweise rezidivierend oder rekurrierend ist, kommt es häufig zu neuen Operationen, bei denen nach obstruktiven Adhäsionen gesucht wird, die aus früheren Eingriffen resultieren. Infolgedessen weisen die Fälle oftmals einen mit den Narben von Mehrfachoperationen bedeckten ‹Schlachtfeld-Bauch› auf.» James Christensen und Sinn Anuras, Intestinal Pseudoobstruction: Clinical Features. In: Functional Disorders of the Digestive Tract. Hrsg. von William Y. Chey, New York: Raven 1983, S. 219–230 (Zitat: S. 220).

50 Royal P. Watkins, Chronic Appendicitis. In: NEJM 207 (25. August 1932), S. 335–338 (Zitat: S. 336). Nach Leslie A. Morton (A Medical Bibliography [Garrison and Morton], London: Gower [4]1983, S. 480, Eintrag Nr. 3562) wurde «chronische Appendizitis» erstmals 1827 von François Mélier beschrieben.

51 Chester M. Jones in der Diskussion über: Watkins, Chronic Appendicitis, a.a.O. (siehe Anm. 50), S. 339.

52 Clarence A. McWilliams, Reflex Disturbances Due to Chronic Appendicitis. In: Medical Record 86 (26. Dezember 1914), S. 1077–1079.

53 Ebd.

54 Zum Thema Ovarialoperationen siehe z.B. Shorter, Moderne Leiden, a.a.O. (siehe Anm. 6 zu Kap. 1), S. 134–141.

55 Julius Mannaberg, Die chronische Appendizitis. In: WMW 73 (8. September 1923), S. 1606–1608 (Zitat: S. 1608).

56 Robert Hutchison, An Address on the Chronic Abdomen. In: BMJ 1 (21. April 1923), S. 667–669. Von den fünfzig Patienten mit der Diagnose Reizkolon oder Colitis mucosa, die John Ryle in den zwanziger Jahren im Guy's Hospital behandelte, hatten achtzehn bereits eine Appendektomie hinter sich (nur drei davon aufgrund einer akuten Appendizitis). Ryle beklagte diese Praxis der Appendektomie «aufgrund eines sogenannten ‹rumorenden Blinddarms›. [...] Wir erleben noch zu viele vernarbte Bäuche, in denen die Symptome weiterbestehen, zu viele ‹Nachoperationen› und zu viele Operationen nur aufgrund von Schmerzen.» John A. Ryle, An Address on Chronic Spasmodic Affections of the Colon. In: Lancet 2 (1. Dezember 1928), S. 1115–1119.

57 Edward Young in der Diskussion über: Watkins, Chronic Appendicitis, a. a. O. (siehe Anm. 50), S. 340.

58 Walter C. Alvarez, Incurable Physician: An Autobiography, Englewood Cliffs/New Jersey: Prentice Hall 1963, S. 16.

59 Gladys W. Swackhamer, Choice and Change of Doctors: A Study of the Consumer of Medical Services, New York 1939, S. 35 f.

60 Frank J. Hathaway, The So-Called Chronic Appendix. In: Practitioner 117 (1926), S. 240–251 (Zitat: S. 240).

61 John Burton Carnett, Pain and Tenderness of the Abdominal Wall. In: JAMA 102 (3. Februar 1934), S. 345–348 (Zitat: S. 347).

62 Zitiert nach: Clarence B. Farrar, The Four Doctors. In: Proceedings of the Seventh Annual Psychiatric Institute, Held September 16, 1959, Princeton: New Jersey Neuro Psychiatric Institute 1959, S. 105–116 (Zitat: S. 110).

63 Walter C. Alvarez, When Should One Operate for «Chronic Appendicitis»?. In: JAMA 114 (6. April 1940), S. 1301–1306.

64 Charles L. Bonifield in der Diskussion über: Edwin Walker, A Further Protest against the Routine Use of Purgatives. In: AJO 64 (1911), S. 755.

65 John Janvier Black, Forty Years in Medical Profession: 1858–1898, Philadelphia 1900, S. 194 u. 196.

66 William Arbuthnot Lane, A Lecture on Chronic Obstruction of the Caecum and Ascending Colon. In: Lancet 1 (17. Januar 1903), S. 153–155.

67 Élie Metchnikoff [Ilja Metschnikow], The Nature of Man: Studies in Optimistic Philosophy, London 1903 (Übersetzung aus dem Französischen; französische Erstausgabe: Paris 1903); Kap. 4 enthält Abschnitte über «die Appendizitis und ihre Bedenklichkeit» und die «Entbehrlichkeit des Blinddarms und des Dickdarms». Lane dürfte besonders angetan gewesen sein von der Information: «Zu den Ergebnissen des erstaunlichen Fortschritts der Chirurgie zählt die Entdeckung, daß es möglich ist, bestimmte Teile der Gedärme und zumal den Dickdarm wegzuschneiden» (S. 70). Ferner von: «Der Dickdarm ist der Sammelplatz der Abfälle des Verdauungsvorgangs, und diese Abfälle verweilen dort lange genug, um in Fäulnis übergehen zu können. Fäulnisprodukte sind schädlich […] Bei Stuhlverstopfung werden bestimmte Produkte vom Organismus aufgenommen und führen zu einer – oft sehr bedenklichen – Vergiftung» (S. 73). Zudem war nach Meinung dieses Autors der Magen ein Organ, «dessen entledigt

zu sein dem menschlichen Körper bestens bekommen würde» (S. 74).

68 William Arbuthnot Lane, An Effectual Means of Dealing with the Conditions of Chronic Obstruction of the Large Bowel Resulting from the Adhesions Which Develop in Consequence of Chronic Constipation. In: Lancet 1 (2. Januar 1904), S. 19 f.

69 Ebd. Vgl. D'Arcy Power, Lives of the Fellows of the Royal College of Surgeons of London 1930–1951, London: Royal College of Surgeons 1953, S. 466.

70 William Arbuthnot Lane, Operative Treatment of Chronic Constipation, London 1904.

71 Ders., Remarks on the Results of Operative Treatment of Chronic Constipation. In: BMJ 1 (18. Januar 1908), S. 126–130.

72 T. B. Layton, Sir William Arbuthnot Lane, Edinburgh: Livingstone 1956, S. 91–93 (über den Einfluß Metschnikows) u. 94–103 (über die Kontroverse).

73 Hutchison, a. a. O. (siehe Anm. 56), S. 668.

74 Else Neustadt-Steinfeld, Über einen Fall von doppelseitiger hysterischer Amaurose. In: PNW 28 (18. September 1926), S. 421–424 (Zitat: S. 423).

75 Mächtigen Auftrieb erhielt die Lehre von der «Herdinfektion», von der die Selbstvergiftung angeblich ausging, durch die einschlägige Vorlesungsreihe, die Frank Billings 1915 an der Stanford University hielt (F. B., Focal Infection: The Lane Medical Lectures, New York 1916). Billings distanzierte sich zwar von der Operationswut seiner Kollegen, lehnte jedoch nicht die Operation an sich ab und half, die Herdinfektionstheorie in der Ärzteschaft zu verbreiten; siehe in der gedruckten Version seiner Vorlesungen S. 3 u. 10.

76 Joseph Mathews in der Diskussion über: Walker, a. a. O. (siehe Anm. 64), S. 752.

77 William Gray Schauffler, The Treatment of Chronic Nervous Conditions. In: Journal of the Medical Society of New Jersey 3 (1907), S. 197–203 (Zitat: S. 197).

78 Zusammenfassung einer Diskussionsvorlage von Francis Xavier Dercum (Hysteria with Many Operations) und der anschließenden Diskussion in: JNMD 49 (1919), S. 324.

79 Der Ausdruck wurde von Karl Menninger geprägt. Siehe K. M., Polysurgery and Polysurgical Addiction. In: Psychoanalytic Quarterly 3 (1934), S. 173–199 (bes. S. 176).

80 John W. Macy und Edgar V. Allen, A Justification of the Diagnosis of Chronic Nervous Exhaustion. In: Annals of Internal Medicine 7 (1934), S. 861–867 (Zitat: S. 863).

81 William R. Houston, The Art of Treatment, New York 1936, S. 410.

82 Helen Flanders Dunbar, Emotions and Bodily Changes, New York 1935, S. 350.

83 Elisabeth Roudinesco, La bataille de cent ans. Histoire de la psychanalyse en France. 2 Bde, Paris: Le Seuil 1982–1986, Bd. 2: 1925–1985, S. 36 f. [Dt. Teilübs.: Wien-Paris. Die Geschichte der Psychoanalyse in Frankreich, Weinheim/Bergstraße: Beltz-Quadriga 1994]

3 Risikogruppe Frauen

1 Walter R. Gove und Jeannette F. Tudor, Adult Sex Roles and Mental Illness. In: American Journal of Sociology 78 (1973), S. 812–835 (S. 826, Tabelle 8).

2 A. H. Watts u. a., Survey of Mental Illness in General Practice. In: BMJ 2 (28. November 1964), S. 1351–1358 (S. 1352, Tabelle 4). Mit einbezogen in die Erhebung waren auch vom Hausarzt an den Psychiater überwiesene Patienten. Eine frühere Erhebung (1955/56) stellte noch größere Disparitäten zwischen den Geschlechtern fest. Siehe die Daten zur «hysterischen» und zur «asthenischen» Reaktion, aufgeschlüsselt nach Geschlecht und Altersgruppe, in: Research Committee of the Council of the College of General Practitioners, Morbidity Statistics from General Practice. Bd. 3: Disease in General Practice, London: Her Majesty's Stationery Office 1962 (General Register Office, Studies on Medical and Population Subjects 14), S. 39.

3 Donna Stewart, Unusual Presentations of Psychiatric Disease. In: Medicine North America 37 (1989), S. 6718–6721 (Zitat: S. 6718).

4 Judith M. Bardwick, Psychology of Women: A Study of Bio-Cultural Conflicts, New York: Harper & Row 1971, S. 70.

5 Carroll Smith-Rosenberg, The Hysterical Woman: Sex Roles and Role Conflict in 19th-Century America. In: Social Research 39 (1972), S. 652–678 (Zitat: S. 653 f.).

6 Hilary Allen, Psychiatry and the Construction of the Feminine.

In: The Power of Psychiatry. Hrsg. von Peter Miller und Nikolas Rose, Cambridge/England: Polity Press 1986, S. 85–110 (Zitat: S. 86). Wenig überzeugend finde ich Elaine Showalters Erklärung der Hysterie im England des neunzehnten Jahrhunderts als unausdrückliche, unterschwellige Vorform dessen, was sich später als ausdrücklicher und aktiver feministischer Protest manifestieren sollte. Sobald man sich von den siechen matriarchalischen Gestalten abwendet, begegnet man nur mehr Kranken, die schlicht zu saftlos, untergebuttert und jämmerlich wirken, um als Protofeministinnen glaubhaft sein zu können. Siehe z. B. E. S., The Female Malady: Women, Madness, and English Culture 1830–1980, New York: Pantheon 1985, S. 147. Problematisch ist Showalters Position auch angesichts des Sachverhalts, daß im zwanzigsten Jahrhundert sich zwar die weibliche Lebensform wandelt, die «Hysterie» jedoch nicht verschwindet.

7 Beulah K. Cypress, Office Visits by Women (United States Department of Health Education and Welfare, Publication No. [PHS] 80–1976; Vital and Health Statistics, Data from the National Health Survey, Series 13, No. 45), S. 14 (die im Text angegebenen Zahlen sind anhand von Abbildung 12 geschätzt). Auch für die Frauen aller anderen Altersgruppen wurden höhere Neuroseraten gemeldet.

8 Gove und Tudor, a. a. O. (siehe Anm. 1), S. 826, Tabelle 8.

9 National Center for Health Statistics, Vital and Health Statistics: Current Estimates from the National Health Interview Survey 1989, Hyattsville/Maryland: U.S. Department of Health and Human Services, 1990, Series 10: Data from the National Health Survey No. 176, S. 85 f. (Daten für den Bevölkerungsteil unter 45 Jahren).

10 National Center for Health Statistics, Health United States 1991, Hyattsville/Maryland: Public Health Service 1992, S. 140, Tabelle 17.

11 Briquet, Traité clinique, a. a. O. (siehe Anm. 20 zu Kap. 1), S. 47–50.

12 Charles Odier, Le signe de cinq heures. In: Revue Médicale de la Suisse Romande 46 (1926), S. 389–403.

13 Bruce Rounsaville u. a., Briquet's Syndrome in a Man. In: JNMD 167 (1979), S. 364–367.

14 James W. Pennebaker, The Psychology of Physical Symptoms, New York: Springer 1982, S. 9 f., 136–138 u. 149.

15 Charles Putnam Symonds, Two Cases of Hysterical Paraplegia. In: Guy's Hospital Gazette 42 (1928), S. 323–328 (die zitierte Fallgeschichte: S. 325–327).

16 Siehe Edward Shorter, A History of Women's Bodies, New York: Basic Books 1982 (Reprint mit einem neuen Vorwort des Autors: Women's Bodies: A Social History of Women's Encounter with Health, Ill-Health and Medicine, New Brunswick/New Jersey: Transaction Publishers 1991), S. 227–254. [Dt. Ausg.: Der weibliche Körper als Schicksal. Zur Sozialgeschichte der Frau, München: Piper 1984 (Paperbackausgabe 1987 = Serie Piper 719)]

17 Ebd., S. 238.

18 Michael Macdonald, Mystical Bedlam: Madness, Anxiety and Healing in Seventeenth-Century England, London: Cambridge University Press 1981, S. 39 u. 243–245.

19 Georg Wilhelm Christoph Consbruch, Medicinische Ephemeriden. Nebst einer medicinischen Topographie der Grafschaft Ravensberg, Chemnitz 1793, S. 56.

20 Étienne-Jean Georget, De la physiologie du système nerveux [...] Recherches sur les maladies nerveuses. 2 Bde., Paris 1821, Bd. 2, S. 331 f.

21 Raoul LeRoy d'Étiolles, Des paralysies des membres inférieures. 2. Bde., Paris 1856/57, Bd. 1, S. 248–250.

22 Franz Windscheid, Die Beziehungen zwischen Gynäkologie und Neurologie. In: ZBG 20 (30. Mai 1896), S. 569–584 (Zitat: S. 571 f.).

23 Cornelius William Suckling, Exhaustion Parylysis. In: Lancet 1 (23. März 1889), S. 573 f. (der zitierte Fall: S. 573).

24 Hughes Maret, Mémoire dans lequel on cherche à déterminer quelle influence les mœurs des François ont sur leur santé, Amiens 1772, S. 90.

25 Edme-Pierre Chauvot de Beauchêne, De l'influence des affections de l'âme dans les maladies nerveuses des femmes, Amsterdam ^{2}1783 (^{1}1781), S. 6.

26 Méglin, Topographie médicale à Guebwiller [1786] (Manuskript in der Académie de Médecine, Paris, Signatur: SRM 175).

27 François-Emmanuel Foderé, Voyage aux Alpes-Maritimes. 2 Bde., Paris 1821, Bd. 2, S. 246 f.

28 Louis Caradec, Topographie médico-hygiènique de département du Finistère, Brest 1860, S. 67 f.

29 Franz Strohmayr, Versuch einer physisch-medicinischen Topographie [...] St. Pölten, Wien 1813, S. 246. Ähnliche Bemerkungen in: Dietrich Wilhelm Busch, Das Geschlechtsleben des Weibes. 5 Bde., Leipzig 1839–1844, Bd. 2 (1840), S. 324 f.

30 Joseph Amann, Über den Einfluss der weiblichen Geschlechtskrankheiten auf das Nervensystem, Erlangen 1868, S. 93.

31 Felix Preißner, Die Abteilung für Nervenkranke des Krankenhauses der Landesversicherungsanstalt Schlesien in Breslau. In: PNW 27 (26. Dezember 1925), S. 533–537 (Zitat: S. 533).

32 John Evans Riadore, A Treatise on Irritation of the Spinal Nerves [...], London 1843, S. 13.

33 Walter Johnson, An Essay on the Diseases of Young Women, London 1849, S. 55. Aber auch in den ärmeren Schichten sei sie nicht unbekannt, meinte der Verfasser.

34 Stephen Taylor, The Suburban Neurosis. In: Lancet 1 (26. März 1938), S. 759–761.

35 Ich denke an geistige Erben Michel Foucaults wie Klaus Dörner mit seiner Studie *Bürger und Irre. Zur Sozialgeschichte und Wissenschaftssoziologie der Psychiatrie* (Frankfurt am Main: Europäische Verlagsanstalt 1969; Taschenbuchausgabe: Frankfurt am Main 1975 [Fischer Bücherei 6282]). Siehe z. B. den Abschnitt «Hysterie und Identität des Bürgers» (Taschenbuchausgabe S. 36–42). Dörner situiert die «Hysterie» im Handelsbürgertum. «Die Hysterie zeigt dem Individuum wie der Gsellschaft an, daß es nun möglich, aber auch notwendig ist, reflexiv sich selbst zu behandeln, die Stabilität der Bewegungen selbst zu regulieren.» (Taschenbuchausgabe S. 42)

36 Es scheint festzustehen, daß Hinfälligkeit zuerst als ein für die Mittelklasse charakteristisches Symptom in Erscheinung trat, ehe sich das Erschöpfungssyndrom (CFS) im zwanzigsten Jahrhundert in der gesamten Gesellschaft ausbreitete. Ähnlich verliert die motorische Hysterie zuerst im Bürgertum, zuletzt in der Arbeiterschaft und im Bauernstand an Boden. Zu diesen Unterschieden der Chronologie siehe Shorter, Moderne Leiden, a. a. O. (siehe Anm. 6 zu Kap. 1), S. 448–456; ders., Chronic Fatigue in Historical Perspective. In: Chronic Fatigue Syndrome. Hrsg. von der Ciba Foundation, Chichester/England: Wiley 1993, S. 6–22.

37 Zitiert nach Smellies Fallbericht, wiedergegeben in: Robert William Johnstone, William Smellie: The Master of British Midwifery, Edinburgh: Livingstone 1952, S. 12.

38 Jacques Lisfranc, Clinique chirurgicale de l'Hôpital de la Pitié. 2 Bde., Paris 1842, Bd. 2, S. 585–587.

39 Julius von Gomperz, Jugend-Erinnerungen, Wien ^{2}1903 (^{1}1901), S. 60–62.

40 Briquet, Traité clinique, a. a. O. (siehe Anm. 20 zu Kap. 1), S. 185.

41 J. Munk, Über wirkliche und simulirte Katalepsie. In: WMP 21 (23. Mai 1880), S. 678–680 (der zitierte Fall: S. 679 f.).

42 Julius Grinker, Nervous Cases for the General Practitioner. In: Chicago MedicalRecorder 27 (1905), S. 788–796 (der zitierte Fall: S. 790 f.).

43 George S. Stevenson, Why Patients Consult the Gastro-Enterologist. In: JAMA 94 (1. Februar 1930), S. 333–337 (der zitierte Fall: S. 333).

44 Maurice Macario, De la paralysie hystérique. In: Annales médico-psychologiques 3 (1844), S. 62–82 (der zitierte Fall: S. 68).

45 Charle Negrier, Recueil de faits pour servir à l'histoire des ovaires et des affections hystériques de la femme, Angers 1858, S. 125 f.

46 Hintergrund dieser Ausführungen ist: Edward Shorter, Die Geburt der modernen Familie, Reinbek: Rowohlt 1977.

47 Briquet, Traité clinique, a. a. O. (siehe Anm. 20 zu Kap. 1), S. 513.

48 Ebd., S. 191.

49 Raymond und Janet, a. a. O. (siehe Anm. 22 zu Kap. 1), Bd. 2, S. 335–337.

50 Joseph-Marie-Alfred Beni-Barde, La neurasthénie. Les vrais et les faux neurasthéniques, Paris 1908, S. 328–338. Ich habe bei der Wiedergabe des Falls Konflikte mit Verwandten und andere Einzelheiten, die im vorliegenden Zusammenhang nicht interessieren, beiseite gelassen.

51 Adolf Müller, Beiträge zu einer hessischen Medizingeschichte des 15.–18. Jahrhunderts, Darmstadt 1929, S. 19.

52 Silas Weir Mitchell, Doctor and Patient, a. a. O. (siehe Anm. 43 zu Kap. 2), S. 117.

53 Julian de Ajuriaguerra, Le problème de l'hystérie. In: L'Encéphale 40 (1951), S. 50–87 (bes. S. 76).

54 Das plastische Bild einer wohlhabenden siechen Materfamilas als «hysterische Furie» findet sich in Peter Swales' Lebensbeschreibung von Freuds früher Patientin Anna von Lieben (geborene von Todesco) in: P. S., Freud, His Teacher, and the Birth of Psychoanalysis. In: Freud: Appraisals and Reappraisals. Contributions to Freud Studies. Hrsg. von Paul Stepansky, Bd. 1, Hillsdale/New

Jersey: Analytic Press 1986, S. 3–82. Laut Swales entsprach Anna von Lieben, die in den von Freud und Breuer gemeinsam verfaßten *Studien über Hysterie* unter dem Tarnnamen «Frau Cäcilie M.» auftritt, von allen in dem Buch erwähnten Frauen am genauesten dem Typ der «hysterischen Furie», dem Hugo von Hofmannsthal nach der Lektüre der *Studien* in seiner Tragödie *Elektra* zur Bühnenpräsenz verhalf (S. 73, Anm. 59).

55 Anthony Hutton Clarke, The Dominant Matriarch Syndrome. In: BJP 113 (1967), S. 1069–1071.

56 Paul Schilder, The Concept of Hysteria. In: AJP 95 (1939), S. 1389–1413 (Zitat: S. 1405).

57 Meador, Invalids, a. a. O. (siehe Anm. 8 zu Kap. 2), S. 628.

58 Ebd.

59 Gilbert Ballet, Le sommeil provoqué par l'occlusion des oreilles et des yeux chez les individus affectés d'anesthésie hystérique généralisée. In: Prog. Méd. 20 (25. Juni 1892), S. 497–501.

60 Siehe Eric J. Dingwall, Abnormal Hypnotic Phenomena: A Survey of Nineteenth-Century Cases. Bd. 1: France, London: J. A. Churchill 1967.

61 Francis E. Anstie, Neuralgia and the Diseases That Resemble It, New York 1882 (Erstausgabe: London 1871), S. 208–210.

62 Hugo Gugl und Anton Stichl, Neuropathologische Studien, Stuttgart 1892, S. 23.

63 Paul Dubois, The Psychic Treatment of Nervous Disorders, New York [6]1909 (französische Originalausgabe 1904), S. 380–385.

64 Louis R. Caplan und Theodore Nadelson, The Oklahoma Complex: A Common Form of Conversion Hysteria. In: Archives of Internal Medicine 140 (1980), S. 185 f.

65 Siehe z. B. Henry B. M. Murphy, Comparative Psychiatry: The International and Intercultural Distribution of Mental Illness, New York: Springer 1982, S. 254–259.

66 Robert Peirce, The History and Memoirs of the Bath, London 1713, S. 187.

67 George Steiner schreibt: «Kein Mann und keine Frau, der oder die im Lauf des Lebens nicht die mächtigen subtilen Barrieren gespürt hätte, welche die sexuelle Identität in der Kommunikation errichtet. In der höchsten Intimität, da vielleicht vor allem, legen sich unterschiedliche Sprachreflexe störend ins Mittel.» G. S., After Babel: Aspects of Language and Translation, New York: Oxford University Press 1975, S. 41.

68 Carol Gilligan schreibt: «Bei der Schilderung von Beziehungen ersetzen Frauen die männliche Neigung zum Sich-Absondern durch die Darstellung der gegenseitigen Anhängigkeit dem Ich und dem Anderen sowohl in der Liebe wie bei der Arbeit. Indem sie größeren Wert auf »fürsorgliche Beziehungen« als auf individuelle Höchstleistung legen, »schildern Frauen dauerhafte Bindung als den Weg zur Reife«. Und weiter: »In der andersartigen Stimme der Frauen liegt die Wahrheit eines Ethos der Fürsorglichkeit, tritt die Klammer zwischen Beziehung und Verantwortung zutage und zeigt sich der Ursprung der Aggression im Scheitern von Verbindung.« C. G., In a Different Voice: Psychological Theory and Women's Development, Cambridge/Massachusetts: Harvard University Press 1982, S. 170 u. 173. Siehe auch Mary Field Belenky, Women's Ways of Knowing: The Development of Self, Voice and Mind, New York: Basic Books 1986. Obschon die Schriftstellerinnen dieses Schlags Wörter wie »biologisch« sorgfältig vermeiden, gehen sie in ihren Arbeiten davon aus, daß die ermittelten weiblichen Charakteristika den Frauen aller Zeiten und überall in der Welt zuzuschreiben sind. Mit anderen Worten: daß es biologisch fundierte Charakteristika sind.

4 Ethnische Komponenten

1 Arthur Kleinman, Social Origins of Distress and Disease: Depression, Neurasthenia, and Pain in Modern China, New Haven/Connecticut: Yale University Press 1986, S. 145.

2 Siehe Julian Leff, Psychiatry around the Globe: A Transcultural View, New York: Dekker 1981, S. 42–53 («The Language of Emotion»).

3 Bei einer Untersuchung an 92 stationär behandelten chronischen Somatisierern ergab sich der Befund, daß 69 Prozent der Depressiven und 92 Prozent der Nichtdepressiven wenig oder gar keine Krankheitseinsicht besaßen. Siehe Edward Shorter u. a., Inpatient Treatment of Persistent Somatization. In: Psychosomatics 33 (1992), S. 295–301 (bes. S. 298).

4 M. Yap, Mental Diseases Peculiar to Certain Cultures: A Survey of Comparative Psychiatry. In: Journal of Mental Science 97 (1951), S. 313–327 (Zitat: S. 318).

5 Siehe Charles I. Fitzsimmons, Susto: An Epidemiological Study of

Stress Adaptation (Ph. D. dissertation, University of Texas at Austin 1974), S. 55–77.

6 Kleinman, a.a.O. (siehe Anm. 1), S. 53–55 u. 93–95; vgl. ders., Depression, Somatization and the «New Cross-Cultural Psychiatry». In: Social Science and Medicine 11 (1977), S. 3–10.

7 Irving Kenneth Zola, Culture and Symptoms: An Analysis of Patients' Presenting Complaints. In: American Sociological Review 31 (1966), S. 615–630.

8 Siehe Richard M. Goodman, Genetic Disorders among the Jewish People, Baltimore: Johns Hopkins University Press 1979, S. 115–123. Zwar bildeten in Osteuropa Aschkenasim-Enklaven einigermaßen als solche identifizierbare rassische Gruppen, aber die Judenschaft als ganze ist keine Rassengruppe. Juden partizipieren üblicherweise eher am Genpool ihres Gastvolks, als daß sie universale, allen Juden gemeinsame genetische Merkmale aufwiesen. Deshalb kann es keine erbbedingte «jüdische» Tendenz zu was auch immer geben und also auch nicht zur «Hysterie» oder zur psychosomatischen Erkrankung. Siehe Raphael Patai und Jennifer Patai Wing, The Myth of the Jewish Race, New York: Scribner's 1975.

9 Siehe Boris M. Levinson, Cognitive Style of Eastern European Jewish Males. In: Perceptual and Motor Skills 45 (1977), S. 279–283. Levinson sieht diesen kognitiven Stil durch «große Fähigkeit zu verbaler und geringe Fähigkeit zu räumlicher Analyse» gekennzeichnet und merkt an: «Hier wird die Hypothese eingeführt, daß der Mechanismus, über den die Erbfaktoren wirken, die unterschiedliche Entwicklung der Gehirnhemisphären ist.» (S. 281) Zecharia Dor-Shav [Dershovitz] hingegen nimmt zur Erklärung des Unterschieds Unweltbedingungen in Anspruch: «Das jüdische Kulturmilieu, wie es sich im frühkindlichen Erleben artikuliert, könnte auf die Gehirnorganisation dergestalt einwirken, daß es zu einer geringeren Lateralisierung kommt. Die jüdische Kultur – hochgradig verbal, wie sie ist – könnte eine verhältnismäßig frühe Entwicklung linkshemisphärischer Begabung beim Mann mit sich bringen.» Siehe Z. D., Cognitive Ability, Biological Psychology, and Psychological Differentiation: An Application from Jewish Sub-culture. In: Theory of Psychological Differentiation: An Appreciation of Witkin's Influence on Psychology (in Vorb.).

10 Siehe Steven Beller, Vienna and the Jews 1867–1938: A Cultural

History, Cambridge/England: Cambridge University Press 1989, S. 42 u. passim.

11 Für Einzelheiten aus Nunbergs Lebensgeschichte schulde ich seiner in Toronto lebenden Tochter Melanie Sischy Dank. Nunberg selbst spricht in seinen Lebenserinnerungen (Memoirs, Recollections, Ideas, Reflections, New York: Psychoanalytic Research and Development Fund 1969) kaum von persönlichen Dingen. Zusätzliche biographische Informationen finden sich in: International Biographical Dictionary of Central European Emigrés 1933–1945. Hrsg. von Herbert A. Strauß und Werner Röder, München: Saur 1983, Bd. 2, S. 868. Für die Information über Nunbergs Geburtsnamen danke ich dem Archiv der Universität Zürich, von der Nunberg 1910 zum Dr. med. promoviert wurde.

12 Nach Frederick Parkes Webers Patientenbüchern im Contemporary Medical Archives Centre, Wellcome Institute for the History of Medicine, London. Patientenbuch für 1913 ff.; die Fallgeschichte beginnt auf S. 128.

13 Siehe z. B. Steven E. Aschheim, Brothers and Strangers: The East European Jew In German and German Jewish Consciousness 1800–1923, Madison: University of Wisconsin Press 1982; Sander L. Gilman, Jewish Self-Hatred: Anti-Semitism and the Hidden Language of the Jews, Baltimore: Johns Hopkins University Press 1986; Trude Maurer, Ostjuden in Deutschland 1918–1933, Hamburg: Hans Christians Verlag 1986.

14 So betrug z. B. in der lettischen Stadt Libau (Liepaja) im Zeitraum 1834–1882 die Säuglingsterblichkeit in jüdischen Familien 22,8 Prozent gegenüber 37,5 Prozent in der lettischen Bevölkerung der Stadt und 31,4 Prozent in der deutschen Kolonie. Ewald Kaspar, Biostatistik der Stadt Libau und ihrer Landgemeinde 1834–1882 (Diss. med. Dorpat [Tartu] 1883), S. 99.

15 Eine Auswahl antisemitisch tingierter Äußerungen über Judentum und «Nervenkrankheit» in: Michael Tschoetschel, Die Diskussion über die Häufigkeit von Krankheiten bei den Juden bis 1920 (Diss. med. Mainz 1990), S. 289–323. Über Nervenkrankheiten im achtzehnten Jahrhundert: Shorter, Moderne Leiden, a. a. O. (siehe Anm. 6 zu Kap. 1), S. 38–47.

16 Anton Müller, Die Irren-Anstalt in dem königlichen Julius-Hospitale zu Würzburg, Würzburg 1824, S. 177.

17 [Francis Bond Head,] Bubble from the Brunnens of Nassau by an Old Man, London 1834, S. 36.

18 Siehe Shorter, Moderne Leiden, a. a. O. (siehe Anm. 6 zu Kap. 1), S. 341–392.

19 Ludwig Hirt, a. a. O. (siehe Anm. 23 zu Kap. 2), S. 520 f.

20 Valentin von Holst, Erfahrungen aus einer vierzigjährigen neurologischen Praxis, Stuttgart 1903, S. 58.

21 Harald Siebert, Die Psychosen und Neurosen bei der Bevölkerung Kurlands. In: Allgemeine Zeitschrift für Psychiatrie 73 (1917), S. 493–535 (Zitat: S. 535).

22 Bekannt ist Erbs Urteil, daß «Semiten [...] von Haus aus schon eine neurotisch veranlagte Rasse sind, bei welcher durch ihren unbezähmbaren Erwerbstrieb und die ihr durch Jahrhunderte auferlegte Lebensweise ebenso wie durch Inzucht und Familienheirathen die Nervosität zu einem ganz erstaunlichen Grade entwickelt und verbreitet ist». Erb, a. a. O (siehe Anm. 35 zu Kap. 1), S. 19.

23 [Jean-Martin Charcot,] Leçons du mardi à la Salpêtrière. Policlinique 1888–1889, Paris 1889, S. 11 (Vorlesung vom 23. 10. 1888).

24 De la pathologie des Juifs. In: Prog. Méd. 19 (19. September 1891), S. 209 f. (Zitat: S. 210). Das Editorial stammte vermutlich aus der Feder des Herausgebers Désiré-Magloire Bourneville.

25 [Charcot,] Leçons du mardi 1888–1889, a. a. O. (siehe Anm. 23), S. 353 (Vorlesung vom 19. Februar 1889).

26 Zitiert nach: Tony Gelfand, Charcot's response to Freud's Rebellion. In: Journal of the History of Ideas 50 (1989), S. 293–307 (Zitat: S. 302).

27 Henry Meige, Le juif errant à la Salpêtrière. In: Revue de l'Hypnotisme 8 (1894), S. 146–150 (Zitat: S. 148).

28 Raymond und Janet, a. a. O. (siehe Anm. 22 zu Kap. 1), Bd. 2, S. 34; vgl. ebd., S. 513–517 (ein jüdischer Patient mit einer nach Janets Meinung an Psychose grenzenden zwanghaften Verfolgungsangst).

29 Alfred T. Schofield, Behind the Brass Plate: Life's Little Stories, London 1928, S. 106.

30 Cecil F. Beadles, The Insane Jew. In: Journal of Mental Science 46 (1900), S. 731–737 (Zitat: S. 732 f.).

31 Ebd., S. 736.

32 Smith Ely Jelliffe, Dispensary Work in Nervous and Mental Diseases. In: JNMD 33 (1906), S. 234–241 (Zitat: S. 237). Allerdings hielt Jelliffe die Juden nicht für besonders hysterieanfällig, denn sechs Jahre später schrieb er über das Post-Graduate Hospital and Dispensary: «21 waren hier als Hysteriker diagnostiziert,

4 Männer und 17 Frauen [aus einer Gesamtzahl von 670 Patienten im Jahr 1911]. Das ist eine vergleichsweise geringe Zahl, wenn man bedenkt, daß reichlich die Hälfte der Belegung des Spitals aus einfachsten hebräischen Bevölkerungskreisen kommt.» S. E. J., Nervous and Mental Disease Dispensary Work. In: Post-Graduate 27 (1912), S. 467–482 u. 593–607 (Zitat: S. 593).

33 Philip Coombs Knapp, The Alleged Increase of Nervous Diseases. In: BMSJ 164 (23. März 1911), S. 419 f. (Zitat: S. 420).

34 Walter C. Alvarez, Nervousness, a. a. O. (siehe Anm. 24 zu Kap. 1), S. 170, 187 f., 197 f. u. 282.

35 Elcan Isaac Wolf, Von den Krankheiten der Juden, Mannheim 1777, S. 12 f.

36 Leopold Löwenfeld, Pathologie und Therapie der Neurasthenie und Hysterie, Wiesbaden 1894, S. 45.

37 Heinrich Singer, Allgemeine und spezielle Krankheitslehre der Juden, Leipzig 1904, S. 85.

38 Max Sichel, Die psychischen Erkrankungen der Juden in Kriegs- und Friedenszeiten. In: Monatsschrift für Psychiatrie und Neurologie 55 (1923), S. 207–229 (Zitat: S. 218). Die Formulierung «wurden früher [...] bezeichnet» könnte darauf hindeuten, daß Sichel hier das Bonmot eines anderen wiedergibt; ich habe zwar Hinweise auf Fulgence Raymond als den Urheber, die Stelle selbst aber in seinen Schriften nicht gefunden.

39 Sander L. Gilman schreibt: «Für die – gleichgültig, welches ihr faktischer geographischer Ort war – westorientierten jüdischen Wissenschaftler waren diese Eigenschaften [wie beispielsweise ‹jüdische› Plattfüße oder ‹jüdisches› intermittierendes Hinken] Zeichen der atavistischen Wesensart der Ostjuden und dienten als Grenze zwischen Westjuden und dem dekadenten Judentum im Osten.» S. L. G., The Jewish Body: A Footnote. In: Bulletin of the History of Medicine 64 (1990), S. 588–602 (Zitat: S. 602). In der vorliegenden Form ist Gilmans Argumentation praktisch nicht zu widerlegen. Ihm zufolge waren nicht nur alle Westjuden gegen den Osten automatisch voreingenommen, sondern auch die zu Medizinern ausgebildeten Ostjuden hatten ein Vorurteil gegen ihre Landsleute. Nach Gilman brachte also die ärztliche Ausbildung zwangsläufig die Neigung zu geringschätzigen Ansichten über die Ostjuden mit sich. Gilman schrieb auch über das historische Klischee von der «jüdischen Verrücktheit»; siehe Kap. 6 seines Essaybands *Difference and Pathology: Stereotypes of Sexua-*

lity, Race, and Madness (Ithaca: Cornell University Press 1985, S. 150–162).

40 Martin Engländer, Die auffallend häufigen Krankheitserscheinungen der jüdischen Rasse, Wien 1902, S. 17–21. Die Information über Engländers Geburtsort ist den «Rigorosen-Protokoll-Büchern» der Universität Wien entnommen. Engländer, Jahrgang 1878, war 1902 vierundzwanzig Jahre alt.

41 Arthur Stern, In bewegter Zeit. Erinnerungen und Gedanken eines jüdischen Nervenarztes. Berlin-Jerusalem, Jerusalem: Verlag Rubin Mass 1968, S. 57. Stern war vor dem Ersten Weltkrieg in Oppenheims Klinik in Berlin tätig gewesen.

42 Salomon Behrendt und Salomon August Rosenthal, Israelitische Heil- und Pflege-Anstalt für Nerven- und Gemütskranke Sayn bei Coblenz. In: Deutsche Heil- und Pflegeanstalten für Psychischkranke in Wort und Bild. 2 Bde., Halle/Saale 1910–1912, Bd. 2, S. 426–433 (Zitat: S. 432).

43 Rafael Becker, Die Nervosität bei den Juden, Zürich 1919, S. 12 u. 23 f.

44 Hermann Oppenheim, Zur Psychopathologie und Nosologie der russisch-jüdischen Bevölkerung. In: Journal für Psychologie und Neurologie 13 (1908), S. 1–9 (Zitat: S. 4). Zur Frage der höheren Aufnahmeraten von Juden in psychiatrischen Anstalten äußerte sich der Psychiater Arnold Kutzinski, der 1936 von Berlin nach Palästina emigriert war, folgendermaßen: «Juden neigen eher dazu, ihre Kranken in eine Anstalt zu bringen, weil bei ihnen der Wunsch nach ärztlicher Versorgung dringlicher ist, aber auch weil sie die Erkrankung vor den Nachbarn geheimhalten möchten.» A. K., The Psychopathological Problems of the Jews. In: Hebrew Medical Journal 2 (1949), S. 166–172 (Zitat: S. 171).

45 Zitiert nach: Arthur Stern, a. a. O. (siehe Anm. 41), S. 121.

46 Georges Wulfing, Contribution à l'étude de la pathologie nerveuse et mentale ches les anciens Hébreux et dans la race juive (Diss. med. Paris 1907), S. 61 f.

47 Henri Stern, The Aftermath of Belsen. In: Flight and Resettlement. Hrsg. von Henry B. M. Murphy, Luzern: UNESCO 1955, S. 64–75 (Zitat: S. 73 [Erstveröffentlichung: Observations sur la psychologie collective dans les camps des personnes déplacées. In: Psyché 3 (1948); übs. und gekürzt von Murphy]). Murphy selbst hatte in der Nachkriegszeit ein Jahr als Inspektor in Bergen-Belsen und anderen Lagern der International Relief Organization ver-

bracht und darüber später geschrieben: «Manche chirurgischen Stationen waren unverhältnismäßig stark mit jüdischen Patienten belegt – nicht etwa Menschen, die an den Nachwirkungen von physischer Mißhandlung und Unterernährung im Konzentrationslager litten, sondern Menschen, die Operationen verlangten, die sie gar nicht nötig hatten, und die den Chirurgen damit Rätsel aufgaben.» Murphy mißdeutete dieses Verhalten als «Bestrafungs- oder Verstümmelungswunsch bei jüdischen KZ-Überlebenden». Tatsächlich handelte es sich lediglich um eine Fortsetzung der ostjüdischen Tradition von Hypochondrie und Verehrung der modernen Medizin. H. B. M. M., Lines of Personal Development. In: Careers in Transcultural Psychiatry – Career Directions, Bd. 4, Nr. 2, East Hanover/New Jersey: D. J. Publications 1974, S. 15–25 (Zitat: S. 20). Ich danke Raymond Prince für den Hinweis auf diese Quelle.

48 Maurice Fishberg, The Comparative Pathology of the Jews. In: New York Medical Journal 73 (30. März u. 6. April 1901), S. 537–543 u. 576–581 (Zitate: S. 543 u. 546).

49 Abraham Myerson, The «Nervousness» of the Jew. In: Mental Hygiene 4 (1920), S. 65–72 (Zitat: S. 66).

50 Hyman Morrison, A Study of Fifty-One Cases of Debility in Jewish Patients. In: BMSJ 157 (19. Dezember 1907), S. 816–819.

51 Toby Cohn, Nervenkrankheiten bei Juden. In: Zeitschrift für Demographie und Statistik der Juden. N. F. 3 (1926), S. 73–86 (Zitat: S. 81).

52 Zur US-amerikanischen Medico-Kultur in der ersten Hälfte des zwanzigsten Jahrhunderts siehe Edward Shorter, Bedside Manners: The Troubled History of Doctors and Patients, New York: Simon & Schuster 1985, S. 107–139 u. 213.

53 Oppenheim, a. a. O. (siehe Anm. 44), S. 4. Der Berliner Psychiater Toby Cohn sprach von der «grössere[n] Konsultationsfreudigkeit der Ostjuden». T. C., a. a. O. (siehe Anm. 51), S. 74.

54 Paul Rosenstein, Narben bleiben Zurück. Die Lebenserinnerungen des großen jüdischen Chirurgen, Bad Wörishofen: Kindler 1954, S. 73.

55 Emil Kraepelin, Lebenserinnerungen, Berlin: Springer 1983, S. 48.

56 Johannes Heinrich Schultz, Lebensbilderbuch eines Nervenarztes. Jahrzehnte in Dankbarkeit, Stuttgart: Thieme 1964.

57 Emil Bratz, Humor in der Neurologie und Psychiatrie, Berlin 1930, S. 11.

58 Friedrich Torberg, Die Erben der Tante Jolesch, München: dtv 1981, S. 84 f.

59 Adolf Strümpell, Aus dem Leben eines deutschen Klinikers. Erinnerungen und Beobachtungen, Leipzig 1925, S. 232.

60 Ebd., S. 243.

61 Bernhard Naunyn, Erinnerungen, Gedanken und Meinungen, München 1925, S. 294.

62 Elias Canetti, Die gerettete Zunge. Geschichte einer Jugend, München: Hanser 1977, S. 36. Ich nehme an, Canetti dachte an Adolf Lorenz, Hermann Schlesinger, Johann Schnitzler, Isidor Neumann, Markus Hajek und Josef Halban. Es gab indessen eine ganze Anzahl berühmter Neumann und Schlesinger, und jeder von ihnen hätte in den Familiengesprächen gemeint sein können.

63 Ernst von Leyden, Lebenserinnerungen, Stuttgart 1910, S. 100 f.

64 Naunyn, a. a. O. (siehe Anm. 61), S. 296 f.

65 Henri Stern, a. a. O. (siehe Anm. 47), S. 73.

66 Strümpell, a. a. O. (siehe Anm. 59), S. 231 f.

67 Siehe Otto Braus, Akademische Erinnerungen eines alten Arztes an Berlins klinische Grössen, Leipzig 1901, S. 108.

68 Siehe Rolf Winau, Medizin in Berlin, Berlin: de Gruyter 1987, S. 325.

69 Siehe Dagmar Hartung-von Doetinchem und Rolf Winau (Hrsg.), Zerstörte Fortschritte. Das jüdische Krankenhaus in Berlin 1756–1989, Berlin: Edition Hentrich 1989, S. 27; Regine Lockot, Erinnern und Durcharbeiten. Zur Geschichte der Psychoanalyse und Psychotherapie im Nationalsozialismus, Frankfurt/Main: S. Fischer 1985, S. 172; Stephan Leibfried und Florian Tennstedt, Berufsverbote und Sozialpolitik 1933. Die Auswirkungen der nationalsozialistischen Machtergreifung auf die Krankenkassenverwaltung und die Kassenärzte (Arbeitspapiere des Forschungsschwerpunktes Reproduktionsrisiken. Nr. 2, Bremen: Universität Bremen 1981), S. 74.

70 Alfred Grotjahn, Erlebtes und Erstrebtes. Erinnerungen eines sozialistischen Arztes, Berlin 1932, S. 75 f.

71 So Paul Julius Möbius am 21. November 1891 in einem Schreiben an August Forel. A. F., Briefe/Correspondance, a. a. O. (siehe Anm. 26 zu Kap. 2), S. 264.

72 In diesem Sinn äußerte sich Georg Jürgens über die antisemitische Gesinnung, die er und der Professor der Inneren Medizin Friedrich Kraus um die Zeit des Ersten Weltkriegs hegten. Siehe G. J.,

Arzt und Wissenschaft. Erkenntnisse eines Lebens, Hannover: Schmorl 1949, S. 74 f.

73 Arthur Stern erinnerte aus den Jahren nach dem Ersten Weltkrieg Richard Cassirer, Kurt Goldstein, Kurt Löwenstein und Paul Schuster. A. S., a. a. O. (siehe Anm. 41), S. 50.

74 Jürg Zutt u. a. (Hrsg.), Karl Bonhoeffer zum hundertsten Geburtstag am 31. März 1968, Berlin: Springer 1969, S. 84. Der Band enthält u. a. Bonhoeffers um 1941 geschriebene Autobiographie.

75 Oppenheim, a. a. O. (siehe Anm. 44), S. 4.

76 Aus Goldscheiders Antworten auf einen von Cohn versandten Fragebogen. Zitiert nach: Cohn, a. a. O. (siehe Anm. 51), 75.

77 Siehe David Mechanic, Religion, Religiosity, and Illness Behavior: The Special Case of the Jews. In: Human Organization 22 (1963), S. 202–208. Mechanic kam zu dem Ergebnis: «Jüdische Populationen zeigen insbesondere auf der Ebene der höheren Klassen ein intensiveres Krankheitsverhalten als protestantische oder katholische Populationen.» (S. 207)

78 Bei mehreren Erhebungen hat sich gezeigt, daß speziell die manisch-depressive Erkrankung bei Frauen osteuropäischer Herkunft gehäuft auftritt. Ausführlicher darüber: Edward Shorter, Women and Jews in a Private Nervous Clinic in Late Nineteenth-Century Vienna. In: Medical History 33 (1989), S. 149–183 (bes. S. 181 f.).

5 Das kulturelle Gesicht der Melancholie

1 Archiv des Holloway Sanatorium Hospital im Wellcome Institute for the History of Medicine, London; Ms. 5162, S. 45. «16. Dezember. Patient heute entlassen» ist die einzige Information über Herbert C.s klinischen Weg als «freiwilliger Gast» der Anstalt.

2 Siehe Stanley W. Jackson, Melancholia and Depression: From Hippocratic Times to Modern Times, New Haven/Connecticut: Yale University Press 1986.

3 Hagop S. Akiskal, A Developmental Perspective on Recurrent Mood Disorders: A Review of Studies in Man. In: Psychopharmacology Bulletin 22 (1986), S. 579–586 (bes. S. 583).

4 Dieser Angabe liegen in sieben verschiedenen Studien ermittelte Daten zugrunde, die wiedergegeben sind in: Jeffrey H. Boyd und

Myrna M. Weissman, Epidemiology of Affective Disorders. In: Archives of General Psychiatry 38 (1981), S. 1039–1046 (siehe S. 1041, Tabelle 1).

5 Ebd.

6 George W. Comstock und Knud J. Helsing, Symptoms of Depression in Two Communities. In: Psychological Medicine 6 (1976), S. 551–563 (20,1 % der weißen, 17,6 % der schwarzen Einwohner: S. 557, Tabelle 3).

7 Tómas Helgason, Frequency of Depressive States within Geographically Delimited Population Groups. In: Acta Psychiatrica Scandinavica 37 (1961), Supplement 162, S. 81–90 (siehe S. 88, Tabelle 5).

8 Belege in: Boyd und Weismann, a. a. O. (siehe Anm. 4), S. 1042, Tabelle 5.

9 Literaturberichte zur Somatisierung als Gegenstand medizinischer Grundversorgung sowie deren depressive Komponente: Zbigniew J. Lipowski, Somatization and Depression. In: Psychosomatics 31 (1990), S. 13–21; Donna E. Stewart, Emotional Disorder Misdiagnosed as Physical Illness: Environmental Hypersensitivity, Candidiasis Hypersensitivity, and Chronic Fatigue Syndrome. In: International Journal of Mental Health 19 (1990), S. 56–68.

10 Edward George Earle Lytton (1st Baron Bulwer-Lytton), Confessions of a Water-Patient, London 1845, S. 14 f., 18, 26 u. 52.

11 Nur ganz bestimmte Kulturen behandeln Dysphorie als «Depression»; ausführlicher darüber: Kleinman, a. a. O. (siehe Anm. 1 zu Kap. 4), bes. S. 44–50.

12 Für absolut zutreffend halte ich die folgende Einsicht Michel Foucaults: «Im Angstklima der zweiten Hälfte des achtzehnten Jahrhunderts wuchs zugleich mit dem Grauen vor der Unvernunft die Furcht vor dem Wahnsinn, und damit fuhren die beiden Formen der Obsession fort, indem sie sich gegenseitig stützten, sich gegenseitig zu verstärken.» Michel Foucault, Madness and Civilization: A History of Insanity in the Age of Reason, New York: Random House 1965, S. 171 (französische Originalausgabe: Histoire de la folie à l'âge classique, Paris: Gallimard 1961; dt. Ausg.: Wahnsinn und Gesellschaft. Eine Geschichte des Wahns im Zeitalter der Vernunft, Frankfurt/Main: Suhrkamp 1969). Ich bin jedoch der Ansicht, daß die Ursache dieser wachsenden Furcht vor dem Wahnsinn nicht die von Foucault angeführte «große Been-

gung», sondern die durch wilde theoretische Spekulationen über Erbrisiken heraufbeschworene Schreckensvision einer Erbschaft von Wahnsinn innerhalb der Familie war.

13 Markus Schär, Seelennöte der Untertanen. Selbstmord, Melancholie und Religion im alten Zürich 1500–1800, Zürich: Chronos 1985, S. 15.

14 Einen Überblick über die umfangreiche Literatur über interkulturelle Variationen von Depression gibt Henry B. M. Murphy, Comparative Psychiatry, a.a.O. (siehe Anm. 65 zu Kap. 3), S. 115–146.

15 Nachweis von Belegstellen in den Hippokratischen Schriften: Jackson, a.a.O. (siehe Anm. 2), S. 30f.

16 Zitate aus Formans Krankenbericht über Robert Burton nach: Barbara H. Traister, New Evidence about Burton's Melancholy?. In: Renaissance Quarterly 29 (1976), S. 66–70 (Zitate: S. 67).

17 Floyd Dell und Paul Jordan-Smith (Hrsg.), The Anatomy of Melancholy by Robert Burton, New York 1927, S. 323, 325, 328, 331 u. 333.

18 Thomas Sydenham, Letter to Dr. Cole [1682]. In: The Works of Thomas Sydenham M. D. Hrsg. von R. G. Latham. 2 Bde., London 1848–1850, Bd. 2, S. 26–118 (Zitat: S. 94).

19 Vanessa S. Doe (Hrsg.), The Diary of James Clegg of Chapel en le Frith 1708–1755, Matlock: Derbyshire Record Society 1978, Bd. 2, Teil 1, S. 255.

20 Eine zupackende, wenn auch recht unsystematische Sichtung des Materials unternimmt: Roy Porter, Mind, Forg'd Manacles: A History of Madness in England from the Restoration to the Regency, Cambridge/Massachusetts: Harvard University Press 1987; siehe insbes. S. 241–246 (Patientenstimmen).

21 John Purcell, A Treatise of Vapours, London ^{2}1707 (^{1}1702), S. 13 u. 170.

22 Richard Blackmore, A Treatise of the Spleen and Vapours, or Hypochondriacal and Hysterical Affections, London 1725, S. 26f. Was den Blickwinkel der späteren Generationen betrifft, siehe z.B. Hagop S. Akiskal und Gopinath Mallya, Criteria for the «Soft» Bipolar Spectrum: Treatment Implications. In: Psychopharmacology Bulletin 23 (1987), S. 68–73.

23 James Sims, Pathological Remarks upon Various Kinds of Alienation of the Mind. In: Memoirs of the Medical Society of London 5 (1799), S. 372–406 (Zitate: S. 378–381).

24 Shorter, Moderne Leiden, a. a. O. (siehe Anm. 6 zu Kap. 1), S. 393–446.

25 Siehe z. B. Paul Berger, Führer durch die Privat-Heilanstalten Deutschlands, Österreichs und der Schweiz, Berlin 1889, S. 81 f.

26 Archiv der Landes-Irren-Anstalt Kierling-Gugging, Entlassungsnummer 1903/149.

27 Die Geschichte der Hypochondriediagnose im Überblick: Esther Fischer-Homberger, Hypochondrie – Melancholie bis Neurose. Krankheiten und Zustandsbilder, Bern: Huber 1970.

28 James Rymer, A Tract upon Indigestion and the Hypochondriac Disease, London ^{2}1785 (^{1}1784), S. 5–7.

29 Jean-Baptiste Louyer-Villermay, Recherches historiques et médicales sur l'hypochondrie, isolée [...] de l'hystérie et de la mélancholie, Paris 1802, S. 106–109.

30 John Evans Riadore, Introductory Lectures to a Course on Nervous Irritation, Spinal Affections [...], London 1835, S. 60.

31 Max Leidesdorf, Lehrbuch der psychischen Krankheiten, Erlangen ^{2}1865 (^{1}1860), S. 151–156 (im Text paraphrasiert: S. 154).

32 Siehe z. B. Ian Dowbiggin, a. a. O. (siehe Anm. 3 zu Kap. 1).

33 Karl Kahlbaum, Die Gruppierung der psychischen Krankheiten und die Eintheilung der Seelenstörungen, Danzig 1863. Der Ausdruck Dysthymie hatte den Vorteil, daß er nicht wie Melancholie einen Zusammenhang mit «Schwarzgalle» unterstellte. «Melancholie [Dysthymia atra] ist also in unserem Sinne kein Krankheitsspecies, sondern ein Symptomencomplex in verschiedenen Zuständen und Krankheiten, ein Symptomencomplex, der in sich so zusammenhängend und abgeschlossen zu sein pflegt, dass er wohl einer eigenen Bezeichnung bedarf.» (S. 97–100, Zitat: 97 f.) Über die Entwicklung von Kahlbaums Denken: Clemens Neiser, Karl Ludwig Kahlbaum 1828–1899. In: Deutsche Irrenärzte. Hrsg. von Theodor Kirchhoff. 2 Bde., Berlin 1921–1924, Bd. 2, S. 87–96 (bes. S. 94 f.).

34 Theodor Tiling, Über Dysthymia und die offenen Curanstalten. In: Jahrbuch für Psychiatrie 3 (1879), S. 171–186 (bes. S. 173 f.).

35 Siehe z. B. Edward Shorter, Private Clinics in Central Europe 1850–1933. In: Social History of Medicine 3 (1990), S. 159–195.

36 Hirt, a. a. O. (siehe Anm. 23 zu Kap. 2), S. 499 f.

37 Maurice de Fleury, Manuel pour l'étude des maladies du système nerveux, Paris 1904, S. 838–840.

38 Heinrich Averbeck, Die akute Neurasthenie. In: Deutsche Medi-

zinal-Zeitung 7 (1., 5., 8., 12. u. 15. April 1886), S. 293–296, 301–305, 313–315, 325–328 u. 337–340 (Zitate: S. 301 u. 325).

39 Hugo Gugl, Die Grenzformen schwerer cerebraler Neurasthenie. In: Gugl und Stichl, a. a. O. (siehe Anm. 62 zu Kap. 3), S. 125–151 (bes. S. 135–138 u. 151).

40 G. Renaudin, Du rôle de la virginité dans l'étiologie de la neurasthénie. In: Archives médico-chirurgicales de province 6 (1911), S. 527–532.

41 Hartenberg, a. a. O. (siehe Anm. 23 zu Kap. 1). Hartenberg schloß Depression aus in Fällen, in denen der Patient Zeichen «nervöser Reizbarkeit» wie z. B. «übersteigerte Affektivität oder Schlafstörungen» zeigte (S. 8). Zumindest Schlafstörungen würde man heute als Indiz für Depression betrachten.

42 Heinroths *Lehrbuch der Störungen des Seelenlebens* (1818) war mir nicht zugänglich; meine Kenntnis von ihm beruht auf: Michael Schmidt-Degenhard, Melancholie und Depression. Zur Problemgeschichte der depressiven Erkrankungen seit Beginn des 19. Jahrhunderts, Stuttgart: Kohlhammer 1983, S. 26–29. In Heinroths späterem *Lehrbuch der Seelengesundheitskunde. Erster Theil: Theorie und Lehre von der Leibespflege* (Leipzig 1823) wird das Konzept der Depression als bekannt vorausgesetzt; vgl. z. B. S. 590: «unsere psychischen Stimmungen überhaupt, die Exaltation oder Depression unseres Gemüths [...]»

43 Louis-Jean-François Delasiauve, Du diagnostic différentiel de la lypémanie. In: Annales médico-psychologiques 3 (1856), S. 380–442. Das Buch war mir nicht zugänglich; ich stütze mich hier auf German E. Berrios, Melancholia and Depression during the 19th Century: A Conceptual History. In: BJP 153 (1988), S. 298–304 (bes. S. 300).

44 Emil Kraepelin, Psychiatrie. Ein Lehrbuch für Studirende und Ärzte, Leipzig ^{5}1896. Obgleich Kraepelin im Inhaltsverzeichnis die «Einfache Depression» als Glied der Gruppe «Depressive Formen» angezeigt hatte (S. XIII), vermied er im Text eine derart klare Gliederung. Von «periodischen Depressionszuständen» sprach Kraepelin, wenn diese einfache Depression rezidivierend verlief (S. 652). Über die Entwicklung von Kraepelins Auffassung von Depression: Schmidt-Degenhard, a. a. O. (siehe Anm. 42), S. 88 f.

45 Society Proceedings: New York Neurological Society, November 1, 1904. In: JNMD 32 (1905), S. 114 f. Über Meyers generelle

Auffassung von den Affektstörungen: Jackson, a.a.O. (siehe Anm. 2), S. 195–202.

46 Walter Cimbal, Vegetative Äquivalente der Depressionszustände. In: Deutsche Zeitschrift für Nervenheilkunde 107 (1929), S. 36–41 (Zitat: S. 36). Zur Weiterführung dieses Ansatzes siehe R. Lemke, Über die vegetative Depression. In: Psychiatrie, Neurologie und medizinische Psychologie 1 (1949), S. 161–166. Über Cimbals weitere Laufbahn: Geoffrey Cocks, Psychotherapy in the Third Reich: The Göring Institute, New York: Oxford University Press 1985, S. 17 u. passim.

47 Z. J. Lipowski, Somatization: A Borderland between Medicine and Psychiatry. In: Canadian Medical Association Journal 135 (1986), S. 609–614 (Zitat: S. 611 f.).

48 Richard von Krafft-Ebing, Die Melancholie, Erlangen 1874, S. 8 f.

49 Archiv des Holloway Sanatorium Hospital im Wellcome Institute for the History of Medicine, London; Ms. 5157, Fall Nr. 427, 1889. Die Identität des behandelnden Arztes ist nicht feststellbar.

50 Archiv der Landes-Irren-Anstalt Kierling-Gugging, Entlassungsnummer 1901/296. Die amtliche Diagnose lautete: «Melancholie im Übergang zu sekundärer Demenz».

51 t-Test-Wert = 1,087.

52 Andreas von Orelli, Der Wandel des Inhaltes der depressiven Ideen bei der reinen Melancholie. In: Schweizer Archiv für Neurologie und Psychiatrie 73 (1954), S. 218–287 (die zitierten Daten: S. 228 f.). Bei den männlichen Patienten bewegte sich der Anstieg von 17 % im ersten zu 27 % im letzten Zeitabschnitt.

53 John M. Eagles, Delusional Depressive In-Patients 1892 to 1982. In: BJP 143 (1983), S. 558–563 (bes. S. 560). Bis 1981/82 ging der Wert dann auf 19 % zurück. Zugegeben, drei andere Studien konnten in der Häufigkeit des Krankheitswahns bei Depressiven keinerlei Veränderung nachweisen. Aber es gibt keine Studie, die auf einen langfristigen Rückgang hindeuten würde. In der Psychiatrischen Universitätsklinik Heidelberg bekundeten im Jahr 1886 40 % der «Zyklothymen» eine «wahnhafte Hypochondrie» gegenüber 25 % im Jahr 1916 und 44 % im Jahr 1946. Heinrich Kranz, Das Thema des Wahns im Wandel der Zeit. In: Fortschritte der Neurologie und Psychiatrie 23 (1955), S. 58–72 (bes. S. 61). Bei den Depressiven in der Irrenanstalt Niedernhart bei Linz lag der Anteil der Patienten, die «hypochondrische Beschwerden» bekundeten, im Zeitraum 1903–1948 beharrlich bei

etwa 30 %. Hermann Lenz, Vergleichende Psychiatrie. Eine Studie über die Beziehungen von Kultur, Soziologie und Psychopathologie, Wien: Maudrich 1964, S. 28. In der Psychiatrischen Universitätsklinik Helsinki verharrte der Anteil der psychotisch depressiven Patienten mit «einigen» hypochondrischen Beschwerden über den gesamten Zeitraum 1880–1969 bei etwa 28 %. Zwar ging die Gruppe der Patienten mit «schwerer hypochondrischer Symptomatik» von einem 15prozentigen auf einen einprozentigen Anteil zurück, aber die Patienten mit «einigen» Beschwerden waren erheblich in der Überzahl. P. Niskanen und K. Achté, Disease Pictures of Depressive Psychoses in the Decades 1880–89, 1900–09, 1930–39 and 1960–69. In: Psychiatria Fennica, Jg. 1972, S. 95–101 (bes. S. 97).

54 Purcell, a.a.O. (siehe Anm. 21), S. 170.

55 Georget, a.a.O. (siehe Anm. 20 zu Kap. 3), Bd. 2, S. 282.

56 Beni-Barde, a.a.O. (siehe Anm. 50 zu Kap. 3), S. 68–72.

57 Maurice Krishaber, De la névropathie cérébro-cardiaque, Paris 1873, S. 32–38.

58 Shorter, Moderne Leiden, a.a.O. (siehe Anm. 6 zu Kap. 1), S. 300–309.

59 André Blouquier de Claret, Une cause curieuse de dépression mélancolique chez une hystérique. In: Montpellier Médical 44 (1922), S. 568–570.

60 Shorter, Moderne Leiden, a.a.O. (siehe Anm. 6 zu Kap. 1), S. 272–275.

61 Raymond und Janet, a.a.O. (siehe Anm. 22 zu Kap. 1), Bd. 2, S. 492–495.

62 Leidesdorf, a.a.O. (siehe Anm. 31), S. 158 f.

63 Mary A. Hill, Charlotte Perkins Gilman. The Making of a Radical Feminist 1860–1896, Philadelphia: Temple University Press 1980, S. 148 f.

64 Fall aus der Heilanstalt Svetlin, Wien III. Das Krankenblatt ist aufbewahrt im Psychiatrischen Krankenhaus der Stadt Wien. Ich danke Herrn Professor Eberhard Gabriel für die Erlaubnis zur Benutzung des Materials.

65 Nach Parkes Webers Patientenbüchern, a.a.O. (siehe Anm. 12 zu Kap. 4), Patientenbuch für 1907–1909, S. 200.

66 Shorter, Moderne Leiden, a.a.O. (siehe Anm. 6 zu Kap. 1), S. 501–521.

67 Gary S. Taerk u.a., Depression in Patients with Neuromyasthenia

(Benign Myalgic Encephalomyelitis) [Erschöpfungssyndrom]. In: International Journal of Psychiatry in Medicine 17 (1987), S. 49–56.

68 Simon Wessely und R. Powell, «Postviral» Fatigue with Neuromuscular and Affective Disorders. In: Journal of Neurology, Neurosurgery and Psychiatry 52 (1989), S. 940–948 (bes. S. 946).

69 Zur Genetik der Depression siehe die in Kap. 1 zitierte Literatur. Was den biochemischen Aspekt betrifft, so ist interessant, daß eine Forschergruppe nach der Entdeckung eines engen Zusammenhangs zwischen sekundärer Endometriose (einer Frauenkrankheit, bei der gebärmutterschleimhautähnliches Gewebe im Beckenkorb außerhalb der Gebärmutter auftritt) und manisch-depressiver Erkrankung mutmaßte, daß beide Störungen durch Irregularitäten derselben Hormone und Neurotransmitter verursacht sein könnten. Dorothy Otnow Lewis u.a., Bipolar Mood Disorder and Endometriosis: Preliminary Findings. In: AJP 144 (1987), S. 1588–1591.

70 Siehe George Winokur, Unipolar Depression. In: The Medical Basis of Psychiatry. Hrsg. von George Winokur und Paula Clayton, Philadelphia: Saunders 1986, S. 60–79 (bes. S. 70f.).

6 Jugend und psychosomatische Krankheit

1 National Center for Health Statistic, Current Estimates from the National Health Interview Survey (United States 1987), Hyattsville/Maryland: U.S. Department of Health and Human Services 1988, S. 86, Tabelle 58 (Publication No. [PHS] 88–1595). Bei Frauen ist der Altersüberhang nur deswegen geringer, weil bereits junge Frauen stärker von Darmreizungen geplagt sind. Die «Reizkolon»-Rate beträgt bei Männern unter 45 Jahren 1,1‰ gegenüber 6,1‰ in der Altersklasse 65–74 Jahre, bei Frauen unter 45 Jahren 6,7‰ gegenüber 13,9‰ in der Altersklasse 65–74 Jahre.

2 Siehe Shorter, Moderne Leiden, a.a.O. (siehe Anm. 6 zu Kap. 1), S. 167–222.

3 Buchan, a.a.O. (siehe Anm. 9 zu Kap. 2), S. 151.

4 John Russell Reynolds u.a., A System of Medicine. 5 Bde., London 1866–1879, Bd. 2 (1872), S. 83f. Reynolds verfaßte das Kapitel «Hysterie» (S. 82–107).

5 Löwenfeld, a.a.O. (siehe Anm. 36 zu Kap. 4), S. 40.

6 Hector Landouzy, Traité complet de l'hysterie, Paris 1846, S. 184. Unklar ist, ob Landouzy alle erwähnten Patienten selbst behandelt hatte oder ob er in einigen Fällen Material aus den Patientenunterlagen von Kollegen oder aus der Literatur zitierte.

7 Briquet, La prédisposition à l'hystérie, a. a. O. (siehe Anm. 20 zu Kap. 1), S. 1138.

8 François-Louis-Isidor Valleix, Traité des névralgies ou affections douloureuses, Paris 1841, S. 692. In der Altersklasse über dreißig lag das Übergewicht bei den Männern. Unklar ist die exakte Struktur der statistischen Basis von 286 Fällen.

9 Shorter u. a., Inpatient Treatment, a. a. O. (siehe Anm. 3 zu Kap. 4), S. 297.

10 Eine 1961 in einigen Londoner Allgemeinpraxen unter 15 000 Patienten durchgeführte Erhebung führte zu der Erkenntnis, daß die Inzidenz (die Zahl der Neuerkrankungen innerhalb eines bestimmten Zeitraums) psychiatrischer Krankheiten in der Altersgruppe der 15- bis 30jährigen steil anstieg und bei den Älteren wieder zurückging. Aus vielen dieser Erkrankungsfälle dürfte lebenslanges Siechtum geworden sein, denn die Zahl der chronischen Krankheitsfälle stieg in der männlichen wie der weiblichen Bevölkerung im Altersabschnitt 15–40 Jahre steil an, um dann in den Altersgruppen darüber auf konstantem Niveau zu verharren. Bei der fraglichen Untersuchung belief sich der psychosomatische Anteil der psychiatrischen Erkrankungen auf 30 %. Michael Shepherd u. a., Minor Mental Illness in London: Some Aspects of a general Practice Survey. In: BMJ 2 (28. November 1964), S. 1359–1363 (bes. S. 1361, Abb. 2 u. 3).

11 Houston, a. a. O. (siehe Anm. 81 zu Kap. 2), S. 414.

12 Siehe Frederick H. Lowa, Foreword: Anorexia Nervosa: A Paradigm for Mind-Body Interpendence?. In: Anorexia Nervosa: Recent Developments in Research. Hrsg. von Padraig L. Darby u. a., New York: Alan R. Liss 1983, S. XII-XV. «Anorexia nervosa wird nicht selten als die psychosomatische Störung *kat'exochen* angesehen.» (S. XIII)

13 L. K. George Hsu, The Gender Gap in Eating Disorders: Why Are the Eating Disorders More Common Among Women?. In: Clinical Psychology Review 9 (1989), S. 393–407.

14 Höhere Angaben zur Sterblichkeit stammen vielfach aus Spezialkliniken, in denen die allerschwersten Fälle behandelt werden. Den Wert von 10 % habe ich von Walter Vandereycken von der Uni-

versität Löwen, der sich sowohl auf ausgedehnte eigene klinische Erfahrungen wie auf umfassende Literaturkenntnis berufen kann.

15 E. S. Gershon, Anorexia Nervosa and Major Affective Disorders Associated in Families: A Preliminary Report. In: Childhood Psychopathology and Development. Hrsg. von Samuel B. Guze u. a., New York: Raven Press 1983, S. 279–284.

16 A. J. Holland u. a., Anorexia Nervosa: Evidence for a Genetic Basis. In: Journal of Psychosomatic Research 32 (1988), S. 561–571 (Zitat: S. 568). Siehe auch Andrew Winokur u. a., Primary Affective Disorders in Relatives of Patients with Anorexia Nervosa. In: AJP 137 (1980), S. 695–698, wo festgestellt wird, daß Magersucht in Familien mit Fällen von Depression in der Krankengeschichte doppelt so häufig vorkommt wie in der Bevölkerung insgesamt; siehe auch James I. Hudson u. a., Family History Study of Anorexia Nervosa and Bulimia. In: BJP 142 (1983), S. 133–138, wo nachgewiesen ist, daß in der familiären Krankengeschichte von Anorektikerinnen Affektstörungen ebenso häufig sind wie in den Familien von Patientinnen mit manisch-depressiver Erkrankung («bipolarer Störung»). Dagegen zeigte sich, daß in der Familiengeschichte von Schizophrenen und Borderline-Persönlichkeiten psychische Erkrankungen weniger häufig sind.

17 Zum kulturspezifischen Charakter von Eßstörungen siehe Raymond Prince, The Concept of Culture-Bound Syndromes: Anorexia Nervosa and Brain Fag. In: Social Science and Medicine 21 (1985), S. 197–203; Joan Jacobs Brumberg, Fasting Girls: The Emergence of Anorexia Nervosa as a Modern Disease, Cambridge/Massachusetts: Harvard University Press 1988; Vincenzo F. DiNicola, Anorexia Nervosa: A Culture-Bound Syndrome. In: Psychiatry: A World Perspective [...] Proceedings of the VIII World Congress of Psychiatry, Athens, 12–19 October 1989. Bd. 4, Amsterdam: Excerpta Medica 1990, S. 201–206; vgl. ders., Anorexia Multiforme: Self-Starvation in Historical and Cultural Context. In: Transcultural Psychiatric Research Review 27 (1990), S. 165–196 u. 245–286. Zur kulturellen Determinierung von Eßstörungen, James E. Mitchell, The Treatment of Eating Disorders. In: Psychosomatics 31 (1990), S. 1–3 (Zitat: S. 1). Zu der Frage, ob die Anorexia nervosa auch außerhalb der weißen Kultur der westlichen Hemisphäre anzutreffen ist, siehe Tilmann Habermas, Heißhunger. Historische Bedingungen der Bulimia nervosa, Frankfurt/Main: S. Fischer 1990, S. 235 f., Anm. 12.

18 Eine Sichtung der Literatur zu dem Phänomen der «fastenden Jungfrauen» sowie eine Bestimmung von Verhaltensformen aus der Zeit vor 1850, die mit Fug und Recht als frühe Beispiele von Magersucht gelten können, in: Vandereycken, van Deth und Meermann, a.a.O. (siehe Anm. 40 zu Kap. 2), bes. Kap. 4. Fady Hajal will einen möglichen Fall von Anorexia nervosa im frühen Mittelalter geortet haben: F. H., Psychological Treatment of Anorexia: A Case from the Ninth Century. In: Journal of the History of Medicine 37 (1982), S. 325–328.

19 Kelly Bemis schreibt: «Anorektikerinnen haben im allgemeinen kein Verlangen, von der schwächenden und anstrengenden Störung, die sich ihrer bemächtigt hat, zu genesen – oder stehen dieser Aussicht zumindest höchst ambivalent gegenüber. [...] Ja, Anorektikerinnen sind unter Umständen *stolz* darauf, daß ihr Körpergewicht *nicht* normal ist, halten das Gefühl der ‹Besonderheit› wert, die ihnen dadurch zuzufallen scheint, und verlangen nicht selten vom Therapeuten, daß er sie von allen anderen störenden Symptomen befreit, aber ihr auserwähltes Gewicht unangetastet läßt.» K. B., A Comparison of Functional relationships in Anorexia Nervosa and Phobia. In: Darby (Hrsg.), a.a.O. (siehe Anm. 12), S. 407 (Hervorhebungen im Text).

20 American Psychiatric Association, Diagnostic and Statistical Manual of Mental Disorders: DSM-III-R, Washington/D.C.: APA 1987, S. 67.

21 Ron van Deth und Walter Vandereycken, Was Nervous Consumption a Precursor of Anorexia Nervosa? In: Journal of the History of Medicine and Allied Sciences 46 (1991), S. 3–19 (bes. S. 6). Als weiteres Zusatzkriterium nennen die Autoren «Krankheitsverleugnung».

22 Der hohe Verbreitungsgrad der Selbstaushungerung bei psychiatrisch Kranken im allgemeinen war augenfällig im Oxforder Littlemore Asylum, wo von den 207 Neuzugängen der Jahre 1877–1880 38 % zum Zeitpunkt der Einlieferung in die Anstalt die Nahrungsaufnahme verweigerten. William L. Parry-Jones, Archival Exploration of Anorexia Nervosa. In: Journal of Psychiatric Research 19 (1985), S. 96–100.

23 Es läßt tief blicken, daß «Nadia», eine magersüchtige Patientin Pierre Janets, abmagern wollte, um reizlos zu sein. Sie verordnete sich ein Selbstaushungerungsprogramm, weil, wie sie sagte, «Männer dicke Frauen mögen. Ich möchte immer ganz dünn blei-

ben.» Raymond und Janet, a.a.O. (siehe Anm. 22 zu Kap. 1), Bd. 2, S. 368–373 (Fall 166; Zitat: S. 370).

24 Shorter, Moderne Leiden, a.a.O. (siehe Anm. 6 zu Kap. 1), S. 208–217.

25 Salomon Stiebel, Kleine Beiträge zur Heilwissenschaft, Frankfurt/Main 1823, S. 1–8.

26 Weitere Beispiele für die modische Symptomwahl von Anorektikerinnen in: Albert Willem van Renterghem und Frederik van Eeden, Clinique de psycho-thérapie suggestive fondée à Amsterdam le 16 août 1887 [...], Brüssel 1889 (bes. Fall 6, S. 64f.).

27 Giovanni Brugnoli, Sull'anoressia. In: Memorie dell'Accademia delle Scienze des Istituto di Bologna 6 (1875), S. 351–361 (die zitierten Fälle: S. 352–357).

28 Frederic Carpenter Skey, Hysteria, New York 1867, S. 85–87.

29 Silas Weir Mitchell, Lectures, a.a.O. (siehe Anm. 42 zu Kap. 2), S. 203.

30 Das Phänomen wiederholte sich zwischen den zwanziger und den fünfziger Jahren des zwanzigsten Jahrhunderts, in der Magersüchtigen die endokrinologische Diagnose «Simmondssches Syndrom» gestellt wurde (das Simmondssche Syndrom ist eine Hypophysenvorderlappeninsuffizienz verschiedenster Ursache bis hin zum Hypophysen-Tumor). Siehe Morris Simmonds, Über Hypophysenschwund mit tödlichem Ausgang. In: DMW 40 (12. Februar 1914), S. 322f.

31 Siehe die Ausführungen darüber in: Moritz Heinrich Romberg, Lehrbuch der Nervenkrankheiten des Menschen. Bd. 1.1, Berlin 1840, S. 103–105. Die Störung trete bei normalem Appetit hauptsächlich bei Frauen auf, erklärte Romberg.

32 Louis-Victor Marcé, Note sur une forme de délire hypochondriaque consécutive aux dyspepsies et caracterisée principalement par le refus d'aliments. In: Annales Médico-psychologiques 6 (1860), S. 15–28 (Zitate: S. 15f.).

33 Ernst von Leyden, Über periodisches Erbrechen (gastrische Krisen) nebst Bemerkungen über nervöse Magenaffectionen. In: Zeitschrift für klinische Medizin 4 (1882), S. 605–615.

34 Ottomar Rosenbach, Die Emotionsdyspepsie. In: BKW 34 (25. Januar 1897), S. 70–75 (bes. S. 73).

35 Moritz Rosenthal, Zur Diagnose und Therapie der Magenkrankheiten, insbesondere der Neurosen des Magens, Wien 1883, S. 12f.

36 Zu Chlorose («Bleichsucht») und Hyperemesis hysterica als möglichen Vorläuferinnen der Anorexia nervosa siehe I. S. L. Loudun, Chlorosis, Anaemia, and Anorexia Nervosa. In: BMJ 281 (20. Dezember 1980), S. 1669–1675; F. Reimer, Anorexia nervosa. Die Chlorose der achtziger Jahre? In: Fundamenta Psychiatrica 2 (1988), S. 53f. – «Hyperemesis» heißt «übermäßiges und anhaltendes Erbrechen».

37 Thomas Laycock, A Treatise on the Nervous Diseases of Women, London 1840, S. 258.

38 d'Étiolles, a. a. O. (siehe Anm. 21 zu Kap. 3), Bd. 1, S. 259.

39 John W. Ogle, Clinical Lecture on a Case of Hysteria [...] and Consistent Vomiting. In: BMJ 2 (16. Juli 1870), S. 57–60 (die wiedergegebenen Einzelheiten: S. 57f.). Die Patientin stahl heimlich Essen, was ein Element von Simulation ins Spiel bringt, nichtsdestoweniger war Erbrechen das Symptom, das sie sich gewählt hatte.

40 Joseph Amann, a. a. O. (siehe Anm. 30 zu Kap. 3), S. 17 u. 21.

41 Wilks, a. a. O. (siehe Anm. 32 zu Kap. 2), S. 824.

42 Silas Weir Mitchell, Lectures, a. a. O. (siehe Anm. 42 zu Kap. 2), S. 204.

43 Naunyn, a. a. O. (siehe Anm. 61 zu Kap. 4), S. 353. Andere Patientinnen wirkten «gelähmt», was, wie Naunyn erklärte, bedeutete, daß sie «sich einbildeten, sie wären gelähmt». Viele der Emetikerinnen und Gelähmten «brachten maßlos willfährige Verwandte mit, als größte Gefahr für sie selbst die Mutter». Naunyn kurierte die Patientinnen, indem er sie in seiner Klinik von den Verwandten isolierte.

44 Robert Brudenell Carter in der Diskussion auf der Sitzung der Clinical Society of London vom 24. Oktober: BMJ 2 (1. November 1873), S. 528.

45 John Syer Bristowe, Clinical Remarks on the Functional Vomiting of Hysteria. In: Practitioner 30 (1883), S. 161–174 (der zitierte Fall: S. 162).

46 Thomas Clifford Allbutt, On Visceral Neuroses, Philadelphia 1884, S. 21, 46 u. 49.

47 Edward G. Dutton, A Severe Case of Hysteria, Cured by Massage, Seclusion, and Overfeeding. In: Lancet 1 (9. Juni 1888), S. 1128f.

48 William Hale White, Clinical Lecture on a Case of Severe Hysteria Treated by Massage, Isolation, and Overfeeding. In: BMJ 2 (30. Juli 1887), S. 232f.

49 Enoch Heinrich Kisch, Dyspepsia uterina. In: BKW 20 (30. April 1883), S. 263–267 (der zitierte Fall: S. 267).

50 Max Bircher-Benner, Vom Werden des neuen Arztes. Erkenntnisse und Bekenntnisse, Dresden 1938, S. 41.

51 John M. Berkman, Anorexia Nervosa, Anorexia, Inanition, and Low Basal Metabolic Rate. In: American Journal of the Medical Sciences 180 (1930), S. 411–424 (die zitierten Daten: S. 416).

52 Houston, a. a. O. (siehe Anm. 81 zu Kap. 2), S. 406 f.

53 David M. Garner u. a., The Validity of the Distinction between Bulimia with and without Anorexia Nervosa. In: AJP 142 (1985), S. 581–587 (S. 584, Tabelle 2). Bei den 59 Frauen, die zwischen Freßsucht und Selbstaushungerung pendelten, kam in der Anamnese in 80 % der Fälle Erbrechen vor.

54 Erbrechen ist über die Jahre populärer geblieben, als ich in einer früheren Veröffentlichung wahrhaben wollte: Edward Shorter, The First Great Increase in Anorexia Nervosa. In: Journal of Social History 21 (1987), S. 69–96.

55 Laycock, a. a. O. (siehe Anm. 37), S. 257.

56 Briquet, Traité clinique, a. a. O. (siehe Anm. 20 zu Kap. 1), S. 520.

57 Leidesdorf, a. a. O. (siehe Anm. 31 zu Kap. 5), S. 257.

58 Ein frühes Beispiel für Anorexia nervosa ist möglicherweise auch die Ottilie in Goethes *Wahlverwandtschaften* (1809); siehe S. Bhanji u. a., Goethe's Ottilie: An Early 19th Century Description of Anorexia Nervosa. In: Journal of the Royal Society of Medicine 83 (1990), 581–585. Es spricht jedoch mehr dafür, daß Goethe seine Figur mit den Merkmalen der Depression ausstatten wollte, einer Diagnose, die Magersucht ausschließt.

59 Marcé, a. a. O. (siehe Anm. 32), S. 25 f.

60 Ernest-Charles Lasègue, De l'anorexie hystérique. In: Archives Générales de Médecine 21 (April 1873), S. 385–403; gekürzte englische Fassung: On Hysterical Anorexia. In: MTG 2 (6. u. 27. September 1873), S. 365 f. u. 367–369.

61 William Gull, Anorexia Nervosa (Apepsia Hysterica, Anorexia Hysterica). In: Transactions of the Clinical Society of London 7 (1874), S. 22–28. Auf der Tagung der Clinical Society am 24. Oktober 1873 hatte Gull wirklich einen Vortrag über Magersucht gehalten, seinen Gegenstand aber noch als «Anorexia hysterica (Apepsia hysterica)» rubriziert. Eine Zusammenfassung des Vortrags in: BMJ 2 (1. November 1873), S. 527 f. In einer ziemlich allgemein gehaltenen Plauderei über medizinische Diagnostik hatte

Gull 1868 auch die Selbstaushungerung erwähnt; unter Berufung auf diesen Vorgang beanspruchte er später die Priorität bei der Beschreibung der «neuen Krankheit». William Gull, The Address in Medicine. In: Lancet 2 (8. August 1868), S. 171–176. Zu den Querelen um die Priorität bei der Benennung der Störung siehe Walter Vandereycken und Ron van Deth, Who Was the First to Describe Anorexia Nervosa: Gull or Lasègue? In: Psychological Medicine 19 (1989), S. 837–845.

62 Lasègue, zitiert nach der englischen Fassung seines Artikels, a.a.O. (siehe Anm. 60).

63 Charles Naudeau, Observations sur une maladie nerveuse, accompagnée d'un dégoût extraordinaire pour les alimens. In: Journal de Médecine, Chirurgie, Pharmacie (Juli 1789), S. 197–200.

64 Charles Féré, Névrose électrique. In: Prog. Méd. 12 (5. Juli 1884), S. 540f.

65 Paul Sollier, Génèse et nature de l'hystérie. 2 Bde., Paris 1897, Bd. 2, S. 20–25.

66 Jules Janet, Un cas d'hystérie grave. In: Revue de l'Hypnotisme 3 (1889), S. 339–342. Zum historischen Hintergrund der Spaltpersönlichkeitsmode siehe Shorter, Moderne Leiden, a.a.O. (siehe Anm. 6 zu Kap. 1), S. 275–284.

67 Raymond und Janet, a.a.O. (siehe Anm. 22 zu Kap. 1), Bd. 2, S. 162 f. (Fall 68).

68 Ebd., S. 360–361 (Fall 162).

69 Silas Weir Mitchell, Lectures, a.a.O. (siehe Anm. 42 zu Kap. 2), S. 209–213.

70 Josef Breuer und Sigmund Freud, Studien über Hysterie (1895) Frankfurt/Main: Fischer Taschenbuch Verlag 1991 (Fischer Taschenbuch 10446), S. 106 (vgl. auch S. 107f.).

71 Bristowe, a.a.O. (siehe Anm. 45), S. 169f.

72 William Goodell, The Extirpation of the Ovaries for Some of the Disorders of Menstrual Life. In: BMSJ 100 (19. Juni 1879), S. 842f.

73 Thomas Beath, Extreme Emaciation in Hysteria, with Notes of a Case. In: Canadian Journal of Medicine and Surgery 7 (1900), S. 95–98.

74 Vor allem die «Borderline-Persönlichkeitsstörung» hat es mittlerweile bei Ärzten wie Patienten zu großer Beliebtheit gebracht. Das Phänomen der Selbstaushungerung kann durchaus im Verein mit einer wirklichen Persönlichkeitsstörung auftreten, aber anderer-

seits wissen alle Beteiligten – Arzt wie Patient – über die vorgeschriebene «Unkontrolliertheit» Bescheid, mit der ein «Borderline» zu agieren hat. Siehe z. B. Richard A. Gordon, A Sociocultural Interpretation of the Current Epidemic of Eating Disorders. In: The Eating Disorders: Medical and Psychological Bases of Diagnosis and Treatment. Hrsg. von Barton J. Blinder u. a., New York: PMA 1988, S. 156. Als Literaturbeispiel vgl. Randy A. Sansone u. a., The Prevalence of Borderline Personality Symptomatology among Women with Eating Disorders. In: Journal of Clinical Psychology 45 (1989), S. 603–610.

75 Hilde Bruch, Perceptual and Conceptual Disturbances in Anorexia Nervosa. In: Psychosomatic Medicine 24 (1962), S. 187–194.

76 DSM-III-R, S. 65. Die in der Ausgabe des diagnostischen Leitfadens von 1980 noch vorhandene Spezifikation «erheblicher Gewichtsverlust» ist in der Ausgabe von 1987 gestrichen. American Psychiatric Association, Diagnostic and Statistical Manual of Mental Disorders, Washington/D.C.: APA [3]1980, S. 67.

77 Hier bin ich anderer Meinung als Tilmann Habermas, der argumentiert, Gewichtssorgen habe es immer gegeben, doch würden sie erst neuerdings von den Ärzten beachtet. «Die Wahrscheinlichkeit spricht dafür, daß die Schwankungen in der Wahrnehmungshäufigkeit von Gewichtssorgen bei Anorektikerinnen nicht durch eine historische Entwicklung im Wesen der Anorexia nervosa, sondern durch die Entwicklung des diagnostischen Denkens bedingt sind.» T. H., The Psychiatric History of Anorexia Nervosa and Bulimia Nervosa: Weight Concerns and Bulimic Symptoms in Early Case Reports. In: International Journal of Eating Disorders 8 (1989), S. 259–273 (Zitate: S. 269). Es ist beim besten Willen nicht zu glauben, daß in der Vielzahl von sorgfältigen klinischen Berichten über Selbstaushungerung, die wir aus der Zeit vor 1873 besitzen, ein so bedeutender Motivationsfaktor wie der Schlankheitswunsch irgendwie unter den Tisch fiel, bloß weil die Ärzte «keine Antennen» für ihn gehabt hätten.

78 Über die Zunahme von Gewichtssorgen: Hillel Schwartz, Never Satisfied: A Cultural History of Diets, Fantasies and Fat, New York: Free Press 1986, Kap. 5.

79 Pierre Janet, The Major Symptoms of Hysteria: Fifteen Lectures Given in the Medical School of Harvard University, New York [2]1929 ([1]1907), S. 234.

80 Paul Sollier, Anorexie hystérique. In: Revue de Médecine 11 (1891), S. 625–650 (Zitat: S. 629).

81 [Gabriel?] Wallet, Deux cas d'anorexie hystérique. In: Nouvelle Iconographie de la Salpétrière 5 (1892), 276–280 (Zitat: S. 278). Siehe auch J. Girou, Anorexie, suite d'arrêt volontaire de l'alimentation. In: Revue Neurologique 13 (1905), S. 144 f. (über eine Neunzehnjährige in Aurillac, die plötzlich fastete und nach den Mahlzeiten erbrach, nachdem sie von ihren Freundinnen auf einer Hochzeitsfeier gehänselt worden war, sie sei «die dickste von ihnen allen»; sie begann erst kurz vor dem Hungertod wieder zu essen).

82 Gugl und Stichl, a. a. O. (siehe Anm. 62 zu Kap. 3), S. 66.

83 Ebd.

84 Hans Kaan, Der neurasthenische Angstaffect bei Zwangsvorstellungen und der primordiale Grübelzwang, Wien 1892, S. 92. Zu dieser Klinik und ihren Patienten siehe Shorter, Women and Jews, a. a. O. (siehe Anm. 78 zu Kap. 4). Kaan arbeitete 1889–1891 in Svetlins Anstalt; es ist nicht auszuschließen, daß er die Patientin in der Psychiatrischen Universitätsklinik behandelt hatte, wo er zuvor tätig gewesen war.

85 Löwenfeld, a. a. O. (siehe Anm. 36 zu Kap. 4), S. 442.

86 Emil Raimann, Die hysterischen Geistesstörungen, Leipzig 1904, S. 173.

87 Otto Binswanger, Die Hysterie, Wien 1904, S. 610 f. Binswanger sprach im Anschluß an Lasègue von «hysterischer Anorexie», als Synonyme benutzte er die Ausdrücke «neurasthenische» und «hypochondrische Anorexie».

88 Edgar Bérillon, L'anorexie des adolescents. Particularités mentales et traitement psychologique. In: Revue de l'Hypnotisme 24 (1909/10), S. 46–49 (Zitat: S. 47).

89 Victor-Henri Hutinel, L'anorexie mentale. In: Journal des Practiciens (5. Juni 1909), S. 352–360 (Zitat: S. 359).

90 John A. Ryle, Anorexia Nervosa. In: Lancet 2 (17. Oktober 1936), S. 893–899 (Zitat: S. 895).

91 Ray F. Farquharson und Herbert A. Hyland, Anorexia Nervosa: A Metabolic Disorder of Psychologic Origin. In: JAMA 111 (17. September 1938), S. 1085–1092.

92 Ferdinando Accornero, L'anoressia mentale. In: Rivista Sperimentale die Freniatrica 67 (1943), S. 447–489 (die zitierten Fälle: S. 463 u. 478).

93 Jürg Zutt, Das psychiatrische Krankheitsbild der Pubertätsmagersucht (1948). Nachdruck in: J. Z., Auf dem Wege zu einer anthropologischen Psychiatrie. Gesammelte Aufsätze, Berlin: Springer 1963, S. 195–255 (die gemeinten Fälle: S. 200, 220, 228 u. 233).

94 Raymond und Janet, a. a. O. (siehe Anm. 22 zu Kap. 1), Bd. 2, S. 368–373.

95 Grace Nicolle, Pre-Psychotic Anorexia. In: Proceedings of the Royal Society of Medicine 32 (1938), S. 153–162 (Zitat: S. 159).

96 Lucien Cornil und Mendel Schachter, La querelle de l'anorexie mentale. In: L'Encephale 34 (1939–1941), S. 371–390 (Zitat: S. 372 f.). In den Zwischenkriegsjahren wurde auch über physischen Ekel vor dem eigenen Körper in Verbindung mit Bulimie (*vulgo* «Freßsucht») berichtet. Siehe Moshe Wulff, Über einen interessanten oralen Symptomenkomplex und seine Beziehung zur Sucht. In: Internationale Zeitschrift für Psychoanalyse 18 (1932), S. 281–302. In allen vier hier berichteten Fällen ekelten sich die Bulimikerinnen beim Sich-Vollstopfen vor ihrem eigenen Körper.

97 Henry B. Richardson, Simmonds' Disease and Anorexia Nervosa. In: Archives of Internal Medicine 63 (1939), S. 1–28 (Zitat: S. 15).

98 Ryle, a. a. O. (siehe Anm. 90), S. 894.

99 [Adrien?] Rist, Observation d'anorexie idiopathique. In: Bulletin de la Société Médicale de la Suisse Romande 12 (1878), S. 59–64 (Zitat: S. 60).

100 Brugnoli, a. a. O. (siehe Anm. 27), 353 f.

101 La Faure, Hysterical Anorexia. In: Massachusetts Medical Journal 16 (1896), S. 289–298 (Zitat: S. 296). Der Verfasser wurde als Pariser «Dr. med.» vorgestellt.

102 Nicolle, a. a. O. (siehe Anm. 95), S. 159.

103 Bérillon, a. a. O. (siehe Anm. 88), S. 47.

104 Vgl. André-Thomas, L'anorexie mentale. In: La Clinique 4 (15. Januar 1909), S. 33–37 (S. 35: «Die Magersucht hat eine ausgeprägte Affinität zu verwöhnten Töchtern, die das einzige Kind der Eltern sind.»).

105 Lionel Vidart, L'anorexie mentale. In: Gazette des hôpitaux 110 (3. Juli 1937), S. 861–864 (Zitat: S. 861).

106 Den Ausdruck, der so viel wie «Eltern-Amputation» bedeutet, entnehme ich: Walter Vandereycken und Rolf Meermann, Anorexia Nervosa: A Clinician's Guide to Treatment, Berlin: Walter de Gruyter 1984, S. 151.

107 Henri Huchard, Caractère, mœrs, état mentale des hystériques. In: Archives de Neurologie 3 (1882), S. 187–211 (Zitat: S. 194).

108 Jean-Martin Charcot, De l'isolement dans le traitement de l'hystérie. In: Prog. Méd. 13 (28. Februar 1885), S. 161–164 (der zitierte Fall: S. 162f.).

109 Sollier, a.a.O. (siehe Anm. 80), S. 650.

110 Georges Gasne, Un cas d'anorexie hystérique. In: Nouvelle Iconographie de la Salpêtrière 13 (1900), S. 51–56 (bes. S. 56).

111 Noël Péron, Quelques considérations sur le traitement des anorexies mentales. In: Bulletin Générale de Thérapeutique 187 (1936), S. 390–393 (Zitat: S. 392).

112 Ders., Défense de l'anorexie mentale. In: Paris Médical 2 (16. Juli 1938), S. 65–70 (Zitate: S. 65f.).

113 Showalter, a.a.O. (siehe Anm. 6 zu Kap. 3), S. 127–129 (über die Magersucht). «Hysterie und Feminismus liegen auf ein und derselben Linie, gewissermaßen in reziprokem Verhältnis zueinander. [...] Die Verfügbarkeit einer Frauenbewegung, in der sich der ‹Protofeminismus› des hysterischen Protests artikulieren und produktiv werden konnte, bot eine überzeugende Alternative zu der selbstzerstörerischen und in sich selbst befangenen Strategie der Hysterie und eine authentische Form des Widerstands gegen die patriarchalische Ordnung.» (S. 161) Dumm für diese Argumentation ist es nur, daß die «Hysterie» nicht untergeht: Sie verlagert sich lediglich von der motorischen in die sensorische Komponente des Nervensystems. Und ganz bestimmt kann man nicht sagen, daß die Magersucht die Tendenz zum Verschwinden hätte.

114 Marcé, a.a.O. (siehe Anm. 32), S. 21–25.

115 Gasne, a.a.O. (siehe Anm. 110), S. 51–54.

116 Walter Langdon-Brown, Anorexia Nervosa. In: Medical Press and Circular 182 (15. April 1931), S. 308 f. (Zitat: S. 309).

117 John A. Ryle, Discussion on Anorexia Nervosa. In: Proceedings of the Royal Society of Medicine 32 (1939), S. 735 f. (Zitat: S. 736).

118 Wie dieser Prozeß in den Höhenlagen der englischen Gesellschaft des achtzehnten Jahrhunderts aussah, untersucht: Judith Schneider Lewis, In the Family Way: Childbearing in the British Aristocracy 1760–1860, New Brunswick/New Jersey: Rutgers University Press 1986, Kap. 1 u. 2. – Zum allgemeinen Hintergrund siehe Shorter, Moderne Familie, a.a.O. (siehe Anm. 46 zu Kap. 3).

119 Obgleich nicht alle einschlägigen Untersuchungen auf einen Zu-

wachs hindeuten, wird heute dennoch weithin angenommen, daß die statistische Inzidenz der Anorexia nervosa zumal bei Frauen im Alter von 15 bis 21 Jahren tatsächlich gestiegen ist. In Rochester/Minnesota gelangte eine sorgfältige Studie auf der Basis von 166 weiblichen und 15 männlichen Fällen, herausgesiebt aus über 13000 Krankenakten aus dem Zeitraum 1935–1984, zu dem Befund, daß bei jüngeren Frauen ein steiler Anstieg der Inzidenzrate stattgefunden hatte, während sie bei Frauen über 25 gleich geblieben war. Alexander R. Lucas u.a., 50-Year Trends in the Incidence of Anorexia Nervosa in Rochester, Minn.: A Population-Based Study. In: AJP 148 (1991), S. 917–922. Eine in der Schweiz durchgeführte epidemiologische Studie stellte für den Zeitraum 1956–1975 ebenfalls einen Zuwachs fest. Jürg Willi und Samuel Grossmann, Epidemiology of Anorexia Nervosa in a Defined Region of Switzerland. In: AJP 140 (1983), S. 564–567. Dagegen konnten Paul Williams und Michael King im England der siebziger Jahre keine steigende Inzidenzrate (zum Unterschied von der einfachen Zunahme der Zahl der Betroffenen in den besonders anfälligen Altersgruppen) feststellen. P. W. und M. K., The «Epidemic» of Anorexia Nervosa: Another Medical Myth? In: Lancet 1 (24. Januar 1987), S. 205–207. In jüngeren weiblichen Elitegruppen beträgt die Prävalenz derzeit volle 5 %. Siehe z. B. Vandereycken und Meermann, a.a.O. (siehe Anm. 106), S. 39.

120 Zur «postmodernen» Familie siehe Edward Shorter, Einige demographische Auswirkungen des postmodernen Familienlebens. In: Zeitschrift für Bevölkerungswissenschaft 15 (1989), S. 221–233. Die Mailänder Psychotherapeutin und Anorexieforscherin Mara Selvini-Palazzoli versuchte 1985 das von den Massenmedien propagierte gesellschaftliche «Schlankheitsgebot» mit den zwischen Familienmitgliedern stattfindenden Transaktionen zu verbinden und so die kulturelle und die familiäre Perspektive unter einem gemeinsamen theoretischen Dach zu vereinen. M. S.-P., Anorexia Nervosa: A Syndrome of the Affluent Society. In: Transcultural Psychiatric Research Review 22 (1985), S. 199–205.

121 David M. Garner u.a., Cultural Expectations of Thinness in Women. In: Psychological Reports 47 (1980), S. 483–491 (die zitierten Daten: S. 485 f.).

122 Belege in: Hsu, a.a.O. (siehe Anm. 13), S. 395.

123 Siehe Leslie Swartz, Illness Negotiation: The Case of Eating Disorders. In: Social Science and Medicine 24 (1987), S. 613–618. Die